现代护理实践与管理

XIANDAI HULI SHIJIAN YU GUANLI

主 编 郑黎明 余 玲 周志敏 守 丹 刘贵琴 胡光瑞

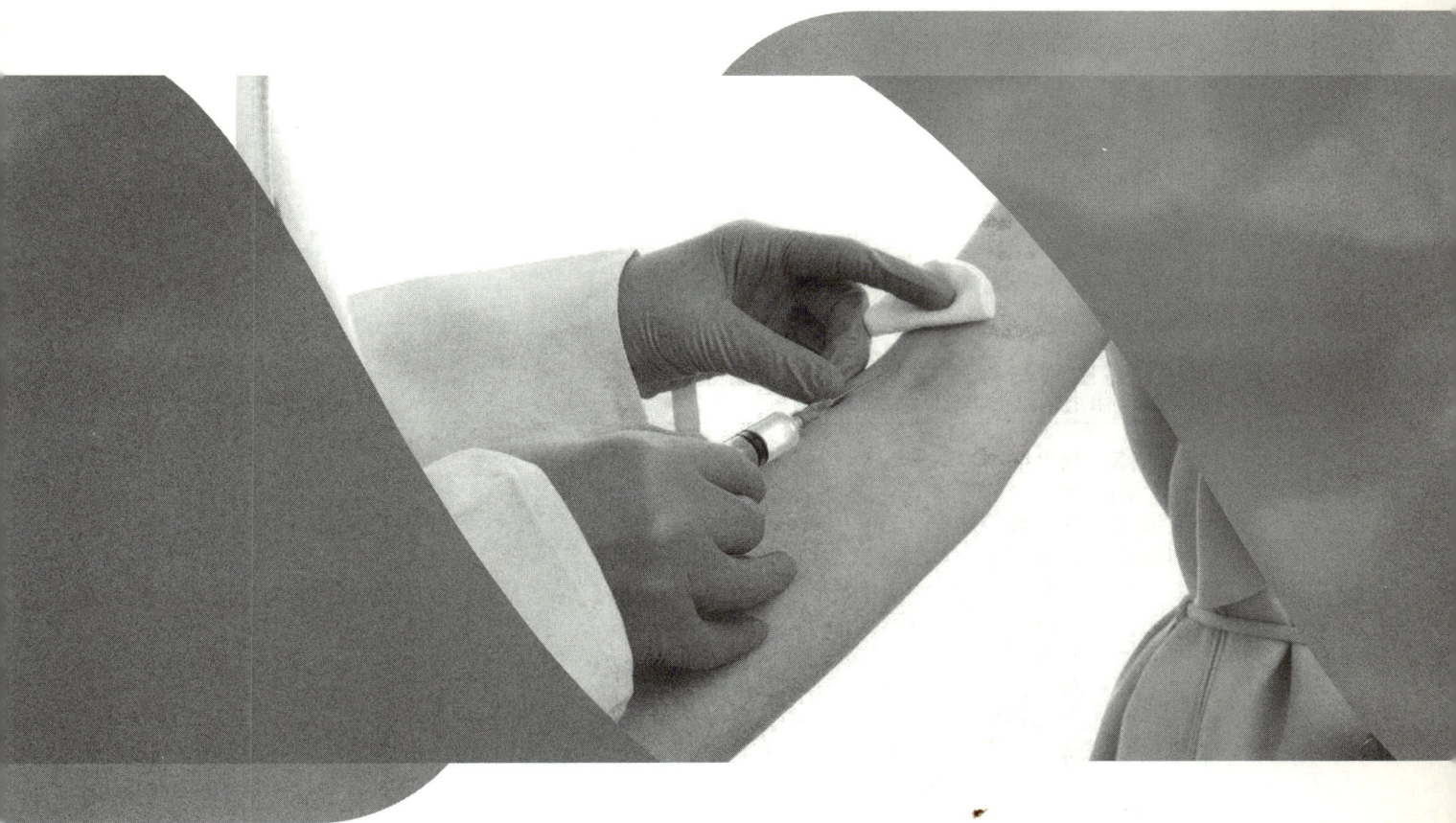

黑龙江科学技术出版社

图书在版编目（CIP）数据

现代护理实践与管理 / 郑黎明等主编. --哈尔滨：
黑龙江科学技术出版社, 2018.2
ISBN 978-7-5388-9729-6

Ⅰ.①现… Ⅱ.①郑… Ⅲ.①护理学—管理学 Ⅳ.
①R47

中国版本图书馆CIP数据核字(2018)第114624号

现代护理实践与管理
XIANDAI HULI SHIJIAN YU GUANLI

主　　编	郑黎明　余　玲　周志敏　守　丹　刘贵琴　胡光瑞	
副 主 编	沈　娟　李文静　詹鸿静　王庆林　田欢欢　梁　爽	
责任编辑	李欣育	
装帧设计	雅卓图书	
出　　版	黑龙江科学技术出版社	
	地址：哈尔滨市南岗区公安街70-2号　邮编：150001	
	电话：（0451）53642106 传真：（0451）53642143	
	网址：www.lkcbs.cn www.lkpub.cn	
发　　行	全国新华书店	
印　　刷	济南大地图文快印有限公司	
开　　本	880 mm×1 230 mm　1/16	
印　　张	13	
字　　数	426 千字	
版　　次	2018年2月第1版	
印　　次	2018年2月第1次印刷	
书　　号	ISBN 978-7-5388-9729-6	
定　　价	88.00元	

前　言

　　随着医学科学技术的迅猛发展，专科诊疗新业务、新技术不断应用于临床。同时，随着护理模式的转变和整体护理观的确立，对护士的专科知识和技术水平、业务素质、人文素养等提出了更高的要求。本书在编写中本着科学、严谨、创新的态度，融入了长期临床实践的经验积累及研究成果，阐述了先进的以人为本的护理理念。在引用各系统疾病诊断、治疗等现代治疗理论的基础上，着重介绍了疾病的护理问题，针对护理问题提出心理、生理、治疗、康复等系统的护理措施。

　　本书在力求内容覆盖面广、信息量大的同时，注重内容的先进性，旨在为读者提供新理论、新方法和新的护理临床实践。本书首先介绍了临床护理基本操作，然后重点分别阐述了神经、呼吸、循环、消化、泌尿、血液等系统疾病相关护理内容，内容丰富，资料新颖，既有理论思考，又能指导实践，有较强的实用性、科学性。可供专科护理人员、护理教师与学生参考使用。

　　本书是多人执笔，写作风格迥异，在格式与内容方面难免有不统一之处，敬请谅解。由于编写经验和组织能力所限，加之时间仓促，书中难免有不妥之处，欢迎广大读者批评指正。同时也建议读者在临床使用过程中，参考本书时应根据临床实际情况判断，以避免产生疏漏。

编　者

2018 年 2 月

目　录

第一章

临床护理基本操作

第一节　口服给药法

口服给药是临床常用的治疗方法。药物口服经胃肠道吸收后，可发挥局部或全身治疗的作用。

一、摆药

（一）药物准备类型

1. 中心药房摆药　目前国内不少医院均设有中心药站，一般设在医院内距离各病区适中的地方，负责全院各病区患者的日间用药。

病区护士每日上午在医生查房后把药盘、长期医嘱单送至中心药站，由药站专人处理医嘱，并进行摆药、核对。口服摆药每日 3 次量，注射药物按一日总量备齐。然后由病区护士当面核对无误后，取回病区，按规定时间发药。发药前须经另一人核对。

各病区另设一药柜，备有少量常用药、贵重药、针剂等，作为临时应急用。所备的药物须有固定基数，用后及时补充，交接班时按数点清。

2. 病区摆药　由病区护士在病区负责准备自己病区患者的所需药品。

（二）用物

药柜（内有各种药品）、药盘（发药车）、小药卡、药杯、量杯（10～20ml）、滴管、药匙、纱布或小毛巾、小水壶（内盛温开水）、服药单。

（三）操作方法

1. 准备　洗净双手，戴口罩，备齐用物，依床号顺序将小药卡（床号、姓名）插于药盘上，并放好药杯。

2. 按服药单摆药　一个患者的药摆好后，再摆第 2 个患者的药，先摆固体药再摆水剂药。

（1）固体药（片、丸、胶囊）：左手持药瓶（标签在外），右手掌心及小指夹住瓶盖，拇指、示指和中指持药匙取药，不可用手取药。

（2）水剂：先将药水摇匀，左手持量杯，拇指指在所需刻度，使与视线处于同一水平，右手持药瓶，标签向上，然后缓缓倒出所需药液。应以药液低面的刻度为准。同时有几种水剂时，应分别倒入不同药杯内。更换药液时，应用温开水冲洗量杯。倒毕，瓶口用湿纱布或小毛巾擦净，然后放回原处。

3. 其他

（1）药液不足 1ml 须用滴管吸取计量，1ml = 15 滴。为使药量准确，应滴入已盛好少许冷开水药杯内，或直接滴于面包上或饼干上服用。

（2）患者的个人专用药，应注明床号、姓名、药名、剂量、时间，以防差错。专用药不可借给他人用。

（3）摆完药后，应根据服药单查对 1 次，再由第 2 人核对无误后，方可发药。如需磨碎的药，可用乳钵研碎。用清洁巾盖好药盘待发。清洗滴管、乳钵等，清理药柜。

二、发药

（一）用物

温开水、服药单、发药车。

（二）操作方法

1. 准备　发药前先了解患者情况，暂不能服药者，应作交班。

2. 发药查对，督促服药　按规定时间，携服药单送药到患者处，核对服药单及床头牌的床号、姓名，并询问患者姓名，回答与服药卡一致后再发药，待患者服下后方可离开。

3. 根据不同药物的特性正确给药

（1）抗生素、磺胺类药物应准时给药，以保持药物在血液中的有效浓度。

（2）健胃、助消化药物宜在饭前或饭间服。对胃黏膜有刺激的药宜在饭后服。

（3）对呼吸道黏膜有安抚作用的保护性镇咳药，服后不宜立即饮水，以免稀释药液降低药效。

（4）某些由肾排出的药物，如磺胺类，尿少时可析出结晶，引起肾小管堵塞，故应鼓励多饮水。

（5）对牙齿有腐蚀作用和使牙齿染色的药物，如铁剂，可用饮水管吸取，服后漱口。

（6）服用强心苷类药物应先测脉率、心率及节律，若脉率低于 60 次/min 或节律不齐时不可服用。

（7）有配伍禁忌的药物，不宜在短时间内先后服用，如呋喃妥因与碳酸氢钠溶液等碱性药液。

（8）催眠药应就寝前服用。

发药完毕，再次与服药单核对一遍，看有无遗漏或差错。药杯集中处理。清洁药盘放回原处。需要时做好记录。

（三）注意事项

（1）严格遵守三查七对制度（操作前、中、后查，核对床号、姓名、药名、浓度、剂量、方法、时间），防止发生差错。

（2）老、弱、小儿及危重患者应协助服药，鼻饲者应先注入少量温开水，后将药物研碎、溶解后由胃管注入，再注入少量温开水冲洗胃管。更换或停止药物，应及时告诉患者。若患者提出疑问，应重新核对清楚后再给患者服下。

（3）发药后，要密切观察服药后效果及有无不良反应，若有反应，应及时与医生联系，给予必要的处理。

（郑黎明）

第二节　注射给药法

注射给药是将无菌药液或生物制品用无菌注射器注入体内，达到预防、诊断、治疗目的的方法。

一、药液吸取法

1. 从安瓿内吸取药液　将药液集中到安瓿体部，用消毒液消毒安瓿颈部及砂轮，在安瓿颈部划一锯痕，重新消毒安瓿颈部，拭去碎屑，掰断安瓿。将针尖斜面向下放入安瓿内的液面下，手持活塞柄抽动活塞吸取所需药量。抽吸毕将针头套上空安瓿或针帽备用。

2. 从密封瓶内吸取药液　除去铝盖的中央部分并消毒密封瓶的瓶塞，待干。往瓶内注入与所需药液等量空气（以增加瓶内压力，避免瓶内负压，无法吸取），倒转密封瓶及注射器，使针尖斜面在液面下，轻拉活塞柄吸取药液至所需量，再以示指固定针栓，拔出针头，套上针帽备用。

若密闭瓶或安瓿内是粉剂或结晶时，应先注入所需量的溶剂，使药物溶化，然后吸取药液。黏稠药液如油剂可先加温（遇热变质的药物除外），或将药瓶用双手搓后再抽吸，混悬液应摇匀后再抽吸。

3. 注射器内空气驱出术　一手指固定于针栓上，拇指、中指扶持注射器，针头垂直向上，一手抽动活塞柄吸入少量空气，然后摆动针筒，并使气泡聚集于针头口，稍推动活塞将气泡驱出。若针头偏于一侧，则驱气时应使针头朝上倾斜，使气泡集中于针头根部，如上法驱出气泡。

二、皮内注射法

皮内注射法是将少量药液注入表皮与真皮之间的方法。

（一）目的

（1）各种药物过敏试验。
（2）预防接种。
（3）局部麻醉。

（二）用物

（1）注射盘或治疗盘内盛2%碘酊、75%乙醇、无菌镊、砂轮、无菌棉签、开瓶器、弯盘。
（2）1ml注射器、4½号针头，药液按医嘱。药物过敏试验还需备急救药盒。

（三）注射部位

（1）药物过敏试验在前臂掌侧中、下段。
（2）预防接种常选三角肌下缘。

（四）操作方法

（1）评估：了解患者的病情、合作程度、对皮内注射的认识水平和心理反应，过敏试验还需了解患者的"三史"（过敏史、用药史、家族史）；介绍皮内注射的目的、过程，取得患者配合；评估注射部位组织状态（皮肤颜色、有无皮疹、感染及皮肤划痕阳性）。

（2）准备用物：并按医嘱查对后抽好药液，放入铺有无菌巾的治疗盘内，携物品至患者处，再次核对。

（3）助患者取坐位或卧位，选择注射部位，以75%乙醇消毒皮肤、待干。乙醇过敏者用生理盐水清洁皮肤。

（4）排尽注射器内空气，示指和拇指绷紧注射部位皮肤，右手持注射器，针尖斜面向上，与皮肤呈5°刺入皮内，放平注射器，平行将针尖斜面全部进入皮内，左手拇指固定针栓，右手快速推注药液0.1ml。也可右手持注射器左手推注药液，使局部可见半球形隆起的皮丘，皮肤变白，毛孔变大。

（5）注射毕，快速拔出针头，核对后交代患者注意事项。

（6）清理用物，按时观察结果并正确记录。

（五）注意事项

（1）忌用碘酊消毒皮肤，并避免用力反复涂擦。
（2）注射后不可用力按揉，以免影响观察结果。

三、皮下注射法

皮下注射法是将少量药液注入皮下组织的方法。

（一）目的

（1）需迅速达到药效和不能或不宜口服时采用。
（2）局部供药，如局部麻醉用药。
（3）预防接种，如各种疫苗的预防接种。

（二）用物

注射盘，1～2ml注射器，5～6号针头，药液按医嘱准备。

（三）注射部位

上臂三角肌下缘、上臂外侧、股外侧、腹部、后背、前臂内侧中段。

（四）操作方法

（1）评估患者的病情、合作程度、对皮下注射的认识水平和心理反应；介绍皮下注射的目的、过程，取得患者配合；评估注射部位组织状态。

（2）准备用物，并按医嘱查对后抽好药液，放入铺有无菌巾的治疗盘内，携物品至患者处，再次核对。

（3）协助患者取坐位或卧位，选择注射部位，皮肤做常规消毒（2%碘酊以注射点为中心，呈螺旋形向外涂擦，直径在5cm以上，待干，然后用75%乙醇以同法脱碘2次，待干）或安尔碘消毒。

（4）持注射器排尽空气。

（5）左手示指与拇指绷紧皮肤，右手持注射器、示指固定针栓，针尖斜面向上，与皮肤呈30°~40°，过瘦者可捏起注射部位皮肤，快速刺入针头2/3，左手抽动活塞观察无回血后缓缓推注药液。

（6）推完药液，用干棉签放于针刺处，快速拔出针后，轻轻按压。

（7）核对后助患者取舒适卧位，整理床单位，清理用物，必要时记录。

（五）注意事项

（1）持针时，右手示指固定针栓，切勿触及针梗，以免污染。

（2）针头刺入角度不宜超过45°，以免刺入肌层。

（3）对皮肤有刺激作用的药物，一般不做皮下注射。

（4）少于1ml药液时，必须用1ml注射器，以保证注入药量准确无误。

（5）需经常做皮下注射者，应建立轮流交替注射部位的计划，以达到在有限的注射部位吸收最大药量的效果。

四、肌内注射法

肌内注射法是将少量药液注入肌肉组织的方法。

（一）目的

（1）给予需在一定时间内产生药效，而不能或不宜口服的药物。

（2）药物不宜或不能静脉注射，要求比皮下注射更迅速发生疗效时采用。

（3）注射刺激性较强或药量较大的药物。

（二）用物

注射盘、2~5ml注射器、6~7号针头，药液按医嘱准备。

（三）注射部位

一般选择肌肉较丰厚、离大神经和血管较远的部位，其中以臀大肌、臀中肌、臀小肌最为常用，其次为股外侧肌及上臂三角肌。

1. 臀大肌内注射射区定位法

（1）十字法：从臀裂顶点向左或向右侧画一水平线，然后从该侧髂嵴最高点做一垂直线，将臀部分为4个象限，选其外上象限并避开内角（内角定位：髂后上棘至大转子连线）即为注射区。

（2）连线法：取髂前上棘和尾骨连线的外上1/3处为注射部位。

2. 臀中肌、臀小肌内注射射区定位法

（1）构角法：以示指尖与中指尖分别置于髂前上棘和髂嵴下缘处，由髂嵴、示指、中指所构成的三角区内为注射部位。

（2）三指法：髂前上棘外侧三横指处（以患者的手指宽度为标准）。

（3）股外侧肌内注射射区定位法：在大腿中段外侧，膝上10cm，髋关节下10cm处，宽约7.5cm。

此处大血管、神经干很少通过，范围较大，适用于多次注射或2岁以下婴幼儿注射。

（4）上臂三角肌内注射射区定位法：上臂外侧、肩峰下2~3横指处。此处肌肉不如臀部丰厚，只能做小剂量注射。

（四）患者体位

为使患者的注射部位肌肉松弛，应尽量使患者体位舒适。

（1）侧卧位下腿稍屈膝，上腿伸直。

（2）俯卧位足尖相对，足跟分开。

（3）仰卧位适用于病情危重不能翻身的患者。

（4）坐位座位稍高，便于操作。非注射侧臀部坐于座位上，注射侧腿伸直。一般多为门诊患者所取。

（五）操作方法

（1）评估患者的病情、合作程度、对肌内注射的认识水平和心理反应；介绍肌内注射的目的、过程，取得患者配合；评估注射部位组织状态。

（2）准备用物，并按医嘱查对后抽好药液，放入铺有无菌巾的治疗盘内，携物品至患者处，再次核对。

（3）协助患者取合适卧位，选择注射部位，常规消毒或安尔碘消毒注射部位皮肤。

（4）排气，左手拇指、示指分开并绷紧皮肤，右手执笔式持注射器，中指固定针栓，用前臂带动腕部的力量，将针头迅速垂直刺入肌内，一般刺入2.5~3.0cm，过瘦者或小儿酌减，固定针头。

（5）松左手，抽动活塞，观察无回血后，缓慢推药液。如有回血，酌情处理，可拔出或进针少许再试抽，无回血方可推药。推药同时注意观察患者的表情及反应。

（6）注射毕，用干棉签放于针刺处，快速拔针并按压。

（7）核对后协助患者穿好衣裤，安置舒适卧位，整理床单位。清理用物，必要时做记录。

（六）Z径路注射法和留置气泡技术

1. Z径路注射法　注射前以左手示指、中指和环指使待注射部位皮肤及皮下组织朝同一方向侧移（皮肤侧移1~2cm），绷紧固定局部皮肤，维持到拔针后，迅速松开左手，此时位移的皮肤和皮下组织位置复原，原先垂直的针刺通道随即变成Z形，该方法可将药液封闭在肌肉组织内而不易回渗，利于吸收，减少硬结的发生，尤其适用于老年人等特殊人群，以及刺激性大、难吸收药物的肌内注射。

2. 留置气泡技术　方法为用注射器抽吸适量药液后，再吸入0.2~0.30ml的空气。注射时，气泡在上，当全部药液注入后，再注入空气。其方法优点：将药物全部注入肌肉组织而不留在注射器无效腔中（每种注射器的无效腔量不一，范围从0.07~0.3ml），以保证药量的准确；同时可防止拔针时，药液渗入皮下组织引起刺激，产生疼痛，并可将药液限制在注射肌肉局部而利于组织的吸收。

（七）注意事项

（1）切勿将针梗全部刺入，以防从根部衔接处折断。万一折断，应保持局部与肢体不动，速用止血钳夹住断端取出。若全部埋入肌肉内，即请外科医生诊治。

（2）臀部注射，部位要选择正确，偏内下方易伤及神经、血管，偏外上方易刺及髋骨，引起剧痛及断针。

（3）推药液时必须固定针栓，推速要慢，同时注意患者的表情及反应。如是油剂药液更应持牢针栓，以防用力过大针栓与乳头脱开，药液外溢；若为混悬剂，进针前要摇匀药液，进针后持牢针栓，快速推药，以免药液沉淀造成堵塞或因用力过猛使药液外溢。

（4）需长期注射者，应经常更换注射部位，并用细长针头，以避免或减少硬结的发生。若一旦发生硬结，可采用理疗、热敷或外敷活血化瘀的中药如蒲公英、金黄散等。

（5）2岁以下婴幼儿不宜在臀大肌处注射，因幼儿尚未能独立行走，其臀部肌肉一般发育不好，有可能伤及坐骨神经，应选臀中肌、臀小肌或股外侧肌内注射。

（6）两种药液同时注射又无配伍禁忌时，常采用分层注射法。当第一针药液注射完，随即拧下针筒，接上第二副注射器，并将针头拔出少许后向另一方向刺入，试抽无回血后，即可缓慢推药。

五、静脉注射法

（一）目的

（1）药物不宜口服、皮下或肌内注射时，需要迅速发生疗效者。

（2）做诊断性检查，由静脉注入药物，如肝、肾、胆囊等检查需注射造影剂或染料等。

（二）用物

注射盘、注射器（根据药量准备）、7～9号针头或头皮针头、止血带、胶布，药液按医嘱准备。

（三）注射部位

1. 四肢浅静脉　肘部的贵要静脉、正中静脉、头静脉；腕部、手背及踝部或足背浅静脉等。

2. 小儿头皮静脉　额静脉、颞静脉等。

3. 股静脉　位于股三角区股鞘内，股神经和股动脉内侧。

（四）操作方法

1. 四肢浅表静脉注射术

（1）评估患者的病情、合作程度、对静脉注射的认识水平和心理反应；介绍静脉注射的目的、过程，取得患者配合；评估注射部位组织状态。

（2）准备用物，并按医嘱查对后抽好药液，放入铺有无菌巾的治疗盘内，携物品至患者处，再次核对。

（3）选静脉，在注射部位上方6cm处扎止血带，止血带末端向上。皮肤常规消毒或安尔碘消毒，同时嘱患者握拳，使静脉显露。备胶布2～3条。

（4）注射器接上头皮针头，排尽空气，在注射部位下方，绷紧静脉下端皮肤并使其固定。右手持针头使其针尖斜面向上，与皮肤呈15°～30°，由静脉上方或侧方刺入皮下，再沿静脉走向刺入静脉，见回血后将针头与静脉的角度调整好，顺静脉走向推进0.5～1.0cm后固定。

（5）松止血带，嘱患者松拳，用胶布固定针头。若采血标本者，则止血带不放松，直接抽取血标本所需量，也不必胶布固定。

（6）推完药液，以干棉签放于穿刺点上方，快速拔出针头后按压片刻，无出血为止。

（7）核对后安置舒适卧位，整理床单位。清理用物，必要时做记录。

2. 股静脉注射术　常用于急救时加压输液、输血或采集血标本。

（1）评估、查对、备药同四肢静脉注射。

（2）患者仰卧，下肢伸直略外展（小儿应有人协助固定），局部常规消毒或安尔碘消毒皮肤，同时消毒术者左手示指和中指。

（3）于股三角区扪股动脉搏动最明显处，予以固定。

（4）右手持注射器，排尽空气，在腹股沟韧带下一横指、股动脉搏动内侧0.5cm垂直或呈45°刺入，抽动活塞见暗红色回血，提示已进入股静脉，固定针头，根据需要推注药液或采集血标本。

（5）注射或采血毕，拔出针头，用无菌纱布加压止血3～5min，以防出血或形成血肿。

（6）核对后安置舒适卧位，整理床单位。清理用物，必要时做记录，血标本则及时送检。

（五）注意事项

（1）严格执行无菌操作原则，防止感染。

（2）穿刺时务必沉着，切勿乱刺。一旦出现血肿，应立即拔出，按压局部，另选它处注射。

（3）注射时应选粗直、弹性好、不易滑动而易固定的静脉，并避开关节及静脉瓣。

（4）需长期静脉给药者，为保护静脉，应有计划地由小到大，由远心端到近心端选血管进行注射。

（5）对组织有强烈刺激的药物，最好用一副等渗生理盐水注射器先行试穿，证实针头确在血管内后，再换注射器推药。在推注过程中，应试抽有无回血，检查针梗是否仍在血管内，经常听取患者的主诉，观察局部体征，如局部疼痛、肿胀或无回血时，表示针梗脱出静脉，应立即拔出，更换部位重新注射，以免药液外溢而致组织坏死。

（6）药液推注的速度，根据患者的年龄、病情及药物的性质而定，并随时听取患者的主诉和观察病情变化，以便调节。

（7）股静脉穿刺时，若抽出鲜红色血，提示穿入股动脉，应立即拔出针头，压迫穿刺点 5~10min，直至无出血为止。一旦穿刺失败，切勿再穿刺，以免引起血肿，有出血倾向的患者，忌用此法。

（六）特殊患者静脉穿刺法

1. 肥胖患者　静脉较深，不明显，但较固定不滑动，可摸准后再行穿刺。
2. 消瘦患者　皮下脂肪少，静脉较滑动，穿刺时须固定静脉上下端。
3. 水肿患者　可按静脉走向的解剖位置，用手指压迫局部，以暂时驱散皮下水分，显露静脉后再穿刺。
4. 脱水患者　静脉塌陷，可局部热敷、按摩，待血管扩张显露后再穿刺。

六、动脉注射法

（一）目的

（1）采集动脉血标本。
（2）施行某些特殊检查，注入造影剂如脑血管检查。
（3）施行某些治疗，如注射抗癌药物做区域性化疗。
（4）抢救重度休克，经动脉加压输液，以迅速增加有效血容量。

（二）用物

（1）注射盘、注射器（按需准备）7~9 号针头、无菌纱布、无菌手套、药液按医嘱准备。
（2）若采集血标本需另备标本容器、无菌软塞，必要时还需备酒精灯和火柴。一些检查或造影根据需要准备用物和药液。

（三）注射部位

选择动脉搏动最明显处穿刺。采集血标本常用桡动脉、股动脉。区域性化疗时，应根据患者治疗需要选择，一般头面部疾病选用颈总动脉，上肢疾病选用锁骨下动脉或肱动脉，下肢疾病选用股动脉。

（四）操作方法

（1）评估患者的病情、合作程度、对动脉注射的认识水平和心理反应；介绍动脉注射的目的、过程，取得患者配合；评估注射部位组织状态。

（2）准备用物，并按医嘱查对后抽好药液，放入铺有无菌巾的治疗盘内，携物品至患者处，再次核对。

（3）选择注射部位，协助患者取适当卧位，消毒局部皮肤，待干。

（4）戴手套或消毒左手示指和中指，在已消毒范围内摸到欲穿刺动脉的搏动最明显处，固定于两指之间。

（5）右手持注射器，在两指间垂直或与动脉走向呈 40° 刺入动脉，见有鲜红色回血，右手固定穿刺针的方向及深度，左手以最快的速度注入药液或采血。

（6）操作完毕，迅速拔出针头，局部加压止血 5~10min。

（7）核对后安置患者舒适卧位，整理床单位。清理用物，必要时做记录，如有血标本则及时送检。

（五）注意事项

（1）采血标本时，需先用 1：500 的肝素稀释液湿润注射器管腔。

（2）采血进行血气分析时，针头拔出后立即刺入软塞以隔绝空气，并用手搓动注射器使血液与抗凝剂混匀，避免凝血。

（郑黎明）

第三节　外周静脉通路的建立与维护

一、外周留置针的置入

（1）经双人核对医嘱，对患者进行评估，告知患者用药的要求，征得同意后，开始评估血管，血管选择应首选粗直弹性好的前臂静脉，注意避开关节。

（2）按六步法洗手、戴口罩。按静脉输液，进行物品准备，包括利器盒、6cm×7cm透明贴膜、无菌贴膜、清洁手套，22~24G留置针，要注意观察准备用物的质量有效期。

（3）将用物推至床边，经医患双向核对、协助患者取舒适体位。再次选择前臂显露好，容易固定的静脉。

（4）核对液体后，开始排气排液，连接头皮针时，要将头皮针针尖插入留置针肝素帽前端，进行垂直排气，待肝素帽液体注满后再将头皮针全部刺入，回挂于输液架，准备无菌透明敷料。

（5）用含碘消毒剂，以穿刺点为中心进行螺旋式、由内向外皮肤消毒3次，消毒范围应大于固定敷料尺寸。

（6）将止血带扎于穿刺点上方10cm处。戴清洁手套。再次排气，双向核对，调松套管及针芯。

（7）穿刺时，将针头斜面向上，一手的拇指、示指夹住两翼，以血管上方15°~30°进针，见到回血后，压低穿刺角度，再往前进0.2cm，注意进针速度要慢，一手将软管全部送入，拔出针芯，要注意勿将已抽出的针芯，再次插入套管内。

（8）穿刺后要及时松止血带、松拳、松调节器。

（9）以穿刺点为中心，无张力方法粘贴透明敷料，要保证穿刺点在敷料中央。脱手套，在粘贴条上注明穿刺的时间和姓名，然后覆盖于白色隔离塞，脱去手套，用输液贴以U形方法固定延长管。

（10）调节滴速，填写输液卡。核对并告知患者注意事项。

二、外周静脉留置针封管

（1）按六步法洗手、戴口罩。

（2）准备治疗盘：无菌盘内备有3~4ml肝素稀释液、无菌透明敷料（贴膜）、棉签、含碘消毒液、弯盘。

（3）显露穿刺部位，关闭调节器。

（4）分离头皮针与输液导管后，用肝素稀释液以脉冲式方法冲管，当剩至1ml时，快速注入，夹闭留置针，拔出针头。用输液贴以U形方法固定延长管。

（5）整理床单位，取下输液软袋及导管按要求进行处理。

三、外周静脉留置针置管后再次输液

（1）经双人核对医嘱后，按照六步法洗手、戴口罩。准备用物，包括75%乙醇、小纱布、输液贴、头皮针、输入液体、弯盘。

（2）查对床号姓名，对患者说明操作目的、观察穿刺局部，查对液体与治疗单，排气排液。

（3）揭开无菌透明敷料、反垫于肝素帽下，用75%乙醇棉球（棉片）摩擦消毒接口持续10s（来回摩擦10遍）。

（4）再次排气排液后，将头皮针插入肝素帽内，打开留置针及输液调节器，无菌透明敷料固定肝素帽，头皮针导管。

（5）调节滴速，填写输液卡。整理好患者衣被，整理用物并做好观察记录。

四、外周静脉留置针拔管

（1）按六步法洗手后，准备治疗盘，内装：棉签、无菌透明敷料、含碘消毒液、弯盘。

（2）显露穿刺部位，去除固定肝素帽的无菌透明敷料，轻轻地将透明敷料边缘搓起，以零角度揭开敷料，用含碘消毒液消毒穿刺点2遍。

（3）用干棉签按压局部，拔出留置针，无渗血后用输液贴覆盖穿刺点。

（4）整理床单位并做好拔管记录。

（郑黎明）

第四节　中心静脉通路的建立与维护

一、中心静脉穿刺置管术

中心静脉置管术是监测中心静脉压（CVP）及建立有效输液给药途径的方法，主要是经颈内静脉或锁骨下静脉穿刺，将静脉导管插到上腔静脉，用于危重患者抢救、休克患者、大手术患者、静脉内营养、周围静脉穿刺困难、需要长期输液及使需经静脉输入高渗溶液或强酸强碱类药物者。局部皮肤破损、感染，有出血倾向者是其禁忌证。

（一）锁骨下静脉穿刺

锁骨下静脉是腋静脉的延续，起于第一肋骨的外侧缘，成年人长3～4cm。

1. 选择穿刺点　锁骨上路、锁骨下路。后者临床常用。

2. 穿刺部位　为锁骨下方胸壁，该处较为平坦，可进行满意的消毒准备，穿刺导管易于固定，敷料不易跨越关节，易于清洁和更换；不影响患者颈部和上肢的活动，利于置管后护理。

3. 置管操作步骤　以右侧锁骨下路穿刺点为例。

（1）穿刺点为锁骨与第一肋骨相交处，即锁骨中1/3段与外1/3交界处，锁骨下缘1～2cm处，也可由锁骨中点附近进行穿刺。

（2）体位：平卧位，去枕、头后仰，头转向穿刺对侧，必要时肩后垫高，头低位15°～30°，以提高静脉压使静脉充盈。

（3）严格遵循无菌操作原则，局部皮肤常规消毒后铺无菌巾。

（4）局部麻醉后用注射器细针做试探性穿刺，使针头与皮肤呈30°～45°向内向上穿刺，针头保持朝向胸骨上窝的方向，紧靠锁骨内下缘徐徐推进，可避免穿破胸膜及肺组织，边进针边抽动针筒使管内形成负压，一般进针4cm可抽到回血。若进针4～5cm仍见不到回血，不要再向前推进以免误伤锁骨下动脉，应慢慢向后退针并边退边抽回血，在撤针过程中仍无回血，可将针尖撤至皮下后改变进针方向，使针尖指向甲状软骨，以同样的方法徐徐进针。

（5）试穿确定锁骨下静脉的位置后，即可换用导针穿刺置管，导针穿刺方向与试探性穿刺相同，一旦进入锁骨下静脉位置，即可抽得大量回血，此时再轻轻推进0.1～0.2cm，使导针的整个斜面在静脉腔内，并保持斜面向下，以利导管或导丝推进。

（6）让患者吸气后屏气，取下注射器，以一只手固定导针并以手指轻抵针尾插孔，以免发生气栓或失血，将导管或导丝自导针尾部插孔缓缓送入，使管腔达上腔静脉，退出导针。如用导丝，则将导管引入中心静脉后再退出导丝。

（7）抽吸与导管相连接的注射器，如回血通畅说明管端位于静脉内。

（8）取下输液器，将导管与输液器连接，先滴入少量等渗液体。

（9）妥善固定导管，无菌透明敷料覆盖穿刺部位。

（10）导管放置后需常规行X线检查，以确定导管的位置。插管深度，左侧不宜超过15cm，右侧不宜超过 12cm，已能进入上腔静脉为宜。

（二）颈内静脉穿刺

颈内静脉起源于颅底，上部位于胸锁乳突肌的前缘内侧；中部位于胸锁乳突肌锁骨头前缘的下面和颈总动脉的后外侧；下行至胸锁关节处与锁骨下静脉汇合成无名静脉，继续下行与对侧的无名静脉汇合成上腔静脉进入右心房。

1. 选择穿刺点部位　颈内静脉穿刺的进针点和方向，根据颈内静脉与胸锁乳突肌的关系，分为前路、中路、后路 3 种。

2. 置管操作步骤

（1）以右侧颈内中路穿刺点为例，确定穿刺点位，锁骨与胸锁乳突肌的锁骨头和胸骨头所形成的三角区的顶点，颈内静脉正好位于此三角区的中心位置，该点距锁骨上缘 3～5cm。

（2）体位：患者平卧，去枕，头后仰，头转向穿刺对侧，必要时肩后垫一薄枕，头低位 15°～30°使颈部充分外展。

（3）严格遵循无菌操作原则，局部皮肤常规消毒后铺无菌巾。

（4）局部麻醉后用注射器细针做试探性穿刺，使针头与皮肤呈 30°，与中线平行直接指向足端。进针深度一般为 3.5～4.5cm，以进针深度不超过锁骨为宜。边进针边抽回血，抽到静脉血即表示针尖位于颈内静脉。如穿入较深，针已对穿颈静脉，则可慢慢退出，边退针边回拍，抽到静脉血后，减少穿刺针与额平面的角度（约 30°）。

（5）试穿确定颈内静脉的位置后，即可换用导针穿刺置管，导针穿刺方向与试探性穿刺相同。当导针针尖到达颈静脉时旋转取下注射器，从穿刺针内插入引导钢丝，插入时不能遇到阻力。有阻力时应调整穿刺位置，包括角度、斜面方向和深浅等。插入导丝后退出穿刺针，压迫穿刺点同时擦净钢丝上的血迹。需要静脉扩张器的导管，可插入静脉扩张器扩张皮下或静脉。将导管套在引导钢丝外面，导管尖端接近穿刺点，引导钢丝必须伸出导管尾端，用手抓住，右手将导管与钢丝一起部分插入，待导管进入颈静脉后，边退钢丝、边插导管。一般成年人从穿刺点到上腔静脉右心房开口处约 10cm，退出钢丝。

（6）抽吸与导管相连接的注射器，如回血通畅说明管端位于静脉内。

（7）用生理盐水冲洗导管后即可接上输液器或 CVP 测压装置进行输液或测压。

（8）妥善固定导管，用无菌透明敷料（贴膜）覆盖穿刺部位。

二、外周静脉置入中心静脉导管

外周静脉置入中心静脉导管，是指经外周静脉穿刺置入的中心静脉导管，其导管尖端的最佳位置在上腔静脉的下 1/3 处，临床上常用于 7d 以上的中期和长期静脉输液治疗，或需要静脉输注高渗性、有刺激性药物的患者，导管留置时间可长达 1 年。

（一）置管操作步骤

（1）操作前，要先经双人核对医嘱。再对患者进行穿刺前的解释工作，得到患者的理解配合。

（2）对患者的穿刺部位静脉和全身情况进行评估。血管选择的标准：在患者肘关节处，取粗而直，静脉瓣少的贵要静脉、正中静脉或头静脉，要注意避开穿刺周围有皮肤红肿、硬结、皮疹和感染的情况。当血管选择好以后，要再次向患者告知穿刺时可能发生的情况，以及穿刺配合事项，经同意，签署知情同意书。

（3）操作前，要按照六步法进行洗手、戴口罩。准备用物，具体包括：治疗盘内装有 75% 乙醇、含碘消毒液、生理盐水 100ml、利多卡因 1 支。治疗盘外装有三向瓣膜 PICC 穿刺导管套件 1 个、PICC 穿刺包（穿刺包内装有测量尺、无菌衣、无菌手套 2 副、棉球 6 个、镊子 2～3 把、止血带、大单 1 条、治疗巾 2 块、洞巾 1 块、20ml 空针 2 副、5ml 空针 1 副、1ml 空针 1 副、大纱布 3 块、小纱布 2 块。剪刀、10cm×12cm 无菌透明敷料 1 张）、免洗手消毒液。

（4）查对患者床号与姓名，嘱患者身体移向对侧床边，打开 PICC 穿刺包，手臂外展与身体呈 90°，拉开患者袖管，测量置管的长度与臂围，具体测量方法是：从穿刺点沿静脉走行，到右胸锁关节，再向下至第3肋间，为置入导管的长度。接着，在肘横纹上10cm处，绕上臂一圈，测出臂围值，做好测量的记录。

（5）戴无菌手套，取出无菌巾垫于穿刺手臂下方，助手协助倒消毒液。消毒皮肤要求是先用乙醇棉球，以穿刺点为中心，进行螺旋式摩擦消毒，范围为直径≥10cm，当去除皮肤油脂后，再用碘剂以同样的方法，顺时针方向与逆时针方向分别交叉，重复两次进行消毒。建立无菌屏障。铺治疗巾，将止血带放于手臂下方，为扩大无菌区域，还应铺垫大单，铺洞巾。

（6）穿无菌衣、更换无菌手套，先抽取20ml生理盐水2次，再用2ml，最后用1ml注射器抽取利多卡0.5ml。打开PICC穿刺导管套件。用生理盐水预冲导管，用拇指和示指轻轻揉搓瓣膜，以确定导管的完整性。再分别预冲连接器、减压套筒、肝素帽和导管外部，最后，将导管浸入生理盐水中充分润滑导管，以减少对血管的刺激。打开穿刺针，去除活塞，将穿刺针连接5ml注射器。

（7）扎止血带，并嘱患者握拳，在穿刺点下方，皮下注射利多卡因呈皮球状，进行局部麻醉。静脉穿刺时，一手固定皮肤，另一手持针以进针角度呈15°～30°的方向进行穿刺。见到回血后，保持穿刺针与血管的平行，继续向前推进1～2mm，然后，保持针芯位置，将插管鞘单独向前推进，要注意避免推进钢针，造成血管壁的穿透。

（8）松开止血带，嘱患者松拳，以左手拇指与示指固定插管鞘，中指压住插管鞘末端处血管，防止出血，接着，从插管鞘内撤出穿刺针。一手固定插管鞘，另一手将导管自插管鞘内缓慢、匀速地2cm长度推进。当插入20cm左右时，嘱患者头侧向穿刺方，转头并低头，以确保穿刺导管的通畅。在送管过程中，左手的中指要轻压血管鞘末端，以防出血。当导管置入预定的长度时，在插管鞘远端，用纱布加压止血并固定导管。将插管鞘从血管内撤出，连接注射器抽回血，冲洗导管。双手分离导管与导丝衔接处，一手按穿刺点并固定导管，另一手将导丝以每次3～5cm均匀的速度轻轻抽出，然后撤出插管鞘。当确认预定的置入长度后，在体外预留5～6cm，以便于安装连接器。

（9）修剪导管长度，注意勿剪除毛茬，安装连接器。先将减压套筒套到导管上，将导管连接到连接器翼形部分的金属柄上，使导管完全平整的套住金属柄，再将翼形部分的倒钩和减压套筒上的沟槽对齐锁定，最后，轻轻牵拉导管以确保连接器和导管完全锁定。用生理盐水，以脉冲式方法进行冲管，当推至所剩1ml液体时，迅速推入生理盐水，连接肝素帽。

（10）导管的固定，是将距离穿刺点0.5～1.0cm处的导管安装在固定翼的槽沟内。在穿刺点上方，放置一块小纱布吸收渗血，使导管呈弧形，用胶带固定接头，撤出洞巾，再用无菌透明敷料固定导管，要注意无菌透明敷料下缘与胶带下缘平齐。用第2条胶带，以蝶形交叉固定于贴膜上，用第3条胶带，压在第2条胶带上，将签有穿刺时间与患者姓名胶带固定于第3条胶带上。用小纱布或输液贴，包裹导管末端，固定在皮肤上。为保护导管以防渗血，用弹力管状绷带加压包扎穿刺处。

（11）向患者交代注意事项。整理用物并洗手。摄胸部X线片，以确定导管末端的位置，应在上腔静脉下1/3处。

（12）最后在病历上填写置管情况并签名。

（二）PICC置管后输液

（1）输液前，要先进行双人核对医嘱和治疗单，按照六步洗手法进行洗手、戴口罩。准备治疗盘，盘内装有：乙醇棉片、无菌贴膜、已经连有头皮针的含20ml生理盐水的注射器、预输入的液体、弯盘、治疗单，以及免洗手消毒液。

（2）进入病房先查对床号姓名，并与患者说明操作的目的，观察穿刺部位，必要时测量臂围。

（3）查对液体与治疗单，常规排气、排液。揭开输液无菌透明敷料反垫于肝素帽下。用75%乙醇棉球，擦拭消毒接口约10s。再接入头皮针，抽回血，确定导管在血管腔内后，以脉冲式方法冲洗导管，当推至所剩液体为1ml时，快速推入。

（4）分离注射器，连接输液导管，松调节器。最后，用无菌透明敷料固定肝素帽和头皮针，在固定头皮针时，固定完毕后，整理患者衣被，调节滴数，交代注意事项并做好记录。

（三）PICC 冲洗与正压封管

为了预防导管堵塞，保持长期使用，给药前、后，使用血液制品，静脉采血后应冲管。休疗期应每周冲洗 1 次并正压封管。

（1）用六步法洗手、戴口罩。

（2）准备治疗盘，内装贴膜、含 10～20ml 生理盐水注射器 1 副、弯盘。

（3）经查对床号姓名，观察穿刺部位，关闭输液调节器。

（4）揭开输液无菌透明敷料反垫于肝素帽下分离输液导管与头皮针，接 10～20ml 生理盐水注射器，以脉冲式方法冲洗导管。推至最后 1ml 时，进行正压封管。具体方法是：将头皮针尖斜面退至肝素帽末端，待生理盐水全部推入后，拔出头皮针，用无菌透明敷料固定肝素帽。

（5）整理患者衣被，做好观察记录。

（四）PICC 维护操作

为保证外周中心静脉导管的正常使用，应保证每天对患者进行消毒维护。

（1）要按六步洗手法进行洗手、戴口罩。

（2）准备用物：治疗盘内装有石油烷、免洗手消毒液、棉签、皮尺、胶布、肝素帽、头皮针连接预冲注射器、弯盘、PICC 维护包（包内装有无菌手套 2 副、75% 乙醇、碘伏棉棒各 3 根、乙醇棉片 3 块、小纱布 1 块、10cm×12cm 高潮气通透贴膜 1 张、胶带 4 条）。

（3）查对床号和姓名，与患者说明导管维护的目的。观察穿刺部位情况，必要时测量臂围。

（4）揭敷料时，要注意由下往上揭，以防带出导管，同时，还要避免直接接触导管。消毒双手，用石油烷擦除胶布痕迹。

（5）戴无菌手套：用消毒棉片消毒固定翼 10s。用 75% 的乙醇棉棒，去除穿刺点直径约 1cm 以外的胶胨，再用碘伏棉棒，以穿刺点为中心进行皮肤消毒 3 次，消毒范围应大于无菌透明敷料范围，包括消毒导管。预冲肝素帽，去除原有肝素帽，用 75% 乙醇棉片，擦拭导管末端。

（6）将注满生理盐水的肝素帽连接导管，用生理盐水，以脉冲式方法进行冲管，当冲至剩 1ml 液体时，将头皮针拔出，使针尖位于肝素帽内，快速推入，然后拔出头皮针。

（7）更换无菌手套，安装固定翼，随后，将导管呈弧形进行胶带固定接头。用透明敷料固定导管，固定时，要保证贴膜下缘与胶带下缘平齐，第 2 条胶带以蝶形交叉固定于无菌透明敷料上，第 3 条胶带压在第 2 条胶带上，第 4 条签上姓名与时间后固定于第 3 条胶带上。用无菌小纱布包裹导管末端，用胶带固定于皮肤，做好维护记录。

三、植入式输液港建立与维护

（一）操作前准备

1. 置管部位的选择　置管部位的选择要综合比较其他发生机械性并发症、导管相关性血流感染的可能性。置管部位会影响发生继发导管相关性血流感染和静脉炎的危险度。置管部位皮肤菌群的密度是造成 CRBSI 的一个主要危险因素。由经过培训的医生依不同的治疗方式和患者体型来选输液港植入的途径：大静脉植入、大动脉植入、腹腔内植入，输液座放于皮下。输液港导管常用的植入部位主要为颈内静脉与锁骨下静脉。非随机实验证实了颈内静脉置管发生相关性感染的危险率高。研究分析显示，床旁超声定位的锁骨下静脉置管与其他部位相比，可以显著降低机械性并发症。对于成年患者，锁骨下静脉对控制感染来说是首选部位。当然，在选择部位时其他的一些因素也应该考虑。目前临床应用较多的是锁骨下静脉，实际植入的位置要根据患者的个体差异决定。植入位置解剖结构应该能保证注射座稳定，不会受到患者活动的影响，不会产生局部压力升高或受穿衣服的影响，注射座隔膜上方的皮下组织厚度在 0.5～2.0cm 为适宜厚度。

2. 经皮穿刺导管植入点选择　自锁骨中外 1/3 处进入锁骨下静脉，然后进入胸腔内血管。

（二）输液港的选择

由医生依不同的治疗方式和患者体型做出选择。标准型及急救凹形输液港适用于不同体型的成年人及儿童患者。双腔输液港适用于同时输入不兼容的药物。术中连接式导管可于植入时根据需要决定静脉导管长度。

输液港种类有多种选择：①单腔末端开口式导管输液港或单腔三向瓣膜式导管输液港；②小型单腔末端开口式导管输液港或小型单腔式三向瓣膜式导管输液港；③双腔末端开口式导管输液港或双腔三向瓣膜式导管输液港。

输液港附件——无损伤针的选择：①蝶翼针输液套件适用于连续静脉输注；②直形及弯形无损伤针适用于一次性静脉输注。

（三）穿刺输液操作步骤

（1）向患者说明操作过程并做好解释工作。

（2）观察穿刺点和局部皮肤有无红、肿、热、痛等炎性反应，若有应随时更换敷料或暂停使用。

（3）消毒剂及消毒方法：先用乙醇棉球清洁脱脂，向外用螺旋方式涂擦，其半径10~12cm。以输液港为圆心，再用碘伏棉球消毒3遍。

（4）穿刺输液港：触诊定位穿刺隔，一手找到输液港注射座的位置，拇指与示指、中指呈三角形，将输液港拱起；另一手持无损伤针自三指中心处垂直刺入穿刺隔，直达储液槽基座底部。穿刺时动作要轻柔，感觉有阻力时不可强行进针，以免针尖与注射座底部推磨，形成倒钩。

（5）穿刺成功后，应妥善固定穿刺针，不可任意摆动，防止穿刺针从穿刺隔中脱落。回抽血液判断针头位置无误后即可开始输液。

（6）固定要点：用无菌纱布垫在无损伤针针尾下方，可根据实际情况确定纱布垫的厚度，用无菌透明敷料固定无损伤针，防止发生脱落。注明更换无菌透明敷料的日期和时间。

（7）输液过程中如发现药物外渗，应立即停止输液，并即刻给予相应的医疗处理。静脉连续输。

（8）退针，为防止少量血液反流回导管尖端而发生导管堵塞，撤针应轻柔，当注射液剩下最后0.5ml时，为维持系统内的正压，以两指固定泵体，边推注边撤出无损伤针，做到正压封管。

（9）采血标本时，用10ml以上注射器以无菌生理盐水冲洗，初始抽至少5ml血液并弃置，儿童减半，在更换注射器抽出所需的血液量，诸如备好的血标本采集试管中。

（10）连接输液泵设定压力超过172.25kPa（磅/平方英寸）时自动关闭。

（11）以低于插针水平位置换肝素帽。

（12）封管，以加压的形式从圆形注射港的各角度边推注药液边拔针的方法拔出直角弯针针头暂停输注，每月用肝素盐水封管1次即可。

（四）维护时间及注意事项

1. 时间

（1）连续性输液，每8h冲洗1次。

（2）治疗间歇期，正常情况下每4周维护1次。

（3）动脉植入、腹腔植入时，每周维护1次。

2. 维护注意事项

（1）冲、封导管和静脉注射给药时必须使用10ml以上的注射器，防止小注射器的压强过大，损伤导管、瓣膜或导管与注射座连接处。

（2）给药后必须以脉冲方式冲管，防止药液残留注射座。

（3）必须正压封管，防止血液反流进入注射座。

（4）不能用于高压注射泵推注造影剂。

（余 玲）

— 13 —

第五节　骨髓穿刺术与活检术

一、骨髓穿刺术

骨髓穿刺术是采取骨髓液的一种常用诊断技术。

（一）目的

采取骨髓液进行骨髓象检查，协助诊断造血系统疾病、传染病及寄生虫病，以作为某些遗传代谢性疾病和感染性疾病的辅助诊断，判断疾病预后及观察治疗效果。

（二）适应证

（1）各种造血系统疾病的诊断、鉴别诊断及治疗随访。

（2）放疗、化疗及应用免疫抑制剂后观察骨髓造血情况。

（3）不明原因的红细胞、白细胞、血小板数量增多或减少及形态学异常。

（4）不明原因发热的诊断与鉴别诊断，可做骨髓培养，骨髓涂片找寄生虫等。

（三）禁忌证

骨髓穿刺的绝对禁忌证少见，遇到下列情况要注意。

（1）血友病、穿刺部位皮肤感染的患者。

（2）凝血功能障碍的患者。

（3）小儿及不合作者不宜做胸骨穿刺。

（四）术前准备及护理

（1）了解、熟悉患者病情，对患者进行评估。

（2）心理指导：①向患者说明骨髓穿刺诊断的主要作用：骨髓是各类血细胞的"制造厂"，是人体内最大、最主要的造血组织。诊断血液病常需做骨髓穿刺。如白血病是造血系统疾病，其特征为白细胞在生长发育过程中异常增生。常规的抽血化验只能反映外周血中细胞的变化，不能准确反映出造血系统的变化。抽取骨髓液做检查，既能诊断白血病又能区分其类型，为治疗提供相应的资料。②消除患者思想顾虑，以取得合作：向患者说明骨髓检查所抽取的骨髓是极少量的，一般约0.2g，而人体正常骨髓量平均为2 600g。身体内每天要再生大量的血细胞，因此，骨髓穿刺对身体没有影响。③骨髓穿刺操作简单，先行局部消毒、麻醉，然后将穿刺针刺入骨髓，除在骨髓抽取的瞬间稍有酸痛感外，基本上感觉不到疼痛。骨髓抽出后，患者可以马上起床活动。

（3）与患者及家属谈话，交代检查目的、简要说明检查过程及可能发生情况，打消患者恐惧心理，并请患者在知情同意书上签字。

（4）器械准备：一次性骨髓穿刺针、一次性骨髓穿刺包、一次性口罩、一次性帽子、75%酒精、0.5%活力碘、2%利多卡因、治疗盘、无菌棉签等。

（5）操作者熟悉操作步骤，戴口罩、帽子。

（五）分类

（1）髂嵴穿刺术。

（2）脊椎棘突穿刺术。

（3）胸骨穿刺术。

（六）操作方法

（1）穿刺部位选择：①髂前上棘：常取髂前上棘后上方1~2cm处作为穿刺点，此处骨面较平，容易固定，操作方便安全。②髂后上棘：穿刺点位于骶骨两侧髂骨上缘6~8cm与脊椎旁开2~4cm之交点处。③胸骨柄：此处骨髓含量丰富，当上述部位穿刺失败时，可做胸骨柄刺，但此处骨质较薄，其后有心房及大血管，严防穿透而发生危险，较少选用。④腰椎棘突：位于腰椎棘突突出处，极少选用。

（2）体位：胸骨及髂前上棘穿刺时取仰卧位，前者还需用枕头垫于背后，以使胸部稍突出。髂后上棘穿刺时应取侧卧位。腰椎棘突穿刺时取坐位或侧卧位。

（3）常规消毒皮肤，戴无菌手套、铺消毒洞巾，用2%利多卡因做局部浸润麻醉直至骨膜。

（4）将骨髓穿刺针固定器固定在适当长度上（髂骨穿刺约1.5cm，肥胖者可适当放长，胸骨柄穿刺约1.0cm），以左手拇、示指固定穿刺部位皮肤，右手持针于骨面垂直刺入（若为胸骨柄穿刺，穿刺针与骨面成30°~40°角斜行刺入），当穿刺针接触到骨质后则左右旋转，缓缓钻刺骨质，当感到阻力消失，且穿刺针已固定在骨内时，表示已进入骨髓腔。

（5）用干燥的20ml注射器，将内栓退出1cm，拔出针芯，接上注射器，用适当力度缓慢抽吸，可见少量红色骨髓液进入注射器内，骨髓液抽吸量以0.1~0.2ml为宜，取下注射器，将骨髓液推于玻片上，由助手迅速制作涂片5~6张，送检细胞形态学及细胞化学染色检查。

（6）如需做骨髓培养，再接上注射器，抽吸骨髓液2~3ml注入培养液内。

（7）如未能抽得骨髓液，可能是针腔被皮肤、皮下组织或骨片填塞，也可能是进针太深或太浅，针尖未在髓腔内，此时应重新插上针芯，稍加旋转或再钻入少许或再退出少许，拔出针芯，如见针芯上带有血迹，再行抽吸可望获得骨髓液。

（8）抽吸完毕，插入针芯，轻微转动，拔出穿刺针，随后将消毒纱布盖在针孔上，稍加按压，用胶布加压固定。

（9）嘱患者卧床休息，整理用物，将标本及时送检。

（七）注意事项

（1）穿刺针进入骨质后避免摆动过大，以免折断。

（2）胸骨柄穿刺不可垂直进针，不可用力过猛，以防穿透内侧骨板。

（3）抽吸骨髓液时，逐渐加大负压，做细胞形态学检查时，抽吸量不宜过多，否则会使骨髓液稀释，但也不宜过少。

（4）骨髓液抽取后应立即涂片。

（5）多次干抽时应进行骨髓活检。

（6）注射器与穿刺针必须干燥，以免发生溶血。

（7）术前应行出凝血时间、血小板等检查。

（八）术后处理

（1）术后应嘱患者静卧休息，同时做好标记并送检骨髓片，清洁穿刺场所，做好穿刺记录。

（2）抽取骨髓和涂片要迅速，以免凝固。需同时做外周血涂片，以做对照。

（九）术后护理

骨髓穿刺虽为有创性检查，但因操作简单、骨髓液抽取少、患者痛苦小，故对机体无大的损害，不需要特殊护理。对于体质弱、有出血倾向者，检查后应采取下列措施。

（1）止血：一般以压迫止血为主。

（2）卧床休息：检查后，穿刺局部会有轻微的疼痛。患者可卧床休息，限制肢体活动，即可恢复正常。

（3）防止感染：穿刺时，局部组织应经过严格消毒。保持穿刺局部皮肤的清洁、干燥，覆盖的纱布被血或汗打湿后，要及时更换。针孔出现红、肿、热、痛时，可用2%碘酊或0.5%活力碘等涂搽局部，每天3~4次。若伴有全身发热，则应与医生联系，根据病情适当选用抗生素。

二、骨髓活检术

骨髓活检术全称为骨髓活体组织检查术，是采用特制的穿刺针取一小块0.5~1.0cm长的圆柱形骨髓组织来做病理学检查的技术。操作方法与骨髓穿刺术完全相同，取出的材料保持了完整的骨髓组织结构，能弥补骨髓穿刺的不足。

（一）目的

骨髓穿刺检查在大部分患者中可以成功，但是如果遇到了"干抽"现象，即抽不出骨髓液时，就无法诊断。这种情况见于骨髓硬化症、骨髓纤维化症（原发性和继发性），尤其是恶性肿瘤（像乳腺癌、肺癌、前列腺癌、胃癌等）的骨髓转移所致骨髓纤维化以及某些白血病（例如毛细胞白血病）、淋巴瘤患者的骨髓穿刺术常不能成功。采用骨髓活检术就能够弥补骨髓穿刺术的不足，而且活检取材大，不但能了解骨髓内的细胞成分，而且能保持骨髓结构，恶性细胞较易识别，便于病理诊断。还有些疾病的诊断需要了解骨髓组织结构，比如再生障碍性贫血、骨髓增生异常综合征、恶性肿瘤骨髓转移等就需要骨髓病理学检查。骨髓活检术对再生障碍性贫血骨髓造血组织多少的了解有一定意义；骨髓活检组织切片的原始细胞分布异常（ALIP）现象对骨髓增生异常综合征的诊断有重要意义。另外，骨髓活检对骨髓坏死或脂肪髓的判断也有意义。

（二）适应证

（1）多次抽吸取材失败。

（2）为正确判定血细胞减少症患者骨髓增生程度及其病因。

（3）可疑罹患骨髓纤维化、真性红细胞增多症、原发性血小板增多症、骨髓增生异常综合征、恶性淋巴瘤、多发性骨髓瘤、淀粉样变性、肉芽肿病、转移瘤和再生障碍性贫血的患者。

（4）骨髓活检对急性粒细胞白血病的诊断以及化疗是否达到真正完全缓解的判断有意义。凡涂片已达完全缓解，但一步法双标本取材之活检切片内仍可检出白血性原始细胞簇，就应继续给予巩固化疗，直至切片内此种异常定位的白血性原始细胞簇消失为止。

（5）在急性粒细胞白血病缓解后化疗及长期无病生存期，应定期做骨髓一步法双标本取材，倘若涂片细胞计数未达复发标准，而切片内出现了异常原始细胞簇，提示已进入早期复发，应及时做再诱导处理。

（6）慢性粒细胞白血病慢性期应常规做骨髓活检，以测定患者属何种组织学亚型。

（7）未正确判断骨髓铁贮存，尤其疑为贮铁降低或缺铁时，在骨髓活检切片上做铁染色较涂片为优。

（8）对骨病本身和某些骨髓疾患，例如囊状纤维性骨炎、骨纤维发育异常症、变应性骨炎、骨软化症、骨髓疏松症和骨髓腔真菌感染等的诊断，骨髓活检也能提供有意义的资料。

（三）禁忌证

除血友病外，骨髓活检目前尚无绝对的禁忌证，即使在血小板减少和其他许多出血性疾病时，进行此项操作也比较安全，患者一般均能接受。

（四）术前准备及护理

（1）了解、熟悉患者病情，对患者进行评估。

（2）心理指导：①向患者说明骨髓活检术的主要作用。②消除患者的思想顾虑，以取得患者合作。

（3）与患者及家属谈话，交代检查目的、简要说明检查过程及可能发生情况，打消患者恐惧心理，取得并请患者在知情同意书上签字。

（4）器械准备：一次性骨髓穿刺针、一次性骨髓穿刺包、一次性口罩、一次性帽子、75%酒精、0.5%活力碘、2%利多卡因、治疗盘、无菌棉签等。

（5）操作者熟悉操作步骤，戴口罩、帽子。

（五）操作方法

骨髓检查需要抽取骨髓标本，骨髓穿刺一般是由有经验的医生和护士执行的特殊穿刺检查，穿刺前会为患者进行认真的消毒处理，并严格按无菌操作规程进行操作。术前会给患者注射麻药做局部麻醉，以减轻患者痛苦。骨髓穿刺一般在患者的髂骨上进行。患者需要侧身卧床，医生会在髂后上棘或髂前上棘选取适当的部位进行穿刺，一般只抽取极少量的骨髓。这不会使得患者的骨髓量有明显减少，也不会影响患者的骨髓造血功能。抽取的骨髓标本一般需要立即做涂片处理或抗凝处理，以便进行各种化验检查。在患某些血液病或怀疑有骨髓转移的恶性肿瘤时，骨髓检查可能要进行多次，用于判断疾病进展和治疗效果，此时患者应积极配合医生进行骨髓检查。

（六）注意事项

（1）开始进针不宜太深，否则不宜取得骨髓组织。

（2）由于骨髓活检穿刺针内径较大，抽取骨髓液的量不易控制。因此，一般不用于吸取骨髓液做涂片检查。

（3）穿刺前应检查出凝血时间，有出血倾向者，穿刺时应特别注意，血友病患者禁止做骨髓活检检查。

（余　玲）

第六节　淋巴结穿刺与活检术

一、淋巴结穿刺术

淋巴结分布于全身各部位，许多原因可使淋巴结肿大，如感染（细菌、病毒、真菌、丝虫）、结核病、造血系统肿瘤（白血病、淋巴瘤）、转移瘤等。淋巴结穿刺取得抽出液，以其制作涂片做细胞学或细菌学检查可协助上述疾病的诊断。

（一）方法

（1）选择适合穿刺的部位，一般取肿大较明显的淋巴结。

（2）常规消毒局部皮肤和术者手指。

（3）术者以左手示指和拇指固定淋巴结，右手持10ml干燥注射器将针头直接刺入淋巴结内，深度依淋巴结大小而定，然后边拔针边用力抽吸，利用空针内的负压将淋巴结内的液体和细胞成分吸出。

（4）固定注射器内栓，拔出针头后将注射器取下，充气后再将针头内的抽出液喷射到玻璃片上制成均匀涂片，染色镜检。

（5）术后穿刺部位用无菌纱布覆盖，并以胶布固定。

（二）注意事项

（1）最好在饭前刺，以免抽出物中含脂质过多，影响染色。

（2）若未能获得抽出物，可将针头再由原穿刺点刺入，并在不同方向连续刺，抽吸数次，直到取得抽出物为止。

（3）注意选择易于固定的部位，淋巴结不宜过小，且应远离大血管。

（4）在制作涂片之前要注意抽出物的外观性状。一般炎症抽出液呈微黄色，结核病变可见干酪样物，结核性脓液呈黄绿色或乌灰色黏稠状液体。

二、淋巴结活检术

淋巴结的疾病，用望诊和触诊可查知淋巴结表面皮肤的色泽和紧张度、与周围组织的粘连情况，淋巴结的性状以及有无压痛，并结合肿大的速度以及全身症状，再参考血常规和血清蛋白的变化，大致可以得出相当准确的诊断。但是，一般来说，为了确诊常常需要对肿大的淋巴结进行活组织检查。

淋巴结活检是采取有创伤的方法取到淋巴结组织做病理检查。取到淋巴结组织的方法主要有两种：①淋巴结穿刺术；②淋巴结切除术。淋巴结切除不会激发其他淋巴器官引起异常；如果切除的淋巴结是正常的，对身体也没有什么影响。

1. 淋巴结穿刺术

（1）淋巴结穿刺取得抽出液制做出涂片进行细胞学或病原学检查可以协助诊断导致淋巴结肿大的有关疾病，如感染（细菌、病毒、真菌、虫）、结核病及白血病、淋巴瘤、恶组、转移癌等。

（2）操作步骤：选择适于穿刺的肿大的淋巴结，常规消毒皮肤及术者手指，用左手示指及拇指固定淋巴结，右手用18～19号针头将针头沿淋巴结长轴刺入淋巴结内，边拔针边用力抽吸，将注射器取下充气后再将针头内抽吸血液，喷到涂片上制成均匀玻片，染色镜检。术后盖以无菌纱布并用胶布固定。

（3）注意事项：①最好在髂前穿刺，以免脂质过多，影响涂片。②若未能抽出吸出物，可将针头在不同方向连续穿刺。③注意选择较大淋巴结，且远离大血管。④涂片前注意抽出物的性状。

2. 淋巴结切除术（淋巴结活体组织检查术）

（1）适应证：淋巴结肿大患者经淋巴结穿刺涂片不能确诊，怀疑淋巴瘤白血病、恶组、免疫母细胞性淋巴结病、结核、肿瘤转移或结节病，应选择淋巴结活检。

（2）活检部位：一般取肿大的淋巴结，周身淋巴结均肿大者应尽量少取腹股间淋巴结。

3. 摘除的淋巴结 应立即用10%甲醛或95%乙醇固定送检。

（余 玲）

第七节 腰椎穿刺术

腰椎穿刺术是神经科临床常用的检查方法之一，对神经系统疾病的诊断和治疗有重要价值，该法简便易行，亦比较安全；但如果适应证掌握不当，轻者可加重原有病情，重者甚至危及病员安全。

一、适应证

（1）中枢神经系统炎症性疾病的诊断与鉴别诊断：包括化脓性脑膜炎、结核性脑膜炎、病毒性脑膜炎、霉菌性脑膜炎、乙型脑炎等。

（2）脑血管意外的诊断与鉴别诊断：包括脑溢血、脑梗死、蛛网膜下隙出血等。

（3）肿瘤性疾病的诊断与治疗：用于诊断脑膜白血病，并通过腰椎穿刺鞘内注射化疗药物治疗脑膜白血病。

（4）测定颅内压和了解蛛网膜下隙是否阻塞等。

（5）椎管内给药。

二、禁忌证

（1）可疑颅内高压、脑疝。

（2）可疑颅内占位病变。

（3）休克等危重患者。

（4）穿刺部位有炎症。

（5）有严重凝血功能障碍的患者，如血友病患者等。

三、穿刺方法

通常取弯腰侧卧位，自腰2至骶1（以腰3～4为主）椎间隙穿刺。局部常规消毒及麻醉后，戴橡皮手套，用20号穿刺针（小儿用21～22号）沿棘突方向缓慢刺入，进针过程中针尖遇到骨质时，应将针退至皮下待纠正角度后再进行穿刺。成人进针4～6cm（小儿3～4cm）时，即可穿破硬脊膜而达蛛膜网下腔，抽出针芯流出脑脊液，测压和缓慢放液后（不超过2ml），再放入针芯，拔出穿刺针。穿刺点稍加压止血，敷以消毒纱布并用胶布固定。术后平卧4～6h。若初压超过2.94kPa（300mmH_2O）时则不宜放液，仅取测压管内的脑脊液送细胞计数及蛋白定量即可。

（1）嘱患者侧卧于硬板床上，背部与床面垂直，头向前，胸部屈曲，两手抱膝紧贴腹部，使躯干呈弓形；或由助手在术者对面用一手抱住患者头部，另一手挽住双下肢腘窝处并用力抱紧，使脊柱尽量后凸以增宽椎间隙，便于进针。

（2）确定穿刺点，以髂后上棘连线与后正中线的交会处为穿刺点，一般取第3～4腰椎棘突间隙，有时也可在上一或下一腰椎间隙进行。

（3）常规消毒皮肤后戴无菌手套与盖洞贴，用2%利多卡因自皮肤到椎间韧带逐层做局部浸润麻醉。

（4）术者用左手固定穿刺点皮肤，右手持穿刺针以垂直背部的方向缓慢刺入，成人进针深度为4～6cm，儿童则为2～4cm。当针头穿过韧带与硬脑膜时，可感到阻力突然消失并有落空感。此时可将针芯慢慢抽出（以防脑脊液迅速流出，造成脑疝），即可见脑脊液流出。

（5）在放液前先接上测压管测量压力，正常侧卧位脑脊液压力为0.690～1.764kPa或40～50滴/min。若想了解蛛网膜下隙有无阻塞，可做Queckenstedt试验，即在测定初压后，由助手先压迫一侧颈静脉约10s，然后再压迫另一侧，最后同时按压双侧颈静脉；正常时压迫颈静脉后，脑脊液压力立即迅速升高一倍左右，解除压迫后10～20s，迅速降至原来水平，称为梗阻试验阴性，示蛛网膜下隙通畅。若压迫颈静脉后，不能使脑脊液压力升高，则为梗阻试验阳性，示蛛网膜下隙完全阻塞；若施压后压力缓慢上升，放松后又缓慢下降，示有不完全阻塞。凡颅内压增高者，禁做此试验。

（6）撤去测压管，收集脑脊液2～5ml送检；如需做培养时，应用无菌操作法留标本。

（7）术毕，将针芯插入后一起拔出穿刺针，覆盖消毒纱布，用胶布固定。

（8）术后患者去枕俯卧（如有困难则平卧）4～6h，以免引起术后低颅压性头痛。

四、并发症防治

1. 低颅压综合征　低颅压综合征指侧卧位脑脊液压力在0.58～0.78kPa（60～80mmH$_2$O），较为常见。多因穿刺针过粗，穿刺技术不熟练或术后起床过早，使脑脊液自脊膜穿刺孔不断外流所致。患者于坐起后头痛明显加剧，严重者伴有恶心、呕吐，或眩晕、昏厥，平卧或头低位时头痛等即可减轻或缓解。少数尚可出现意识障碍、精神症状、脑膜刺激征等，持续一至数日。故应使用细针穿刺，术后去枕平卧（最好俯卧）4～6h，并多饮开水（忌饮浓茶、糖水）常可预防之，如已发生，除嘱患者继续平卧和多饮开水外，还可酌情静脉注射蒸馏水10～15ml或静脉滴注5%葡萄糖盐水500～1 000ml，1～2次/d，数日，常可治愈。也可再次腰穿在椎管内或硬脊膜外注入生理盐水20～30ml，消除硬脊膜外间隙的负压以阻止脑脊液继续漏出。

2. 脑疝形成　在颅内压增高，当腰穿放液过多过快时，可在穿刺当时或术后数小时内发生脑疝，故应严加注意和预防。必要时，可在术前先快速静脉输入20%甘露醇液250ml等脱水剂后，以细针穿刺，缓慢滴出数滴脑脊液化气进行化验检查。如一旦出现不幸，应立即采取相应抢救措施，如静脉注射20%甘露醇200～400ml和高渗利尿脱水剂等，必要时还可自脑室穿刺放液和自椎管内快速推注生理盐水40～80ml，但一般较难奏效。

3. 原有脊髓、脊神经根症状突然加重　多见于脊髓压迫症，因腰穿放液后由于压力的改变，导致椎管内脊髓、神经根、脑脊液和病变之间的压力平衡改变所致。可使根性疼痛、截瘫及大小便障碍等症状加重，在高颈段脊髓压迫症则可发生呼吸困难与骤停，上述症状不严重者，可先向椎管注入生理盐水30～50ml，疗效不佳时应急请外科考虑手术处理。

此外，并发症中，还可因穿刺不当发生颅内感染和马尾部的神经根损伤等，但较少见。

五、注意事项

（1）严格掌握禁忌证，凡疑有颅内压升高者必须先做眼底检查，如有明显视盘水肿或有脑疝先兆者，禁忌穿刺。凡患者处于休克、衰竭或濒危状态以及局部皮肤有炎症、颅后窝有占位性病变者均禁忌穿刺。

（2）穿刺时患者如出现呼吸、脉搏、面色异常等症状，应立即停止操作，并做相应处理。

（3）鞘内给药时，应先放出等量脑脊液，再等量转换性注入药液。

（周志敏）

第八节　吸痰术

一、适应证

吸除气道内沉积的分泌物；获取痰标本，以利培养或涂片确定肺炎或其他肺部感染，或送痰液做细胞病理学检查；维持人工气道通畅；对不能有效咳嗽导致精神变化的患者，通过吸痰刺激患者咳嗽，或吸除痰液，缓解痰液刺激诱导的咳嗽；因气道分泌物潴积导致肺不张或实变者，吸痰可促进肺复张。

二、禁忌证

气管内吸痰术对人工气道患者是必要的常规操作，无绝对禁忌证。

三、主要器械

（1）必要器械：负压源，集痰器，连接管，无菌手套，无菌水和杯，无菌生理盐水，护目镜、面罩和其他保护装置，氧源，带活瓣和氧源的人工气囊，听诊器，心电监护仪，脉氧监测仪，无菌痰标本收集装置等。

（2）吸痰管：吸痰管直径不超过气管插管内径的1/2。

四、吸痰操作

（1）患者准备：如条件允许，吸痰前应先予100% O_2 >30s（最好吸纯氧2min）；可适当增加呼吸频率和/或潮气量，使患者稍微过度通气，吸痰前可调节呼吸机"叹息（sigh）"呼吸1~2次，或用呼吸球囊通气数次（3~5次）；机械通气患者最好在不中断通气的情况下吸痰或密闭式吸痰；吸痰前后最好有脉搏氧饱和度监测，以观察患者有无缺氧；吸痰时可向气道内注入少许生理盐水以稀释痰液或促使气内道的痰液移动，以利吸除。

（2）吸引负压：吸引管负压一般按新生儿60~80mmHg（7.98~10.64kPa），婴儿80~100mmHg（10.64~13.30kPa），儿童100~120mmHg（13.30~15.96kPa），成人100~150mmHg（13.30~19.95kPa）。吸引负压不超过150mmHg（19.95kPa），否则可能因吸引导致气道损伤、低氧血症和肺膨胀不全等。

（3）吸痰目的至少达到下列之一：①呼吸音改善。②机械通气患者的吸气峰压（PIP）与平台压间距缩小，气道阻力下降或顺应性增加，压力控制型通气患者的潮气量增加。③Pa（O_2）或经皮氧饱和度［SP（O_2）］改善。④吸除了肺内分泌物。⑤患者症状改善，如咳嗽减少或消失等。

（4）吸痰前、中、后应做好以下监测：呼吸音变化，血氧饱和度或经皮氧饱和度，肤色变化，呼吸频率和模式，血流动力学参数如脉搏、血压、心电，痰液特征如颜色、量、黏稠度、气味，咳嗽有无及强度，颅内压（必要时），通气机参数如PIP、平台压、潮气量、Fi（O_2），动脉血气，以及吸痰前后气管导管位置有无移动等。

（5）吸痰：吸痰时遵守无菌操作原则，术者戴无菌手套，如有需要可戴防护眼镜、隔离衣等。吸痰管经人工气道插入气管/支气管时应关闭负压源，待吸痰管插入到气管/支气管深部后，再开放负压吸引，边吸引边退出吸痰管，吸痰管宜旋转式返出，而非反复抽插式吸痰。每次吸痰的吸引时间10~15s，如痰液较多，可在一次吸引后通气/吸氧至少10s（最好能吸氧1min左右）再吸引，避免连续吸引，以防产生低氧血症和肺膨胀不全等。吸痰完成后，应继续给予纯氧约2min，待血氧饱和度恢复正常或超过94%后，再将吸氧浓度调至吸痰前水平。目前不少多功能呼吸机有专用的吸纯氧键，按压该键后，会自动提供纯氧约 2min（具体时间因厂品不同而异）。吸除气道内的痰后，再吸除患者口鼻中的分泌物（特别是经口气管插管或吞咽功能受影响者）。

五、并发症

气管内吸引主要并发症包括低氧血症或缺氧；气管/支气管黏膜组织损伤；心跳骤停；呼吸骤停；心律失常；肺膨胀不全；支气管收缩/痉挛；感染；支气管/肺出血；引起颅内压增高；影响机械通气疗效；高血压；低血压。这些并发症大多是吸引不当所致，规范的操作，可大大降低有关并发症的风险。

（周志敏）

第九节　洗胃术

洗胃（gastric lavage）是一种清除胃内物方法，主要是消除胃内摄入过多的药物或毒物。

一、适应证

洗胃主要是在摄入过量药物或毒物后 1~2h 内、在无禁忌的情况下清除胃内容物，已知或疑有胃排空延迟如摄入抗胆碱能药或鸦片类摄入时或毒物为片剂尚未完全溶解或排空时，超过 2h 仍可考虑洗胃。

具体来说，洗胃主要适于以下情况：

（1）农药中毒：有机磷酸酯类、有机氯类或氨基甲酸酯类农药等，这仍是我国最常见的毒物中毒。

（2）明显或高危病死率的药物：β 阻滞剂、钙通道阻滞剂、氯喹、秋水仙碱、氰化物、重金属、杂环类抗抑郁药、铁、百草枯、水杨酸盐、亚硒酸。

（3）活性炭难吸收的物质：重金属、铁、锂、有毒醇类。

（4）形成凝结块：肠溶制剂、铁、酚噻嗪类、水杨酸盐。

（5）无抗毒剂或治疗无效者：钙通道阻滞剂、秋水仙碱、百草枯、亚硒酸。

（6）其他不明原因摄入中毒又无洗胃禁忌者。

二、禁忌证

意识进行性恶化且无气道保护性反射者是绝对禁忌证，如必须洗胃者，应在洗胃前先做气管插管做好气道保护和通气，而后再考虑洗胃。腐蚀性物质摄入者禁忌洗胃；局部黏膜损害可能引起插管穿孔，应权衡利弊后进行；较大片剂、大块异物、有锐利边缘的异物禁忌洗胃；烃类如苯、N 己烷、杀虫剂等摄入是洗胃的相对禁忌；少数情况下有严重上气道或上胃肠道异常如狭窄、畸形或新近完成移植等限制进行插胃管。呕吐可排出胃内毒物，反复呕吐已排出大量毒物者，洗胃应权衡利弊；其他相对禁忌包括凝血功能障碍者、摄入无毒或低毒物质者等。

三、洗胃器械

洗胃器械包括：脉氧仪、心电监护仪、无创血压监测仪、防毒服装、开口器或牙垫、经口气道、呕吐盆、吸引源、吸引管、大注射器（50~100ml）、清水或生理盐水、球形吸引装置或自动洗胃机、水溶性润滑剂、经口洗胃管、必要的复苏装置和药物。

1. 胃管插入深度估算方法

（1）根据不同身高估算经鼻或经口胃管插入的长度（cm）方法见图 1-1。

（2）根据体表标志估算胃管插管深度：①传统的也是临床上最常用的估算方法采用图 1-2 中 A 的方法，即经鼻插入胃管的深度为"耳垂经鼻翼至剑突的距离"。②或按照图 1-2 中 B 的方法，即经鼻插入胃管的深度为"左口角或鼻翼经耳郭至肋缘的距离"。③按照耳垂经剑突至脐的距离来估算。

通常经口插入胃管的深度比经鼻胃管插入更短些，插入深度具体估算方法可参照上述四种方法，并根据不同患者的实际情况和临床医生个人经验综合确定，不宜完全教条。

2. 胃管选择　成人一般选择法氏 30 ~ 50 号胃管，青少年选择法氏 30 ~ 34 号胃管，儿童可选择法氏 24 号胃管，新生儿和婴儿一般禁忌洗胃或充分权衡利弊后请儿科专家指导处理。值得注意的是，如拟洗出胃内容物，应经口插入大口径胃管，经鼻插入胃管仅适于向胃内灌溶液或吸出稀薄胃内容物，很难吸出胃内残渣类物质，更不可能吸出未溶解的药片或药丸等。

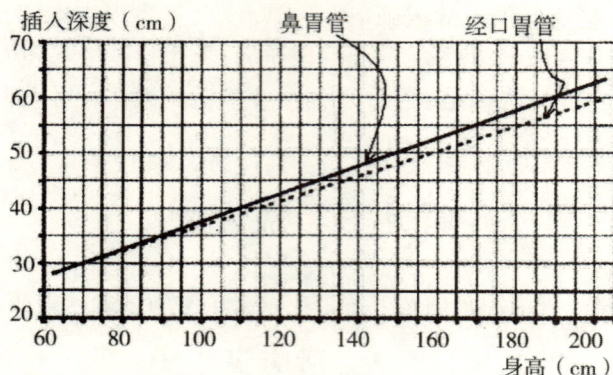

图 1 - 1　身高 - 胃管插入深度估算图

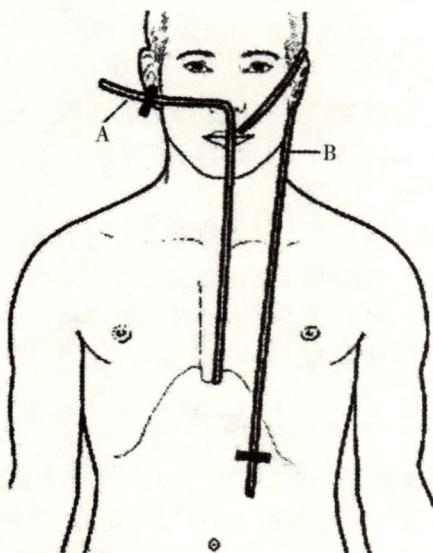

A.耳垂经鼻翼至剑突的距离；B.左口角或鼻翼经耳廓至肋缘的距离

图 1 - 2　体表标志估算胃管插入深度

3. 洗胃液　通常用清水或生理盐水洗胃，但儿童避免使用清水洗胃，否则易导致电解质紊乱。某些特殊物质可能需要特定的洗胃液，如氟化物摄入宜用 15 ~ 30mg/L 的葡萄糖酸钙溶液（可产生不溶性的氟化钙而起解毒作用）；甲醛摄入宜用 10mg/L 的醋酸铵水溶液；铁剂摄入宜用 2% 的碳酸氢钠生理盐水溶液（可产生碳酸亚铁）；草酸摄入宜用 5 ~ 30g/L 的葡萄糖酸钙溶液（可产生不溶性的草酸钙）；碘摄入宜用 75g/L 的淀粉溶液等。但无特殊洗胃液时，仍考虑使用清水或生理盐水进行洗胃。

四、洗胃操作

（1）胃管插入：患者取 Trendelenburg 位（垂头仰卧位），头低 15° ~ 20°，这种体位有利于最大限度地排出胃内容物，仰卧位或侧卧位增加误吸风险。胃管插入和确认方法参见"经鼻胃管插入"。插入胃管后应常规地抽吸有无胃内容物，而后再注入 50ml 气体听诊左上腹部有无吹气音或气过水声，只有完全确认胃管在位后才可开始洗胃。虽然 X 线是最可靠的确认方法，但由于条件限制，有时无法在洗胃时拍摄 X 线片。另外，插管和洗胃时最好行心电监护、脉氧监测和无创血压监测。

（2）洗胃：灌洗液温度最好与体温相当，但临床上很难做到，灌洗液温度与室温一样是合适的。洗胃前应尽量抽空胃内容物，再向胃内灌入洗胃液。每次最大灌入液量为 300ml 左右（儿童可按 10～15ml/kg 计算，最大也不超过 300ml）。灌入量过大会导致呕吐、误吸，促进胃内容物向下进入十二指肠或空肠，加快毒物进一步吸收。至洗出液澄清、无颗粒物或无明显药物气味方可停止洗胃，洗胃液总量一般需数升，有时需 10 000ml 或更多。必要时洗胃后可向胃管内灌入活性炭（30g＋240ml 生理盐水或清水）。

五、并发症

从插胃管开始直至洗胃后 6～8h 均应监测有无并发症。一般很少发生严重并发症，但如未经认真确认或插管者操作不熟练，并发症的发生风险大大增加。

洗胃相关性并发症包括：心律失常、电解质异常、脓胸、食管撕裂或穿孔、胃穿孔、低体温、喉痉挛、鼻或口或咽喉损伤、气胸、误吸、梨状隐窝穿孔、误插入气管内、胃管阻塞等。

为防误吸，洗胃液量不宜过大，通常每次不超过 300ml；由于经口胃管较粗且弹性差，插管时不应过大用力插入或粗暴插管。一旦发现严重并发症如气管内插管、穿孔等应立即拔管并给予机械通气或请外科专家会诊处理。

（周志敏）

第十节　导尿术

一、适应证

导尿是临床上最常用的泌尿外科和非泌尿道疾病的诊断和治疗措施之一。其适应证包括：外科手术、急诊和危重患者，常需导尿观察尿量变化；急慢性阻塞性尿潴留或神经性膀胱，需导尿缓解症状；膀胱功能不全者，导尿用作排尿后残余尿量评估；导尿留取非污染尿标本检查作为泌尿系感染的重要诊断手段（多为女性患者）；其他如利用导尿作为逆行性膀胱造影和尿动力学检查的方法。

二、禁忌证

导尿唯一的绝对禁忌证是确定性或疑似下尿道损伤或断裂者，主要见于骨盆骨折或盆腔创伤者，多表现为会阴部血肿、尿道口出血或前列腺高位骑跨（high‑riding）。只有尿道连续性得到确认后，方可进行导尿术，非创伤者镜下或肉眼血尿并非导尿的禁忌证。相对禁忌证如尿道狭窄、近期尿道或膀胱手术、狂躁或不合作者等。

三、主要器械

消毒剂如聚维酮碘，水溶性润滑剂如甘油，无菌巾，无菌棉球及纱布，无菌手套，连接管，无菌盐水，10ml 注射器，尿量计，接尿器（或接尿袋），固定胶带等。

四、导尿管选择

成人常用 Foley‑16 或 18 号导尿管，儿童多用 5～8 号导尿管。尿道狭窄者宜选择较小导尿管如 Foley‑12 或 14 号，而有血尿者应选择相对较大的导尿管如 Foley‑20 至 24 号，以免导尿管被血块阻塞。多数导尿管为乳胶管，如条件允许，对乳胶过高敏或过敏者可选用硅胶管，有高危感染风险者，可选用银合金涂层的抗菌导尿管。

五、操作前准备

操作前先向患者做适当解释，消除顾虑，取得其充分合作。患者多取仰卧位或半卧位，双大腿可略外展。男性包茎者应翻开包皮暴露尿道口，清除包皮垢。然后用浸有消毒液的棉球或海绵块消毒，注意，在消毒时，应以尿道口为中心向外消毒。消毒后常规铺无菌巾或洞巾，导尿管外涂润滑剂备用。

六、导尿操作

（一）男性患者导尿术

术者戴无菌手套，消毒铺巾后，一手握阴茎，使之垂直向上，另一手持带有滑润剂的导尿管，自尿道口插入，导尿管至少插入大部分或见尿液流出，见有尿液自导尿管流出后仍应继续推入导尿管数厘米，而后将导尿管外端接上接尿袋，用 10ml 注射器抽取无菌生理盐水注入球囊管，再将向外牵拉导尿管，直到遇到阻力，固定导尿管于一侧大腿上，完成导尿（图 1-3）。

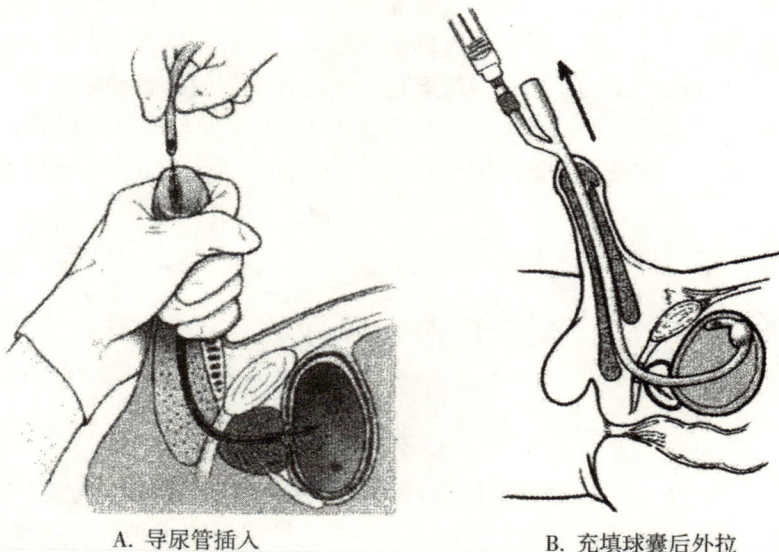

A. 导尿管插入   B. 充填球囊后外拉

图 1-3　男患者导尿管插入方法示意图

有时导尿管插入阻力较大，可能是在前列腺膜部狭窄或尿导尿管硬度较大，致使导管前端阻于前列腺膜部前方的尿道后皱襞处，此时可用手指在前列腺下方轻托尿道或适当旋转导尿管方向，便于导尿管前端顺利进入尿道前列腺部（图 1-4）。

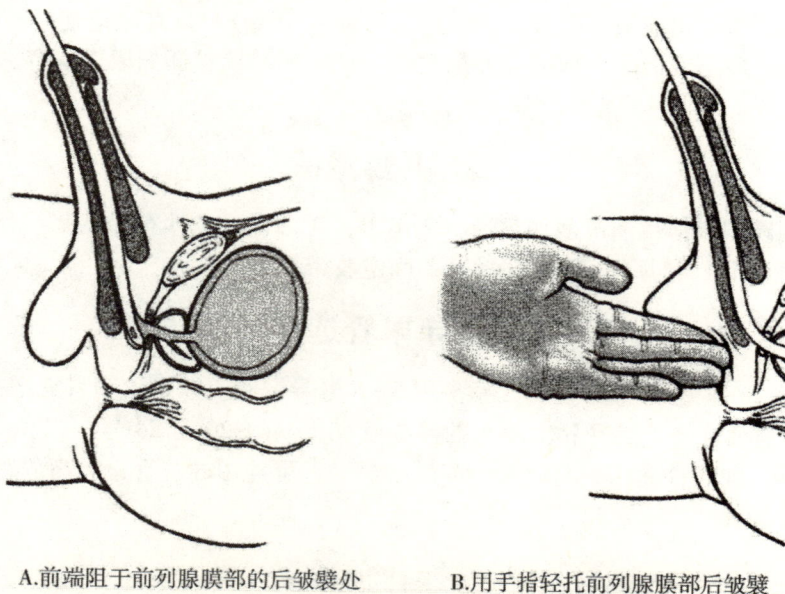

A.前端阻于前列腺膜部的后皱襞处   B.用手指轻托前列腺膜部后皱襞

图 1-4　男患者导尿管插入遇阻解决方法示意图

（二）女患者导尿术

患者取仰卧位，双大腿略向外展或呈膀胱截石位，用手指撑开阴唇后自尿道口向周围消毒并常规铺无菌巾。术者用一手拇、示指分别撑开两侧小阴唇，另一手持导尿管自尿道口插入导尿管（图1-5），见尿液处导尿管外流时，继续向内插入导尿管数厘米，用注射器抽取10ml无菌生理盐水，向球囊导管内注入生理盐水，而后向外牵拉导尿管，直到遇到阻力即可，而后固定导尿管于一侧大腿根部即完成导尿。

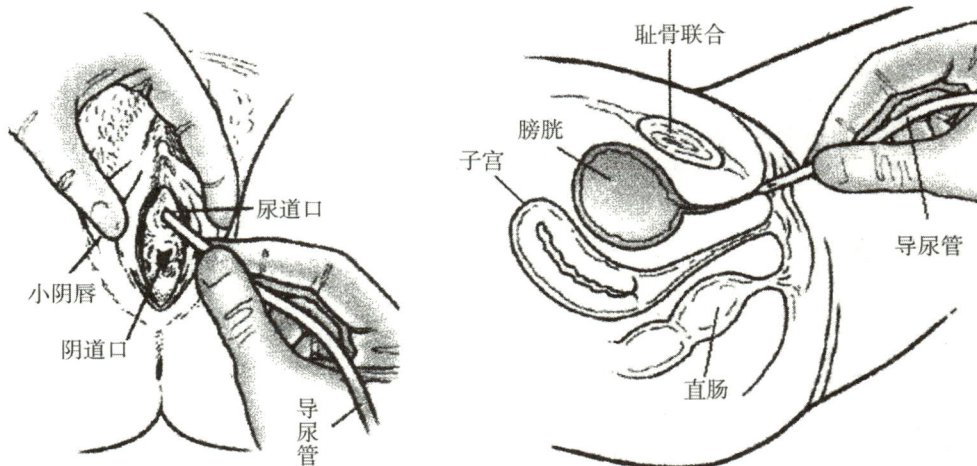

拇、示指分别撑开两侧小阴唇，自尿道口插入导尿管

图1-5 女性导尿方法示意图

七、并发症

导尿的主要并发症包括造成假通道，尿道穿孔，出血，感染。尿道炎是最常见的并发症，发生率达3%～10%。每个导尿管留置口，特别多见于尿道狭窄或前列腺肥大者，主要是无症状性菌尿；附睾炎，膀胱炎和肾盂肾炎是少见并发症，多见于长期留置导尿管并发感染者。减少感染的最有效方法是尽可能减少导尿管的留置时间，严格无菌操作。导尿者无需常规预防性使用抗生素，但感染高危风险者如免疫功能受抑、经尿道前列腺切除术、肾移植者等，需要预防性使用抗生素。医源性创伤可导致尿道狭窄、出血和血尿，少量出血大多是自限性的，无需特殊处理，但出血较多者，应给予止血药如立止血1KU肌内注射或静脉注射，凝血功能障碍者应处理原发病。包茎者导尿后包皮未复原易致包皮嵌顿。

（守　丹）

第十一节　胸腔穿刺与引流术

一、胸腔穿刺术

（一）适应证

（1）诊断：胸腔穿刺作为新发或不明原因性胸腔积液的诊断性穿刺，抽取胸液分析是渗出液抑或漏出液，胸液涂片、培养、细菌学和生化学检查有助于进一步判断病因，诊断性胸腔穿刺抽液一般抽取50～100ml即可，但明确为充血性心力衰竭所致的少量胸腔积液如不并发感染，可不做胸腔穿刺抽液。

（2）治疗：胸腔穿刺抽液可缓解大量胸腔积液产生的压迫症状。

（3）气胸抽气。

（二）禁忌证

胸腔穿刺无绝对禁忌证。相对禁忌证包括：

（1）严重凝血障碍，如血小板 $<5 \times 10^9$/L、凝血酶原时间（PT）或部分凝血酶原时间（APTT）延

长＞2倍正常值上限者，如必须穿刺，操作前宜给予适当纠正措施，如输注血小板、新鲜血浆等，穿刺后应密切观察有无出血表现。

（2）局部皮肤感染者，避开此处进行穿刺。

（3）机械或人工通气患者慎重考虑穿刺的必要性。

（4）患者不合作者，可适当给予镇静等处理后再行穿刺。

（5）其他如病情垂危、大咯血或血流动力学不稳定者，应待病情稳定后再行穿刺。

（6）严重肺结核或肺气肿、肺大疱等也作为胸腔穿刺的相对禁忌证。

（三）主要器械

消毒液、无菌洞巾，胸腔穿刺针（25号、22号），无菌纱布或敷料，大注射器（35～60ml），麻药（1%～2%利多卡因），5～10ml注射器，引流管，标本试管（至少1支真空试管），装废液广口容器等。备好肾上腺素等抢救药品。

（四）穿刺步骤

（1）患者体位：患者坐位，可反坐在靠背椅上，椅背垫枕头，双前臂平置于椅背上缘，头伏于枕头上；或让患者坐于床边，头伏于床上。病重者可取半卧位（床头抬高≥30°），拟穿刺侧的手臂上举，置于枕后，无力支撑手臂者，可由助手协助托起患者手臂。

（2）穿刺定位：胸腔积液的穿刺部位应取叩诊实音处，一般于肩胛下第7～8肋间、腋中线第6～7肋间、腋前线第5肋间进针，或超声定位标志处。包裹性积液应经超声检查决定穿刺部位。气胸应取患侧锁骨中线第2肋间（床头抬高≥30°）。

（五）操作过程

（1）消毒与麻醉：术者戴口罩及无菌手套，常规消毒皮肤，铺无菌洞巾，以利多卡因行局部浸润性麻醉直达壁层胸膜，抽到胸液或气体者不必再注入麻醉药。麻醉进针应与胸壁垂直，进针时应固定皮肤，以免皮肤滑动移位，麻醉穿刺时注意进针深度。

（2）穿刺抽液：沿麻醉进针方向应沿肋间隙下交或肋骨上缘缓慢刺入，进针时注射器应抽吸成负压状态，边抽吸边进针；如用带乳胶管的穿刺针穿刺时，乳胶管应先用钳子夹闭。当穿过壁层胸膜时，多有突空感。穿刺成功后，接上注射器或三通管及引流袋，再放开钳子，进行抽液或引流。断开注射器前，应确保乳胶管夹闭或关闭三通管，以防空气进入胸腔形成液气胸。抽液完毕，拔出穿刺针，以无菌纱布外敷，胶布固定，如有凝血功能障碍，拔针后应压迫数分钟，直至针眼无出血再做固定。嘱患者卧床休息。目前，不少单位使用静脉穿刺导管，更加方便引流，但成本增加，积液黏稠者易致堵管。

（3）穿刺抽气：一般取病侧锁骨中线第二肋间，麻醉及进针同抽液。注意，在更换注射器过程中，防止气体进入胸腔。如一侧胸腔已抽出4L气体，抽吸时仍无明显阻力，表明肺与胸膜腔的破口仍未闭合，此类患者应行胸腔闭式引流。张力性气胸者，胸腔穿刺排气减压只能作为临时措施，在快速完成减压后，应行胸腔闭式引流。

（4）拔针与观察：闭合性气胸穿刺完毕拔针后应拍摄胸片，了解肺复张情况，至少观察4h后，再复查胸片，如肺复张且气体不再增加者，可考虑离院；张力性气胸者经胸腔闭式引流肺持续复张24～48h后可考虑夹管观察至少6h，以评估患者是否有症状再现，并应复查胸片，如经至少6～12h观察胸腔内仍无新的积气，可考虑拔管。拔管后应备有重新插管所需的各种器械，以便病情反复随时插管。拔管观察至少12h且经胸片证实无新发气胸者，可考虑出院随访，并告之如发生新的变化及时就诊。注意，短期内应避免重体力劳动或剧烈活动，保持大便通畅以避免增加腹压导致再次发生气胸。

（六）并发症

最常见的并发症是损伤脏层胸膜引起气胸或加重气胸，甚至造成张力性气胸，如胸腔穿刺抽液过程中吸出气体，表明已造成气胸，应动态观察，必要时做胸腔引流。通常穿刺后应拍摄胸片，既有利于了解胸腔积液减少情况，又可及时发现气胸等并发症。如抽到气体，或出现胸痛、呼吸困难、低氧血症，或多部位穿刺，或危重患者，或机械通气患者，穿刺后必须拍摄胸片。

其他并发症包括胸痛、咳嗽、局部感染（<2%），严重并发症如血胸、损伤腹腔脏器如肝或脾、气体栓塞、复张性肺水肿（<1%）。一般每次抽液不超过 1 500ml 者极少出现复张性肺水肿；如为急性气胸，全部抽气也很少发生复张性肺水肿，但发病时间不明的慢性大量气胸，如一次抽尽，可能会出现复张性肺水肿。复张性肺水肿的处理以对症为主，必要时给予机械通气支持。另外，穿刺时出现头晕、出汗、咳嗽、心悸、面色苍白、胸部压迫感或剧痛等，可能是胸膜反应，轻者可暂停观察数分钟，症状缓解后继续操作；重者宜立即拔针终止操作，让患者平躺，必要时可给予肾上腺素 0.5mg 皮下注射，可择期再做穿刺。壁层胸膜充分麻醉，可大大减少胸膜反应的发生。

二、胸腔引流术

（一）适应证

气胸（任何通气的患者、张力性气胸针刺抽气缓解后、简单抽吸后持续或反复气胸、50 岁以上者继发大量自发性气胸）；反复胸腔积液；恶性胸腔积液；脓胸和肺炎旁胸腔积液；血胸；创伤性血气胸；乳糜胸；胸膜剥脱术；手术后引流（如开胸术后、食管手术后或心脏手术后引流）。

（二）禁忌证

需要开胸手术治疗者、肺与胸廓紧密粘连者是胸腔引流的绝对禁忌证。创伤特别是钝性创伤后少量气胸（<20%），如不伴血胸者可不必引流，但应密切观察，并在 3～6h 后复查胸片，以排除气胸扩大或迟发性血胸。相对禁忌证包括凝血功能障碍，肺大疱，肺粘连，分房性胸腔积液，结核和既往有胸腔引流术史者，这类患者应在 CT 或超声引导下行胸腔引流。肺切除术后的空隙做胸腔引流应先请胸心外科医生会诊或咨询。有凝血功能障碍者如不必紧急胸腔引流，宜先纠正凝血状况，再做引流。引流前充分鉴别包裹性气胸还是大疱性疾病，如 COPD 伴随的肺大疱；还应鉴别胸片提示的单侧"大白肺"是肺炎还是胸腔积液，超声检查可鉴别。另外，院前胸腔引流虽有报道，但尚未得到广泛认可。

（三）主要器械

胸腔引流的器械包括：无菌手套和手术衣；皮肤消毒剂如碘酒或聚维酮碘；无菌巾；无菌纱布；21～25 号注射器；局部麻醉药如 1%～2% 的利多卡因；手术刀柄及刀片；缝线如"1"号线；钝性分离器具虹弯钳；带扩张器的导丝（如用小引流管）；胸腔引流管；连接管；密闭引流系统（或一次性引流瓶）；敷料。一些医院现已包装成胸腔引流专用包。

（四）操作步骤

（1）患者体位：引流术前应取得患者或家属认可，告之手术操作的器官损害风险、感染、其他可能的并发症等。一般情况下患者可采取仰卧位或半卧位，拟引流侧上臂向上举起或手放在颈下，以充分暴露手术视野。

（2）手术部位：第 5 肋间腋中线至腋前线是引流的最佳部位，因为呼吸时隔肌可升达乳头水平，第五肋间腋中－腋前线处不会损伤膈肌和腹腔脏器，同时此处肌肉最少，最容易进入胸膜腔。如为气胸，一般选择锁骨中线第二肋间。由于肋间血管和神经多靠近肋骨下缘或肋间隙上缘，一般手术切开选择肋骨上缘或肋间隙下缘。2003 年英国胸科协会推荐胸腔引流的穿刺部位是"安全三角区"，分别以腋窝、腋前线、腋中线和乳头水平线为边界构成的类似三角形区域，作为引流的入口（图 1-6）。

安全三角边界分别是：上界为腋窝，前为腋前线，后为腋中线，下为乳头水平线，在安全三角进行穿刺引流相对安全。

（五）操作过程

完成定位后，术者穿手术衣，戴帽子和口罩，用碘酒或聚维碘酮常规消毒、铺无菌巾，再用 1%～2% 利多卡因局部浸润麻醉，直至壁层胸膜。

麻醉成功后，用 10 号手术刀片在肋间隙下缘沿患者横轴做一长度 3～5cm 的切口，深达皮肤全层，而后用止血钳行钝性分离肌肉，分离肌肉长径约 1cm，直至胸膜，见胸膜后用止血钳尖端刺破胸膜，插管胸腔，但钳子尖端不应插入过深，以免伤及肺脏，插入胸腔后可有气体或液体会向外溢出或喷出（减压引流时），而后用止血钳扩大胸膜开口，并用手指探查肺和壁层胸膜有无粘连，如广泛粘连，应另选引流部位。

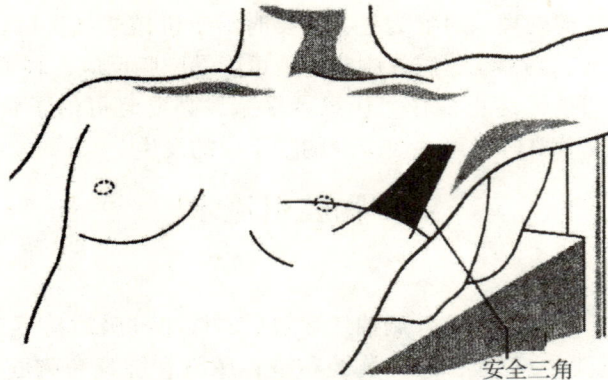

安全三角边界分别是：上界为腋窝，前为腋前线，后为腋中线，下为乳头水平线，在安全三角进行穿刺引流相对安全

图 1-6　胸腔引流"安全三角"示意图

完成胸腔探查后，以止血钳夹住预先准备好的带侧孔的引流管前端，将引流管送入胸腔，插入深度为胸腔引流口距离引流管的侧口 4~5cm［引流管后端（接引流瓶端）预先用另一止血钳夹闭］，引流管就位后，拔出止血钳，用 0 号或 1 号缝线缝合切口并固定引流管于合适的深度。缝合结束后，用消毒液（碘酒或聚维碘酮）消毒切口及周围皮肤，无菌凡士林纱布包绕引流管入口处，再用无菌纱布外敷手术切口，胶带固定。引流管的另一端与引流瓶相连接后方可放开夹管的止血钳，可见胸液引出或气体溢出（引流瓶装置见气胸）。注意固定时避免直接将胶带粘在乳头上，如确要经过乳头，应用小纱布片盖住乳头后粘上胶带。完成引流手术后听诊两肺呼吸音并拍摄胸片，以了解引流管的位置，发现有无气胸、手术相关性皮下气肿等并发症。简要操作步骤见图 1-7。

（1）引流管选择：一般血胸或血气胸者应选用大口径导管（>24F），以免血块堵塞引流管；如为脓胸或较稠厚的胸腔积液，可选择中号导管（16~24F）；如为气胸、普通胸腔积液或分房性脓胸，可选用小口径导管（8~14F）。注意引流管应有侧孔以防阻塞。

（2）引流管的拔除：胸腔放置引流管后，应定时观察水柱波动，如肺复张持续 24~48h，可考虑夹闭引流管观察至少 6h，夹管后要密切观察有无新的临床症状发生，如持续 6~12h 无新的气胸或肺持续张开，可考虑拔除引流管。拔管后至少应观察 12h，经胸片复查确定无新发气胸者可考虑离院。

近年来，不少临床医生特别是内科性胸腔积液做胸腔引流时，选用深静脉穿刺导管作为引流管，穿刺方法与静脉导管相似，即在完成定位、消毒、铺无菌巾和局部浸润麻醉后，用穿刺针完成胸腔穿刺，而后沿穿刺针孔插入导丝，导丝插入胸腔后退出穿刺针，再将扩孔针沿导丝插入，扩孔胸腔入口处皮肤、皮下组织和壁层胸膜后，退出扩孔针，最后将深静脉穿刺导管沿导丝插入胸腔内，插入胸腔内的导管深度一般 5~10cm（过短易滑出，过长易打结，酌情确定），穿刺导管插入后退出导丝，消毒胸腔入口后固定导管，引流导管远端接引流袋完成操作。此法多适于胸腔积液，且积液稀薄者较好。优点是患者痛苦少，操作简便易学，可持续引流，无需外科手术，导管易于固定，操作后患者舒适度好，微创易愈，穿刺孔不易感染。缺点是导管价格仍较贵，导管口径较细，易堵塞，不适合血胸或脓胸等胸液黏稠的胸腔积液。

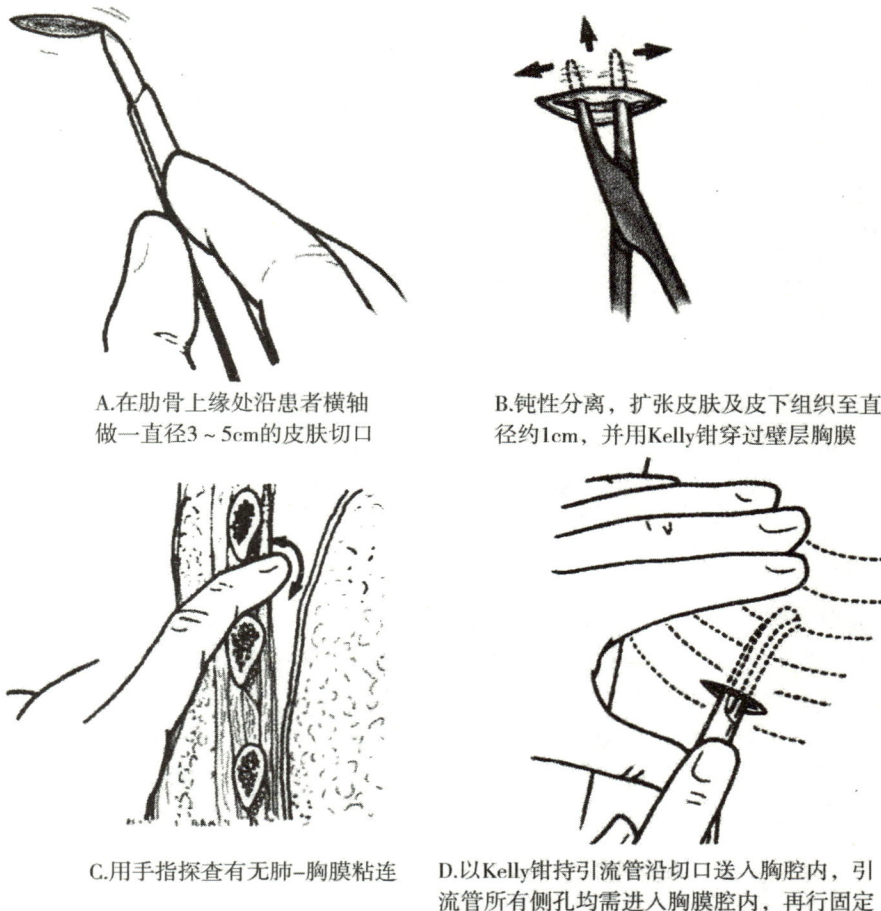

A.在肋骨上缘处沿患者横轴　　　　　B.钝性分离，扩张皮肤及皮下组织至直
做一直径3～5cm的皮肤切口　　　　　径约1cm，并用Kelly钳穿过壁层胸膜

C.用手指探查有无肺-胸膜粘连　　　　D.以Kelly钳持引流管沿切口送入胸腔内，引
　　　　　　　　　　　　　　　　　　流管所有侧孔均需进入胸膜腔内，再行固定

图1-7　胸腔引流管插入操作示意图

（六）并发症

　　胸腔引流操作相对简单，但如操作不慎，也可能发生严重并发症，包括损伤肺脏和/或腹部脏器，已有发生死亡的报告。如果损伤迷走神经，会刺激发生心动过缓；如左前胸腔引流可能损伤心脏和大血管；止血钳插入过深过猛也会损伤或刺破肺脏，因此插入止血钳时应控制深度。如用套管针做引流，更易引起严重的肺损伤。其他并发症包括气胸再发、气体残留、胸腔感染、出血、疼痛和复张后肺水肿等。

（守　丹）

第十二节　心脏起搏

　　心脏起搏分为临时性和永久性两种，危重症患者的抢救以临时心脏起搏为主，包括经静脉心内膜起搏、心外膜起搏、经食管心脏起搏和经胸壁心外起搏等多种类型。本节主要介绍临床应用最广、疗效最好的经静脉临时人工心脏起搏。

一、体外心脏起搏

　　体外心脏起搏是一种非介入性临时人工心脏起搏的方法，此方法具有使用方便、快捷、无创伤等优点，使用时机选择得当则效果肯定。

（一）适应证

（1）各种原因［包括器质性心脏病（如心梗）和药物中毒，如洋地黄中毒等］引起的缓慢性心律失常（包括Ⅱ度以上房室传导阻滞、窦性停搏、窦性心动过缓、心脏骤停等），且导致了血流动力学障碍者。

（2）高危心血管患者需行外科手术者，可作为备用对象。

（二）操作方法

（1）电极位置：圆形电极（FRONT）置于相当于心尖部，方形电极（BACK）置于左肩胛下约第6肋水平，安置电极前应用酒精棉球擦洗皮肤。

（2）将电极与导线连接好，起搏电流一般选40～80mA，起搏频率选60～80次/min，将工作旋钮置于起搏方式（PACE ON）即可。

（3）注意每一起搏是否能激动心室，外周动脉有无搏动，若不能激动心室，动脉无搏动，应调大起搏输出电流（可选范围0～140mA），若仍无效，应争取立即安装经静脉临时心脏起搏，同时行心外按摩。

二、经静脉临时人工心脏起搏

（一）适应证

（1）急性下壁心肌梗死伴有高度或三度房室传导阻滞、药物治疗无效或急性前壁心肌梗死伴Ⅱ度以上的房室传导阻滞；急性心肌梗死伴窦性停搏、窦－房阻滞引起晕厥者。

（2）急性心肌炎症引起的Ⅲ度、Ⅱ度Ⅱ型房室传导阻滞或严重窦缓伴晕厥者。

（3）慢性房室传导阻滞和病窦综合征症状加重，出现晕厥或阿－斯综合征者在安装永久性起搏器前。

（4）心肺复苏成功后出现完全性或Ⅱ度Ⅱ型房室传导阻滞、双束支或三束支阻滞、窦缓（<40次/min）、由于心动过缓而引起频发室性早搏或室速须用抗心律失常药物治疗时，以及心室率过缓造成组织灌注不足者。

（5）心脏外伤或心脏手术后引起的Ⅲ度房室阻滞、逸搏心律（<40次/min）者。

（6）药物中毒（如洋地黄、奎尼丁、锑剂等）以及电解质紊乱（如高血钾）引起的严重窦缓和高度房室传导阻滞伴晕厥者。

（7）具有心律失常潜在危险的患者施行大手术、心血管造影检查和电击复律时。

（8）超速起搏抑制以治疗其他方法不能终止的折返性室上性或室性心律失常。

（二）操作方法

临时心脏起搏的起搏器为体外佩带式，其电极导管经静脉植入。常用的静脉有颈内静脉、锁骨下静脉和股静脉。目前全部采用经皮静脉穿刺法进行，穿刺用具包括穿刺针、短导引钢丝、扩张管和导引鞘管。

穿刺前先用肝素液冲洗穿刺用具。常规消毒、铺巾。以1%奴夫卡因或利多卡因局部麻醉。在穿刺处，先用刀尖切一0.2cm小口。以止血钳轻扩皮下组织，右手持针与皮肤呈一定角度进针，当有"阻力消失感"，回抽针尾的注射器或撤出穿刺针芯后有静脉血涌出时，即由穿刺针尾送入导引钢丝至血管内，退出穿刺针，顺导引钢丝送入扩张导管及外鞘管，最后将扩张管与导丝一同撤出，仅将外鞘管留于静脉内，将起搏导管由外鞘管尾孔送入静脉，经右房、三尖瓣送达右室心尖部。

关于颈内静脉、锁骨下静脉和股静脉的解剖与定位可见前面章节。值得一提的是，经股静脉起搏穿刺部位距会阴部较近，导管走行长，易并发感染或血栓形成，仅用于上肢血管穿刺失败时。

一般情况下，临时起搏多用于危重患者的床旁急救，导管的推送过程无X线指导，可利用心内心电图作为电极定位的参考。具体方法是：将起搏电极的负极（端电极）与心电图机V_1导联连接，观察并记录心内膜心电图。电极头端进入右心房时，P波振幅高而QRS振幅低。电极进入右心室时，P波振幅减小，QRS振幅增大。当电极接触到心内膜时，心电图上ST段高抬可达数毫米到十几毫米。此时可进行起搏阈值、心内膜R波振幅等起搏参数的测定，并立即开始起搏。常用的起搏电压5V，脉宽

0.5ms，起搏频率70次/min左右。如果心内膜心电图引导插管不成功，则应在X线引导下插管。

临时起搏期间应注意起搏器的起搏功能和感知功能是否良好、有无电极脱位或电极穿孔、穿刺处有无感染等，并注意有无自身节律的恢复，如果自身节律恢复，应根据自身节律逐渐增加相应地减低起搏频率，以至完全撤除临时起搏。临时起搏的持续时间以2周内为宜，最长不应超过3周，否则因临时起搏电极较硬，易造成手术切口感染、血栓形成或心肌穿孔。如果3周内自身心律仍无恢复正常的可能，应尽早更换永久起搏器。

三、永久性人工心脏起搏

各种原因引起的不可逆性心脏自搏或传导功能障碍者须酌情安装永久性人工心脏起搏器。

（守　丹）

第十三节　心律转复与除颤

临床上多数心律失常是可以通过药物转复的，但由于抗心律失常药物有一定的不良反应、起效时间慢，对于一些严重的心律失常如室颤等，药物转复不能作为首选手段，而应选电击复律，此方法安全、有效、快速且不良反应小，自20世纪50年代以来，已广泛应用于危重患者救治。

一、原理

异位心律的出现是由于心肌内存在一异常的连续折返运动，如果能于短时间内给予一适当量的电流刺激，使心肌全部除极，这一异常折返激动即可去除；如窦房结和房室传导功能良好，即刻可转复为正常窦性心律。应用电击造成瞬间心脏停搏，排除异位节律点所发出冲动的干扰，使窦房结重新成为心脏起搏点，从而恢复窦性心律，必须具备两个条件：①必须使心肌纤维全部除极。②窦房结要有正常起搏功能。心脏接受外来电流刺激并非绝对安全。正常的心动周期中存在一个所谓"易损期"（vulnerable period），相当于T波顶峰前20~30ms时间内（约等于心室肌的相对不应期），在室速、室上速等情况下，如果这一时期内心肌受电流刺激，则容易引起心室纤颤。这是由于此期间正是心肌刚开始复极不久，各部心肌复极程度不等，彼此存在极化程度差异，此时若有电刺激，则易形成折返激动。同步电击转复心律可避开这个"易损期"，它利用心电图R波触发放电，其同步装置使电流刺激落在心室肌的绝对不应期，而不落在T波上，避免发生室性心动过速及心室纤颤的危险。带此装置的机器，称为"同步心律转复器"，其方法临床上常称作"直流电同步电击转复"。若患者存在心室纤颤须紧急处理时，则直接按压舣发电钮，放出电流除颤，此称为直流电非同步电击转复心律。

二、适应证和禁忌证

（一）适应证
（1）心室纤颤：为电击复律的紧急适应证。采用直流电非同步除颤，除颤距发生室颤时间越早，成功率越高。

（2）室性心动过速：若药物治疗无效且伴有血流动力学障碍，临床出现低血压或肺水肿，或阿-斯综合征发作，应行紧急同步直流电击复律。

（3）预激综合征伴室上性心动过速或房颤、房扑：当出现血流动力学障碍时，首先直流电同步电击复律。

（二）禁忌证
由于以上各种心律失常如已导致血流动力学改变，不紧急电击复律将危及患者生命，所以临床上往往顾不及患者有无电击复律禁忌证，尤其是心室纤颤。对于非室颤的心律失常若病情不是十分危重，应在电击复律前纠正水电解质失衡。在病态窦房结综合征，应先安装临时起搏器，以防电击后心脏停搏。

三、操作步骤

（1）选择病例时应严格掌握紧急电击复律的适应证。

（2）若患者清醒，应解除思想顾虑，使患者密切配合。电击前静脉推注安定 20～50mg，应边注射边注意患者神志，待患者进入朦胧状态时即行电击。

（3）准备好各种抗心律失常药、升压药及临时起搏器及呼吸机，并建立静脉输液通道。

（4）电击前去除假牙，解开衣领。操作者不要与患者、病床相接触，以防触电。

（5）所用电极不宜太小，否则因电流密度过高导致心肌损伤。电极板放置位置有多种，在紧急电击时通常将一个置于左侧乳头下（心尖部），另一个置于右侧第 2 肋间隙胸骨旁（心底部），两电极板距离约 10cm。注意不要使导电糊或盐水散开，以免放电时短路。

（6）心室纤颤使用非同步装置，电功率为 200～400W/s。若除颤后仍为室颤应增加电功率 50W/s，再次除颤，直至室颤转复为窦性心律为止。若室颤为细颤，可静推异丙肾上腺素 1mg，使细颤变为粗颤，再行除颤，以提高成功率。室颤以外的心律失常用同步电击复律，电功率 100～200W/s，若无效，可增加电功率行再次电击，但两次电击间隔最好不短于 3min，以尽量减少心肌坏死的发生。

（7）电击时应用除颤器连续监测，若电击后心跳未恢复，应立即行胸外按压，静脉推注肾上腺素、异丙肾上腺素，注意监测血压，必要时紧急行临时心脏起搏。

（8）电击心律转复成功后注意患者神志、肢体活动情况及言语功能，注意有无血尿、腹痛，防止栓子脱落，并注意电击部位皮肤保护。

四、电击复律的有关问题

（一）影响疗效的因素

1. 与心脏病病因的关系　据文献报道，风湿性心脏病较缺血性心脏病疗效为好，而风湿性心脏病中又以手术后才发生房颤者疗效较好。风心病联合瓣膜疾患的房颤电除颤后最易复发，其次为二尖瓣病变，但二尖瓣狭窄（尤以手术后出现房颤进行电击者）复发率则较小。电击复律不易成功，或容易复发的可能原因是：心肌损伤程度较重，使心房内起搏点兴奋性提高，心房肌应激性不一致而诱发环行运动或折返，或因窦房结损害严重，对心律失去正常控制。

不同室颤类型对电击转复成败的影响：既往分为原发性室颤及继发性室颤。近年有人将室颤分为五类：①原发性室颤。②药物引起的室颤（如奎尼丁、锑剂、洋地黄等）。③并发性室颤，并发于休克或心力衰竭，但非临终前出现的。④人工起搏器引起的室颤。⑤终末期室颤（即临死前心律）。据观察，对①、②型电击除颤效果较好，③型次之，对⑤型（终末期室颤）则无效。

2. 与电功率大小的关系　理想的是以最小、不损伤心肌的功率获得转复成功。上海部分学者报告强调，对心房纤颤的转复以 150～200W/s 为好，而北京阜外医院则认为 100～150W/s 为宜，有学者介绍曾用 75W/s 获得成功的病例。临床实践表明，如用较低的功率转复无效，即使采用大功率也往往告失败，对此国内外文献已不乏报道。为减少转复对交感及副交感神经的影响，近年来多提倡采用尽量小的电能进行转复心律。

3. 与心律失常的种类和病程的关系　一般文献均认为心房扑动效果最好。上海学者报道 90 例次中 10 例心房扑动均以 80～200W/s 一次电击成功，重复电击两次以上或失败者均为心房纤颤。北京学者介绍心房扑动 15 次亦全获成功。有人认为心房纤颤的 f 波的高低与电击转复率存在一定关系，高于 2mm 以上者仅 4% 无效，低于 1mm 者无效率可达 20%，但也有人持不同意见。心房纤颤发生时间的长短与电击转复成功率成反比，即心房纤颤时间越长，转复越困难，且转复后亦较难维持。上海在一组 90 例次的经验介绍中，心房纤颤在一年以内 40 例中仅 3 例（7.5%）电击转复失败，心房纤颤在 3 年以上者 21 例中有 6 例（30%）电击转复失败。哈尔滨医科大学在一组 112 例次电击转复中，心房纤颤病程在半年内者转复成功率为 92.5%；3 年以内者为 86.7%；5 年以上者效果极差，5 例中仅 1 例成功，并且不能巩固。

4. 心脏功能　心脏功能的好坏对电击转复成功率也有影响。同一病例，在心力衰竭控制、心功能好转后用相同电功率可获转复成功。

5. 电解质、酸碱平衡对电击转复成败的重要性　心律失常的发生与这些因素有密切关系，如有异常则须及时纠正，特别是保持正常的钾浓度、氧分压及 pH 值是保证电击转复成功的重要因素。低血钾时，心肌兴奋性升高，电击后易发生异位心律，而且在低血钾时，Q－T间期延长，期前收缩易落在心动周期的易损期而诱发心室纤颤。此外，如并发有感染、风湿活动等，须先给充分治疗，否则势必影响电击转复效果。

（二）心律转复后用药维持的问题

室颤及室性心动过速电击复律后患者往往存在室性早搏，甚至再次出现室速或室颤，若静脉输注利多卡因 1～4mg/min，可减少心律失常的复发。对于房颤、房扑、室上速心律转复后可用 I a、III 类抗心律失常药如奎尼丁、胺碘酮口服预防复发，由于同时有预激，II 类、IV 类抗心律失常药疗效差。电击复律后如仍存在心功能不全或电解质紊乱常常易导致心律失常复发，所以应同时纠正电解质失衡及心功能不全。

（三）电击复律并发症问题

据目前国内报道，还未见过电击转复而直接致死亡者。在临床上所出现的某些并发症，多因患者的选择或准备工作欠妥或机器操作存在技术错误之故，出现率为 4.1%～14.5%。此外有资料介绍，并发症发生率与所用电功率有一定关系，在用 150W/s 电功率时为 6%，400W/s 时可增高至 30% 以上。常见的有：

1. 心律失常　电击转复后出现其他短暂的心律失常是最常见的并发症，如窦性心动过缓、交界性逸搏、房性期前收缩等。这是由于窦房结长期未发出激动，异位节律点消除后，仍需一定的"温醒"时间（"warming－up"time）之故。多在数分钟之内即能恢复稳定的窦性心律，但在短时间内还可见短阵的房性期前收缩连续出现。有些房颤持续较久的患者转复后可出现形状较奇特的"窦性 P 波"插入一些房性期前收缩。这一异常现象为"病态窦房结综合征"所致。这种患者房颤常不久即复发。Duvernoy 等（1976 年）报道一组 203 例患者，经电击转复心律后，其中 6 例（3%）于电击后 4～105s 才转复为窦性心律。心律失常经电击后出现延迟转复的机制可能有：①在心房易损期电击可引起不稳定的心房节律；再自行转为正常窦性节律；电击时使血管活性物质（如乙酰胆碱和儿茶酚胺）释放。②电击可能仅引起心房部分除极，当同步心房纤维达一定数量时，才转为正常窦性心律。③电击可暂时引起以窦性心律为主导心律的房室分离，再转复为窦性心律。基于此现象，若电击转复心律失败时，不宜立即进行较高能量的再次电击，因延迟转复可见于电击后 2min，故应观察 2min 后才考虑再次电击。

电击后室性异位心律的出现并不多见，其发生率有人报道为 0.80%～9.05% 之间，但较为危险。一种是电击时立刻出现室性心动过速或心室纤颤，此常是机器同步性能发生故障所致，国外曾有因此而死亡的病例报道。另一种是电击后（常出现于过高功率转复）在正常心律或室上性异位心律的基础上，出现室性异位节律点，可能是因为心肌条件不好、洋地黄过量或电解质紊乱等所造成。有的未做特殊处理而很快自行恢复正常心律，少数须用抗心律失常药物。

2. 栓塞　有人报道用奎尼丁转复心房纤颤 400 例，栓塞发生率约 1.1%；450 次电击转复中栓塞发生率为 1.22%；100 例接受过抗凝治疗的转复病例治疗中没有发生栓塞，但这并不能说明抗凝疗法的效果，因栓塞的发生率本来就不高，所以目前主张抗凝治疗只用于过去曾有反复栓塞史者。

3. 皮肤灼伤　如电极板接触不良或有其他短路，则可灼伤皮肤。多次电击的患者，与电极板接触的皮肤可有充血，局部有轻微疼痛，多在 2～3d 内自行消失。

4. 低血压　有学者报道，在用高能量电击后可出现低血压（约 3%），可持续数小时，但常不须特殊处理。

5. 其他　有的资料报道，电击后可能发生肺水肿。有人认为可能为"肺栓塞"所致，亦有人认为此与电击转复后左房机械性功能抑制有关。另外可出现短时间的呼吸变浅、乏力、嗜睡、头晕等，多在数小时内恢复。

此外曾有报道，电击转复后个别病例可出现心电图的 ST 段下降，QRS 波增宽，甚至出现心肌梗死图形，多在短期内恢复。也有资料介绍，在电击转复后 SGOT 有明显升高，而 SGPT 及 LDH 无改变，据认为 SGOT 的升高并不是由于心肌受损伤，而是因为胸壁和骨骼肌受损的结果。最近有报告证明在部分患者，肌酸磷酸激酶（MB）的心肌部分增高。

（刘贵琴）

第二章

动脉血气分析

动脉血气（arterial blood gas，ABG）分析是指对人体动脉血中 O_2、CO_2 及 pH 值测定分析，主要包括 pH 值、$Pa（CO_2）$、$Pa（O_2）$、BE、HCO_3^-、$T（CO_2）$、$Ca（O_2）$、$Sa（O_2）$ 等指标。ABG 的重要性：

（1）可直接提供血液中 O_2 和 CO_2 的实际指标，以判断缺氧、高碳酸血症和低碳酸血症，反应肺通气和换气功能的最终结果。

（2）从 ABG 分析结果可判断缺氧原因。

（3）动、静脉血气结合起来可判明组织气体代谢情况。

（4）可确切反映体内酸碱平衡情况，并判断酸碱失常的性质。

第一节　气体定律与血气分析

所有血气分析仪都是含有 $P（O_2）$、$P（CO_2）$ 和 pH 值三个电极系统的设备，其测定原理都是测定未知容量中离子或气体浓度改变所造成的相应电流或电压变化。

一、气体定律和血气测定的关系

ABG 与气体的物理特性和气体定律有关。血中主要气体包括 O_2、N_2、CO_2 三种，了解气体容积与温度和压力之间的关系对理解 ABG 的理论十分有益。

（一）波义耳（Boyle）定律

当温度不变时，气体所产生的压力和容积成反比。

（二）查理（Charles）定律

当压力不变时，气体的容积与温度成正比。

（三）道尔顿（Dalton）定律

混合气体总压力等于各气体分压之和；每种气体在混合气中所产生的压力与该气体存在的分子数目有关并且与它在总混合气中所占部分成正比；每种气体所产生的分压是独立的，与其他气体存在无关。

（四）亨利（Henry）定律

在一定温度下，气体溶于液体的量与该气体分压成正比。因此，溶解气体的分子数与它的分压之间呈线性关系。

二、氧、二氧化碳和 pH 值电极

（一）氧电极

用于测定 $P（O_2）$ 或溶解血中的氧总量。现代所用的氧电极多数是根据亨利定律设计的极谱法电极，是由浸泡在 KCl 溶液中的银/AgCl 阳极和铂阴极用半透膜覆盖而成。所测溶液中的氧透过半透膜，

在电极电压作用下，在阴极处被还原为 OH^-，阳极 Ag^+ 与 Cl^- 结合成 $AgCl$。氧被还原的量与阳极反应中产生的电子数成比例，阴阳两极间电流变化与 $P(O_2)$ 成一定比例。测定阴阳两极间电流改变便可得知电极溶液中氧的含量。反应方程式如下：

阳极　　$Ag + Cl^- \longrightarrow AgCl + e^-$

阴极　　$O_2 + 2H^+ + 4e \longrightarrow H_2O + 2e^- + 2(OH^-)$

（二）二氧化碳电极

它是根据 Severinghaus 工作原理设计的。由特殊的 pH 值玻璃电极和能通过 CO_2 膜覆盖的参比电极构成。所测溶液中 CO_2 通过半透膜与水结合形成 H_2CO_3，然后再离解为 HCO_3^- 和 H^+，其方程式如下：

$CO_2 + H_2O \rightarrow H_2CO_3 \rightarrow H^+ + HCO_3^-$

H^+ 使 pH 值改变，被 pH 值玻璃电极所感应，其 pH 值和标本中的 $P(CO_2)$ 成正比。

（三）pH 值电极

它是用一特制的玻璃膜，内含已知 pH 值溶液，内部已知溶液与外部标本液间 H^+ 形成梯度差，可用电位计测定，跨越 pH 值电极敏感玻璃膜所产生的电位差与两种溶液中 pH 值差值成一定比例。

（刘贵琴）

第二节　血气监测

一、血气监测方法

危重症患者进行血气监测是十分重要的，因血液和组织内有关气体浓度变化反映了肺损伤的现状和程度及体液的酸碱失常情况。有创性血气监测包括间断性和连续性监测。间断血气监测指间断取动脉血或动脉化的耳垂血经 ABG 进行监测；连续血气监测分为有创性和无创性连续血气监测分析。目前广泛用于临床，对医护人员救护患者起重要指导作用。

（一）有创性血气监测

1. 间断性血气监测　　所测标本间断地直接经外周动脉穿刺或从保留动脉导管以及末梢动脉化的毛细血管取得。间断地检测患者的氧合、通气和酸碱平衡状况。危重症患者应常规进行 ABG 分析。$Pa(O_2)$ 测定以 kPa 为单位，$Sa(O_2)$ 以百分比表示，$Ca(O_2)$ 的单位为 mmol/L，$Pa(CO_2)$ 以 kPa 表示。H^+ 浓度（mmol/L）是替代 pH 值的新概念，因后者广泛应用，故二者均为国际单位所接受。应用电极测 $Pa(O_2)$、$Pa(CO_2)$ 和 pH 值，用血氧计测 $Sa(O_2)$，用分光比色技术和氧含量分析仪直接测量 $Ca(O_2)$，经计算和气体标准化分析了解机体酸碱平衡情况。

氧是机体进行能量代谢所必需的，需氧代谢最终产物是 CO_2，厌氧代谢最终产物是氢离子 H^+。所有动物均需要足够有效的氧来维持体内正常平衡。机体排除适量的 CO_2 维持体内正常的 $Pa(CO_2)$，以防止 H^+ 过度蓄积。氧的弥散障碍和 CO_2 蓄积是呼吸和心血管功能损伤的结果。H^+ 浓度增加会抑制机体的所有功能。因此，对机体内血 $P(O_2)$、$P(CO_2)$ 和 pH 值测定，对及时发现和纠正其异常变化，维持机体内正常平衡十分有益。早在 20 世纪 60 年代中期，血气监测已普遍应用于临床，对临床工作有很大的指导意义。目前广泛用于危重症患者的救护如手术室或 ICU。PaC_2 和 $Pa(CO_2)$ 测定可反映机体呼吸和循环功能及其代谢能力。pH 值测定可反映机体酸碱状态进一步了解机体代谢功能，可指导我们对危重急症患者的处理。

2. 连续血气监测　　连续 ABG 监测较间断监测更能及时了解患者体内代谢和酸碱平衡状况。更适合危重症患者。连续监测的主要指标是 $Pa(O_2)$，其次是 $Pa(CO_2)$，特别是婴幼儿更需连续、稳定、迅速而准确的 ABG 测定方法。许多婴幼儿 ICU 病房配有连续监测设备，但成人进展却较缓慢。多数连续监测系统均需定期与 ABG 分析对比以协助校准。

有创连续血气监测系统是指把微型 O_2、CO_2 和 pH 值电极置入血管内进行连续测定的方法。

（1）血管内氧电极：早在 1958 年，Kreuzer 和 Nessler 改进了 Clark 原始极谱法 O_2 电极在血管内应用。该系统阴极和阳极两者之间用膜隔开，被称为双极电极系统。Clark 型双极电极形似两腔导管，一个管供应血样本供校准分析用，另一个作为电信号接口与放大器和监视器连接。5 - Fr 电极可置入主要大血管，婴儿可置入脐动脉。Clark 型电极外径仅 0.65mm 可插入成人周围动脉。

连续血管内 P（O_2）监测直接反映 Fi（O_2）和通气变化，即使经导管取血行常规 ABG 也未必能及时发现这些变化。连续监测 Pa（O_2）可对呼吸功能的变化做出迅速评价。

（2）血管内 CO_2 电极：血管内 CO_2 电极与连续氧电极比较处于初期试验阶段，尚未应用于临床。CO_2/pH 值电极在动物实验中颇有希望，一般血管内 CO_2/pH 值电极不稳定且需要反复校准（2h 校准一次），需用 ABG 分析校准。

（3）血氧饱和度光纤系统：Sa（O_2）由分光光度计和血氧定量计发展为纤维光学系统，可直接插入血管内测量 Sa（O_2）。纤维光学导管也可用于测量和连续监测 Sa（O_2），该类导管价廉、耐用、可重复使用。

（二）无创血气监测

无创血气监测是通过皮肤局部加热（多采取耳垂部位），使毛细血管动脉化，再经几种不同波长的光束透照，显示 Sa（O_2）、Pa（O_2）和 Pa（CO_2），操作简便易被患者接受有一定的实用价值。

1. 经皮测氧仪　测定 Sa（O_2）。加热局部皮肤使毛细血管动脉化，经不同波长光束照射分析 HbO_2 与还原血红蛋白的频谱差值，显示 Sa（O_2）。该设备在饱和度为 50%～100% 范围内读数较准确。在 Pa（O_2）为 13.33～80.00kPa 时，不能从 Sa（O_2）改变观察 Pa（O_2）的变化，不能监测肺分流，目前该项技术逐渐被经皮氧分压测定代替。

2. 经皮氧分压 [transcutaneous oxygen pressure，TcP（O_2）]　电极温度为 44～45℃，可局部加热皮肤使毛细血管动脉化。TcP（O_2）、Pa（O_2）、Ca（O_2）与局部血流有关，其相对值的变化较绝对值更有意义。不仅能监测 ABG 的变化趋势，而且能反映局部皮肤灌流变化。在休克早期先有皮肤灌流减少，进一步发展才出现低血压、心动过速和无尿等临床表现。故当患者 Pa（O_2）不变时，TcP（O_2）降低，可提示休克先兆。TcP（O_2）可监测肺分流，即发现肺中异常肺泡 - 动脉氧分压梯度的增高。在 CO 正常时，TcP（O_2）下降和肺分流增加一致。另外 TcP（O_2）监测对周围血管疾患以及整形术皮片存活状况等有一定的价值。

3. 经皮二氧化碳分压 [transcutaneous carbon dioxide pressure，TcP（CO_2）]　同 TcP（O_2）一样用电极温度加热局部皮肤使毛细血管动脉化。所测值高于 Pa（CO_2）1.3～4.0kPa，在血流动力学稳定的情况下 TcP（CO_2）与 Pa（CO_2）呈线性关系。

末梢循环良好的情况下，TcP（O_2）能反映 Pa（O_2）动态变化，而 TcP（CO_2）则能反映 Pa（CO_2）动态变化。一般 Pa（O_2）稍高于 TcP（O_2），Pa（CO_2）稍低于 TcP（CO_2），婴儿较成人差别小。Pa（O_2）低于 8kPa 时，TcP（O_2）测定相对较准确。影响经皮血气测定因素较多，如年龄、皮肤厚度、水肿或服用血管扩张药等。

经皮血气分析虽受皮肤和血流影响有一定误差，但用其代替 ABG 测定对临床仍有一定的实用价值。

二、监测指标与正常参考值

（一）动脉氧分压

是指血浆中物理溶解的氧分子所产生的氧分压。当吸空气时，血中溶解氧很少，每 100ml 血仅能溶解 0.3ml。绝大部分氧是与 Hb 结合并以此形式运送。Pa（O_2）是反映机体氧合状况重要指标，是判断低氧血症的最佳指标。正常范围为 10.67～13.33kPa。仰卧位年龄预计值为 Pa（O_2）= [103 - 年龄（岁）×0.42] ×0.133 ±0.53kPa。Pa（O_2）大于年龄预计值为正常；在年龄预计值大于 8kPa 为轻度低氧血症；5.33～8.00kPa 为中度低氧血症；2.67～5.33kPa 为重度低氧血症。当 Pa（O_2）<4.67kPa

时，乳酸产量明显增加，当 Pa（O_2）<4kPa 时，乳酸产量约增加 3 倍，形成缺氧性 LA。影响 Pa（O_2）的因素有：①肺通气功能的下降，肺泡气的 P（O_2）降低如 II 型呼吸衰竭。②气－血屏障病变，气体弥散距离加大，如肺纤维化、肺水肿等。③肺泡的弥散面减少，如肺不张、肺炎等。④V/Q 失调造成无效腔效应或静动脉分流效应如 ARDS、肺纤维化、肺炎等。V/Q 失调是造成 Pa（O_2）下降的主要原因。Pa（O_2）是判断呼吸衰竭的一项主要指标：Pa（O_2）<8kPa 即定为呼吸衰竭。Pa（O_2）<5.3kPa 为重度缺氧，Pa（O_2）<2.67kPa 有氧代谢停止，生命不能维持。

（二）动脉血氧饱和度

Sa（O_2）是指某一血样本中，Hb 实际结合氧量与应当结合氧量之比（即单位 Hb 含氧的百分数）。正常值 95%～100%。Sa（O_2）判断缺氧虽不如 Pa（O_2）敏感，但是计算 Ca（O_2）和判断分流量不可少的参数。如 Hb = 150g/L 实际结合氧量为 14.07ml，应结合氧量为 15×1.34（或 1.39）= 20.1ml（1.34 为 1gHb 氧结合系数）。Sa（O_2）= 14.07/20.1 = 70%。影响 Sa（O_2）的因素有：①Hb 与氧结合的能力如一氧化碳中毒时碳氧血红蛋白形成，即不能与氧结合，如中毒时高铁血红蛋白形成也不能与氧结合。②动脉血氧分压 Pa（O_2）与 Sa（O_2）相关曲线呈 S 形，称血红蛋白氧离曲线。Pa（O_2）在 8kPa 以上时，Pa（O_2）变化明显，Sa（O_2）增减很小，此段曲线较为平坦。Pa（O_2）<8kPa 时，此段曲线变得陡直，Pa（O_2）有较小的变化，Sa（O_2）也有较大幅度的变化。由此可见当 Pa（O_2）在 8kPa 以上时尽管缺氧已很明显，而 Sa（O_2）仍在 90% 以上，说明 Sa（O_2）对缺氧的敏感性远不如 Pa（O_2）。

（三）动脉血氧含量

Ca（O_2）为单位动脉全血实际结合的氧量 mmol（或 ml）。正常值为 8.55～9.40mmol/L，包括与 Hb 结合的氧和物理溶解氧的总和。正常情况下 Ca（O_2）主要为血红蛋白结合氧，充分氧合时每克血红蛋白可结合 1.34ml 或 1.39ml 氧。影响 Ca（O_2）因素有：血红蛋白量减少（贫血）；Sa（O_2）和 Pa（O_2）降低。计算方法如下：

Ca（O_2）= 1.34×Hb×Sa（O_2）+ 0.003 1×Pa（O_2）（0.133kPa）

正常值为 15%～22%。Pa（O_2）和 Sa（O_2）降低，贫血均引起 Ca（O_2）降低。缺氧性质的判断：①贫血缺氧 Pa（O_2）及 Sa（O_2）正常，而 Ca（O_2）减低。②运输性缺氧 Pa（O_2）正常，Sa（O_2）及 Ca（O_2）下降。③呼吸性缺氧 Pa（O_2）下降，Sa（O_2）下降，Ca（O_2）下降。

（四）酸碱度（pH 值）

液体酸碱度是指 1L 该溶液中所含多少摩尔当量 H^+。通常用 pH 值（7.40±0.04）或 H^+（40±0.04mmol/L）表示，pH 值 = log1/H^+ 两者呈负对数关系。只有当 HCO_3^-：Pa（CO_2）为 0.6：1 或 HCO_3^-：H_2CO_3 为 20：1 时，pH 值 = 7.40 或 H^+ = 40mmol/L。用简化 H－H 方程式判断，H^+ = 24×P（CO_2）/HCO_3^-，H^+ 可由 pH 值换算。H^+ 反映实际酸碱变化，其变化范围大，较 pH 值精确，预计公式多用 H^+ 来表达，便于计算且迅速精确。pH 值与 H^+ 换算，pH 值在 7.1～7.5（有人认为 7.28～7.45），二者几乎呈平行增减，pH 值 >7.40 和 pH 值 <7.40 每变化 0.01，H^+ 反向变化 1nmol/L。pH 值 >7.40 和 pH 值 <7.40 每变化 0.1 时，可用 H^+40 乘以换算因子 0.8 或 1.25 来估计（即"0.8/1.25"法）。pH 值 >7.40 和 pH 值 <7.40 每变化 0.3 时，换算 H^+ 可用 H^+40 除以 2 或乘以 2 估算。pH 值波动范围及意义见图2－1。

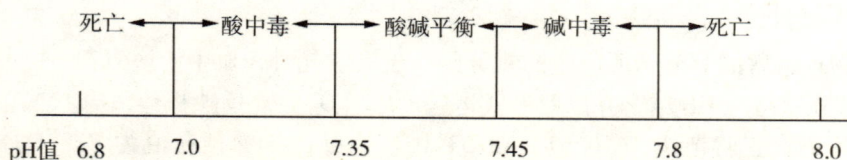

图 2-1　pH 值波动范围及意义

据 Henderson – hasselbalch 公式，体液的 pH 值正常情况下，$HCO_3^-/H_2CO_3 = 20/1$，pH 值介于 7.35 ~ 7.45。HCO_3^- 反映代谢状态，由肾脏代偿调节；H_2CO_3 反映呼吸状态，由肺脏代偿调节。

（五）实际碳酸氢

HCO_3^- 又称实际碳酸氢（AB），是指在实际条件下，与空气隔离的血标本所测得的 HCO_3^-，以每毫升血浆中含有 HCO_3^- 毫当量数表示。以区别于标准碳酸氢（SB）或 CO_2CP。血浆中 HCO_3^- 变化一般反映体内游离酸的多少，AB 受呼吸因素和代谢因素双重影响。既反映代谢性酸碱失常，又反映呼吸性酸碱失常，对体内酸碱平衡起着重要作用，是单项判断代谢性紊乱的重要指标之一。呼酸时，由于肾代偿，HCO_3^- 增高，故 AB > SB。呼碱时，由于肾代偿，使 HCO_3^- 降低，故 AB < SB。代酸时，AB 和 SB 相等且小于正常值；代碱时，AB 和 SB 相等且大于正常值。

（六）标准碳酸氢

标准碳酸氢是指动脉血在标准状态［37℃，Pa（CO_2）5.33kPa，Sa（O_2）100%］下所测得血浆碳酸氢盐的含量，正常 22 ~ 27mmol/L，平均 24mmol/L。因 SB 是在标准状态下，Pa（CO_2）正常时测得，故一般不受呼吸因素影响。

（七）缓冲碱

反映机体对酸碱失常的总缓冲力。是血液中缓冲作用碱的总和。包括 HCO_3^-、HPO_4^{2-}、Hb、血浆蛋白。正常为 45 ~ 55mmol/L，平均 50mmol/L。其中 HCO_3^- 占主要部分（24/50）。BB 不受呼吸性因素影响。当血浆蛋白和 Hb 稳定的情况下，其增减主要取决于 SB。代酸时 BB 减少，代碱时 BB 增加。

（八）剩余碱

在标准条件下［即指 37℃、Pa（CO_2）5.33kPa，Sa（O_2）100%］，Hb 充分氧合；当 37℃，Pa（CO_2）为 5.33kPa 时，血液标本用强酸或强碱滴定至 pH 值为 7.40 时，所需酸或碱的量。需加酸时为正值，需加碱时为负值。正常值 −3 ~ +3mmol/L。因在测定时排除呼吸因素的影响，BE 是一项测定代谢性酸碱失常的重要指标。

（九）总二氧化碳

T（CO_2）又称 CO_2 含量，是指血、血浆或血清全部 CO_2 浓度，包括离子化和非离子化两部分。动脉血 23 ~ 27mmol/L，平均 25mmol/L。［T（CO_2）= Pa（CO_2）×0.03 + HCO_3^-。］

（十）二氧化碳分压

其是指血液中物理溶解的 CO_2 所产生的压力，正常为 4.67 ~ 6.00kPa。CO_2 气体很易被体液吸收，与细胞内或细胞外液的水分结合成 HCO_3^-。

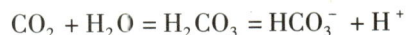

$$CO_2 + H_2O = H_2CO_3 = HCO_3^- + H^+$$

仅很少部分 CO_2 分子呈游离状态，即溶解的 CO_2；其在组织内均匀分布，起着十分重要的作用。游离 CO_2 在体液（血液）中平衡产生的分压就是 P（CO_2）。影响 Pa（CO_2）的因素有：①肺泡通气量的变化，升高时 CO_2 排出过多，而出现低碳酸血症，Pa（CO_2）下降；肺泡通气量下降时 CO_2 潴留，而出现高碳酸血症。②代谢性酸碱失常时的代偿反应。代酸时，肺排出 CO_2 增加，Pa（CO_2）下降；代碱时 CO_2 排出减少，Pa（CO_2）升高。

临床意义：机体对 Pa（CO_2）升高较缺氧更敏感，Pa（CO_2）升高，呼吸频率成倍加快以增加通气，但 Pa（O_2）需降至 5.33kPa 或 6.67kPa 时方有效兴奋中枢化学感受器。Pa（CO_2）值对判断呼吸衰竭更为有效。Pa（CO_2）为判断呼吸性酸碱平衡失常的指标。其正常值为 4.67 ~ 6.00kPa。临床有如下作用：①判断肺泡通气是否正常：Pa（CO_2）< 4.67kPa 表明肺泡通气过度；> 6.00kPa 肺泡通气不足，这在机械通气时判断通气量是否正常十分重要。②诊断呼吸性酸碱中毒：Pa（CO_2）原发性降低，< 4kPa 时可诊断为呼碱；Pa（CO_2）原发性升高，> 6.67kPa 可诊断为呼酸。③判断代谢性酸碱中毒是否代偿：代酸代偿，Pa（CO_2）应降低，代碱代偿 Pa（CO_2）应升高。④可判断呼吸衰竭：Ⅱ型呼吸衰竭时（即通气障碍性呼吸衰竭）。Pa（CO_2）应 > 6.67kPa。可帮助判断肺脑病。肺性脑病时，Pa（CO_2）一般 > 8.67kPa。

三、临床意义

（一）血气与呼吸衰竭

Pa（O_2）和 Pa（CO_2）的改变反映呼吸状况。

测定 Pv（O_2），可作为组织缺氧的指标。全身混合静脉血（即右房、右室、肺动脉血）氧分压，正常平均为 5.33kPa。Pa（O_2）与 Pv（O_2）差反应组织 O_2ER 的状况。二者差变小说明组织 O_2ER 减低；增大表示组织 O_2ER 增加。CO 正常时，组织 DO_2 情况受以下因素影响：①Pa（O_2）< 2.67kPa 时脑不能利用氧。②Sa（O_2）< 50% 即有潜在致死性。③P_{50} 以判定氧离曲线的移动，左移时，组织 O_2ER 能力下降。缺氧最低安全界限 Pa（O_2）为 6.67kPa，Sa（O_2）为 70%。

Pv（O_2）指肺动脉血物理溶解氧产生的张力。正常值 4.67~6.00kPa。预测公式 Pv（O_2）=（45.6 - 0.19 × 年龄）× 0.133 ± 0.37kPa < 4.67kPa 时提示组织缺氧。

Pa（O_2）指肺泡气氧张力。正常值 13.3~14.0kPa。吸入气 P（O_2）降低或 P（CO_2）升高时，Pa（O_2）降低。

$P_{(A-a)}O_2$ = Pa（O_2）- Pa（O_2）。不吸氧时正常人和青年人 0.67~1.33kPa，中老年人 < 2.67kPa。吸纯氧时，青年人 < 6.67kPa，中年人 < 8kPa，老年人 < 9.33kPa。其他计算公式：$P_{(A-a)}O_2$ = {［(150 - 1.25 × Pa（CO_2）]- Pa（O_2）} × 0.133（此公式不适用于高原地区和 Ⅱ 型呼吸衰竭的患者）。

氧合指数 = Pa（O_2）/Fi（O_2）［Pa（O_2）单位为 mmHg］。正常值 > 400；ARDS 和换气功能衰竭时氧合指数 < 300。

呼吸指数 = $P_{(a-v)}O_2$/Pa（O_2）。机械通气时，呼吸指数 < 0.80 时可撤呼吸机。对呼吸衰竭分级：呼吸指数 ≥ 0.85 为轻度呼吸衰竭；呼吸指数 ≥ 1.0 为中度呼吸衰竭；呼吸指数 ≥ 1.5 为重度呼吸衰竭换气指标 = $P_{(A-a)}O_2$/Fi（O_2），正常值 < 500。可作为预测 ARDS 发生的指标，换气指标 > 510 时，发生 ARDS 的可能性极大。

（二）血气与酸碱平衡失常

1. 呼吸性酸中毒　原发性 CO_2 升高引起 Pa（CO_2）> 6.0kPa 伴有或无血 pH 值改变。呼酸时 ABG 变化表现如下。

（1）急性呼酸：因呼酸发生的急速，机体未能完全代偿，多为失代偿型。ABG 表现为：pH 值下降，多低于正常。Pa（CO_2）升高，大于正常值。HCO_3^- 因受 Pa（CO_2）升高影响可轻度增加，BE 正常，Pa（O_2）降低。

（2）慢性呼酸：由于肾的强大代偿作用开始，故多数为代偿型。但如 Pa（CO_2）过高，> 10.67kPa 时，多不能完全代偿。ABG 表现为：pH 值可在正常范围，Pa（CO_2）升高 > 6.67kPa，HCO_3^- 增高，BE 增加，因有肾代偿部分，Pa（O_2）降低。

2. 呼吸性碱中毒　任何原因所致肺泡过度通气引起 CO_2 排出过多发生原发性的低碳酸血症。呼碱时 ABG 表现为：Pa（CO_2）减低，pH 值升高或正常（代偿），HCO_3^- 减低或正常，BE 正常或减低（代偿），Pa（O_2）正常或减低。

3. 代谢性酸中毒　血液中的原发 HCO_3^- 减少或丢失。代酸时 ABG 变化表现为：pH 值正常或降低（失代偿），Pa（CO_2）减低，HCO_3^- 降低，BE 降低。

4. 代谢性碱中毒　原发性的血液中 HCO_3^- 升高所致碱中毒。代碱时 ABG 变化表现为：pH 值增高或正常（代偿），Pa（CO_2）增高或轻度增高（失代偿），HCO_3^- 增加，BE 增加。

5. 混合性酸碱失常　不同的酸碱失常可以同时发生，而成为混合型酸碱失常，其中有二重酸碱失常和三重酸碱失常。二重酸碱失常又分为相加性（酸碱一致型）和相抵消性（酸碱混合型）。

（1）呼酸并发代酸：ABG 变化表现为 pH 值明显下降，HCO_3^- 减少，Pa（CO_2）升高。AG 可升高。

（2）呼碱并发代碱：ABG 变化表现为 pH 值明显增高，Pa（CO_2）降低，HCO_3^- 增高或正常，BE 增高。此种类型特点是呼吸因素、代谢因素都有改变但不明显，而 pH 值改变显著。两种碱中毒叠加一起可致严重碱中毒，pH 值 >7.64，病死率可达 90%，预后差。

（3）呼酸并发代碱：ABG 变化表现为 pH 值正常或 >7.45，Pa（CO_2）原发性增高，HCO_3^- 增高明显超出代偿范围，BE 增高明显，Pa（O_2）降低。

（4）呼碱并发代酸：ABG 变化表现为 pH 值不定，Pa（CO_2）降低，HCO_3^- 降低，BE 降低，AG 值增高。

（5）代酸并发代碱：ABG 变化表现为视酸碱中毒的抵消情况。ABG 完全可以正常，此时应注意 AG 值增高，是这类酸碱失常的特征。

6. 三重酸碱失常　患者多种疾患并存常可出现更复杂混合型酸碱失常情况，如肾功能衰竭患者有代酸存在，同时有呕吐，利尿排钾又可出现代碱。患者出现心力衰竭、通气功能降低又可出现呼吸衰竭而三种酸碱失常混合存在，常见有呼酸型和呼碱型，即呼酸＋代酸＋代碱，呼碱＋代酸＋代碱。

（刘贵琴）

第三章

神经系统疾病护理

第一节 中枢神经系统感染性疾病

中枢神经系统（CNS）感染性疾病是指各种生物病原体侵犯中枢神经系统实质、脑膜和血管等引起的急性或慢性炎症性（或非炎症性）疾病。引起疾病的生物病原体包括病毒、细菌、螺旋体、寄生虫、真菌、立克次体和朊蛋白等。临床上根据中枢神经系统感染的部位不同可分为：脑炎、脊髓炎或脑脊髓炎，主要侵犯脑和/或脊髓实质；脑膜炎、脊膜炎或脑脊膜炎，主要侵犯脑和/或脊髓软膜；脑膜脑炎：脑实质和脑膜合并受累。生物病原体主要通过血行感染、直接感染和神经干逆行感染等途径进入中枢神经系统。

一、病毒性脑膜炎患者的护理

病毒性脑膜炎是一组由各种病毒感染引起的脑膜急性炎症性疾病。多为急性起病，出现病毒感染的全身中毒症状如发热、头痛、畏光、恶心、呕吐、肌痛、食欲减退、腹泻和全身乏力等，并伴有脑膜刺激征，通常儿童病程超过1周，成人可持续2周或更长。本病大多呈良性过程。

（一）专科护理

1. 护理要点　急性期患者绝对卧床休息，给予高热量、高蛋白、高维生素、易消化的流质或半流质饮食，不能进食者给予鼻饲。密切观察病情变化，除生命体征外，必须观察瞳孔、精神状态、意识改变、有无呕吐、抽搐症状，及时发现是否有脑膜刺激征和脑疝的发生。

2. 主要护理问题

（1）急性疼痛：头痛与脑膜刺激征有关。

（2）潜在并发症：脑疝与脑水肿导致颅内压增高有关。

（3）体温过高：与病毒感染有关。

（4）有体液不足的危险：与反复呕吐、腹泻导致失水有关。

3. 护理措施

1）一般护理

（1）为患者提供安静、温湿度适宜的环境，避免声光刺激，以免加重患者的烦躁不安、头痛及精神方面的不适感。

（2）衣着舒适，患者内衣以棉制品为宜，勤洗勤换，且不易过紧；床单保持清洁、干燥、无渣屑。

（3）提供高热量、高蛋白质、高维生素、低脂肪的易消化饮食，以补充高热引起的营养物质消耗。鼓励患者增加饮水量，1 000～2 000ml/d。

（4）做好基础护理，给予口腔护理，减少患者因高热、呕吐引起的不适感，并防止感染；加强皮肤护理，防止降温后大量出汗带来的不适。

2）病情观察及护理

（1）严密观察患者的意识、瞳孔及生命体征的变化，及时准确地报告医生。积极配合医生治疗，给予降低颅内压的药物，减轻脑水肿引起的头痛、恶心、呕吐等，防止脑疝的发生。保持呼吸道通畅，及时清除呼吸道分泌物，定时叩背、吸痰，预防肺部感染。

（2）发热患者应减少活动，以减少氧耗量，缓解头痛、肌痛等症状。发热时可采用物理方法降温，可用温水擦浴、冰袋和冷毛巾外敷等措施物理降温。必要时遵医嘱使用药物降温，使用时注意药物的剂量，尤其对年老体弱及伴有心血管疾病者应防止出现虚脱或休克现象；监测体温应在行降温措施30min后进行。

（3）评估患者头痛的性质、程度及规律，恶心、呕吐等症状是否加重。患者头痛时指导其卧床休息，改变体位时动作要缓慢。讲解减轻头痛的方法，如深呼吸、倾听音乐、引导式想象、生物反馈治疗等。

（4）意识障碍患者给予侧卧位，备好吸引器，及时清理口腔，防止呕吐物误入气管而引起窒息。观察患者呕吐的特点，记录呕吐的次数，呕吐物的性质、量、颜色、气味，遵医嘱给予止吐药，帮助患者逐步恢复正常饮食和体力。指导患者少量多次饮水，以免引起恶心呕吐；剧烈呕吐不能进食或严重水电解质失衡时，给予外周静脉营养，准确记录24h出入量，观察患者有无失水征象，依失水程度不同，患者可出现软弱无力、口渴、皮肤黏膜干燥和弹性减低、尿量减少、尿比重增高等表现。

（5）抽搐的护理：抽搐发作时，应立即松开衣领和裤带，取下活动性义齿，及时清除口鼻腔分泌物，保持呼吸道通畅；放置压舌板于上、下臼齿之间，防止舌咬伤，必要时用舌钳将舌拖出，防止舌后坠阻塞呼吸道；谵妄躁动时给予约束带约束，勿强行按压肢体，以免造成肢体骨折或脱臼。

（二）健康指导

1. 疾病知识指导

（1）概念：病毒性脑膜炎又称无菌性脑膜炎，是一组由各种病毒感染引起的脑膜急性炎症性疾病，主要表现为发热、头痛和脑膜刺激征。

（2）形成的主要原因：85%～95%的病毒性脑膜炎由肠道病毒引起，主要经粪-口途径传播，少数经呼吸道分泌物传播。

（3）主要症状：多为急性起病，出现病毒感染全身中毒症状，如发热、畏光、头痛、肌痛、食欲减退、腹泻和全身乏力等，并伴有脑膜刺激征。幼儿可出现发热、呕吐、皮疹等，而颈项强直较轻微甚至缺如。

（4）常用检查项目：血常规、尿常规、腰椎穿刺术、脑电图、头CT、头MRI。

（5）治疗：主要治疗原则是对症治疗、支持治疗和防治并发症。对症治疗如剧烈头痛可用止痛药，癫痫发作可首选卡马西平或苯妥英钠，抗病毒治疗可用阿昔洛韦，脑水肿可适当应用脱水药。

（6）预后：预后良好。

（7）其他：如疑为肠道病毒感染应注意粪便处理，注意手部卫生。

2. 饮食指导

（1）给予高蛋白，高热量、高维生素等营养丰富的食物，如鸡蛋、牛奶、豆制品、瘦肉，有利于增强抵抗力。

（2）长期卧床的患者易引起便秘：用力屏气排便、过多的水钠潴留都易引起颅内压增高，为保证大便通畅，患者应多食粗纤维食物，如芹菜、韭菜等。

（3）应用甘露醇、速尿等脱水剂期间，患者应多食含钾高的食物如香蕉、橘子等，并要保证水分摄入。

（4）不能经口进食者，遵医嘱给予鼻饲，制订鼻饲饮食计划表。

3. 用药指导

（1）脱水药：保证药物滴注时间、剂量准确，注意观察患者的反应及患者皮肤颜色、弹性的变化，记录24h出入量，注意监测肾功能。

（2）抗病毒药：应用阿昔洛韦时注意观察患者有无谵妄、皮疹、震颤及血清转氨酶暂时增高等不良反应。

4. 日常生活指导

1）保持室内环境安静、舒适、光线柔和。

2）高热的护理

（1）体温上升阶段：寒战时注意保暖。

（2）发热持续阶段：给予物理降温，必要时遵医嘱使用退热药，并要注意补充水分。

（3）退热阶段：要及时更换汗湿衣服，防止受凉。

3）腰椎穿刺术后患者取去枕平卧位 4~6h，以防止低颅压性头痛的发生。

（三）循证护理

病毒性脑膜炎是由各种病毒引起中枢神经系统的炎症性疾病，其发病机制可能与病毒感染和感染后的免疫反应有关。而症状性癫痫是由脑损伤或全身性疾病引起脑代谢失常引发的癫痫，病毒性脑膜炎是引起癫痫发作的因素之一。针对病毒性脑膜炎并发症状性癫痫患者的临床特点，有学者研究得出病毒性脑炎并发症状性癫痫患者的护理重点应做好精神异常、癫痫发作、腰椎穿刺术和用药的观察及护理。

使用头孢菌素类和硝基咪唑类抗生素后服用含有酒精类的液体或食物时会引发双硫仑样反应。双硫仑样反应表现为面部潮红、头痛、眩晕、恶心、呕吐、低血压、心率加快、呼吸困难，严重者可致急性充血性心力衰竭、呼吸抑制、意识丧失、肌肉震颤等。据报道，一个高压电烧伤者，术后给予头孢哌酮抗感染，用75%乙醇处理创面，反复出现双硫仑样反应。说明应用上述药物的患者接触任何含乙醇的制品都有导致双硫仑样反应的可能，医护人员应提高警惕，并将有关注意事项告知患者。

二、化脓性脑膜炎患者的护理

化脓性脑膜炎即细菌性脑膜炎，又称软脑膜炎，是由化脓性细菌所致脑脊膜的炎症反应，脑和脊髓的表面轻度受累，是中枢神经系统常见的化脓性感染疾病。病前可有上呼吸道感染史，主要临床表现为发热、头痛、呕吐、意识障碍、偏瘫、失语、皮肤瘀点及脑膜刺激征等。通常起病急，好发于婴幼儿和儿童。

（一）专科护理

1. 护理要点　密切观察患者的病情变化，定时监测患者的生命体征、意识、瞳孔的变化及颅内压增高表现。做好高热患者的护理。对有肢体瘫痪及失语的患者，给予康复训练，预防并发症。加强心理护理，帮助患者树立战胜疾病的信心。

2. 主要护理问题

（1）体温过高：与细菌感染有关。

（2）急性疼痛：头痛与颅内感染有关。

（3）营养失调——低于机体需要量：与反复呕吐及摄入不足有关。

（4）潜在并发症——脑疝：与颅内压增高有关。

（5）躯体活动障碍：与神经功能损害所致的偏瘫有关。

（6）有皮肤完整性受损的危险：与散在的皮肤瘀点有关。

3. 护理措施

1）一般护理

（1）环境：保持病室安静，经常通风，用窗帘适当遮挡窗户，避免强光对患者的刺激，减少患者家属的探视。

（2）饮食：给予清淡、易消化且富含营养的流质或半流质饮食，多吃水果和蔬菜。意识障碍的患者给予鼻饲饮食，制订饮食计划表，保证患者摄入足够的热量。

（3）基础护理：给予口腔护理，保持口腔清洁，减少因发热、呕吐等引起的口腔不适；加强皮肤护理，保持皮肤清洁干燥，特别是皮肤有瘀点、瘀斑时避免搔抓破溃。

2）病情观察及护理

（1）加强巡视，密切观察患者的意识、瞳孔、生命体征及皮肤瘀点、瘀斑的变化，婴儿应注意观察囟门。若患者意识障碍加重、呼吸节律不规则、双侧瞳孔不等大、对光反射迟钝、躁动不安等，提示脑疝的发生，应立即通知医生，配合抢救。

（2）备好抢救药品及器械：抢救车、吸引器、简易呼吸器、氧气装置及硬脑膜下穿刺包等。

3）用药护理

（1）抗生素：给予抗生素皮试前，询问有无过敏史。用药期间监测患者的血常规、血培养、血药敏等检查结果。用药期间了解患者有无不适主诉。

（2）脱水药：保证药物按时、准确滴注，注意观察患者的反应及皮肤颜色、弹性的变化，注意监测肾功能。避免药液外渗，如有外渗，可用硫酸镁湿热敷。

（3）糖皮质激素：严格遵医嘱用药，保证用药时间、剂量的准确，不可随意增量、减量，询问患者有无心悸、出汗等不适主诉；用药期间监测患者的血常规、血糖变化；注意保暖，预防交叉感染。

4）心理护理：根据患者及家属的文化水平，介绍患者的病情及治疗和护理的方法，使其积极主动配合。关心和爱护患者，及时解除患者的不适，增强其信任感，帮助患者树立战胜疾病的信心。

5）康复护理：有肢体瘫痪和语言沟通障碍的患者可以进行如下的康复护理：

（1）保持良好的肢体位置，根据病情，给予床上运动训练，包括：

a. 桥式运动：患者仰卧位，双上肢放于体侧，或双手十指交叉，双上肢上举；双腿屈膝，足支撑于床上，然后将臀部抬起，并保持骨盆成水平位，维持一段时间后缓慢放下。也可以将健足从治疗床上抬起，以患侧单腿完成桥式运动。

b. 关节被动运动：为了预防关节活动受限，主要进行肩关节外旋、外展，肘关节伸展，腕和手指伸展，髋关节外展，膝关节伸展，足背屈和外翻。

c. 起坐训练。

（2）对于清醒患者，要更多关心、体贴患者，增强自我照顾能力和信心。经常与患者进行交流，促进其语言功能的恢复。

（二）健康指导

1. 疾病知识指导

1）概念：化脓性脑膜炎是由化脓性细菌感染所致的脑脊膜炎症，脑和脊髓的表面轻度受累。通常急性起病，是中枢神经系统常见的化脓性感染疾病。

2）形成的主要原因：化脓性脑膜炎最常见的致病菌为肺炎链球菌、脑膜炎双球菌及 B 型流感嗜血杆菌。这些致病菌可通过外伤、直接扩延、血液循环或脑脊液等途径感染软脑膜和/或蛛网膜。

3）主要症状：寒战、高热、头痛、呕吐、意识障碍、腹泻和全身乏力等，有典型的脑膜刺激征。

4）常用检查项目：血常规、尿常规、脑脊液检查、头 CT、头 MRI、血细菌培养。

5）治疗

（1）抗菌治疗：未确定病原菌时首选三代头孢曲松或头孢噻肟，因其可透过血脑屏障，在脑脊液中达到有效浓度。如确定病原菌为肺炎球菌，首选青霉素，对其耐药者，可选头孢曲松，必要时联合万古霉素治疗；如确定病原菌为脑膜炎球菌，首选青霉素；如确定病原菌为铜绿假单胞菌可选头孢他啶。

（2）激素治疗。

（3）对症治疗。

6）预后：病死率及致残率较高，但预后与机体情况、病原菌和是否尽早应用有效的抗生素治疗有关。

7）宣教：搞好环境和个人卫生。

2. 饮食指导　给予高热量、清淡、易消化的流质或半流质饮食，按患者的热量需要制订饮食计划，保证足够热量的摄入。注意食物的搭配，增加患者的食欲，少食多餐。频繁呕吐不能进食者，给予静脉输液，维持水电解质平衡。

3. 用药指导

（1）应用脱水药时，保证输液速度。

（2）应用激素类药物时不可随意减量，以免发生"反跳"现象，激素类药物最好在上午输注，避免由于药物不良反应引起睡眠障碍。

4. 日常生活指导

（1）协助患者洗漱、如厕、进食及个人卫生等生活护理。

（2）做好基础护理，及时清除大小便，保持臀部皮肤清洁干燥，间隔1~2h更换体位，按摩受压部位，必要时使用气垫床，预防压疮。

（3）偏瘫的患者确保有人陪伴，床旁安装护栏，地面保持平整干燥、防湿、防滑，注意安全。

（4）躁动不安或抽搐的患者，床边备牙垫或压舌板，必要时在患者家属知情同意下用约束带，防止患者舌咬伤及坠床。

（三）循证护理

化脓性脑膜炎是小儿时期较为常见的由化脓性细菌引起的神经系统感染的疾病，婴幼儿发病较多。本病预后差，病死率高，后遗症多。相关学者通过对78例化脓性脑膜炎患儿的护理资料进行研究，分析总结得出做好病情的观察和加强临床护理是促进患儿康复的重要环节。

对小儿化脓性脑膜炎的临床护理效果的探讨，得出结论：提高理论知识水平、业务水平、对疾病的认识，对病情发展变化做出及时、正确的抢救和护理措施，可以提高患儿治愈率，降低并发症和后遗症发生，提高生命质量，促进患儿早日康复。

三、结核性脑膜炎患者的护理

结核性脑膜炎（TMD）是由结核杆菌引起的脑膜和脊髓膜的非化脓性炎症性疾病，是最常见的神经系统结核病。主要表现为结核中毒症状、发热、头痛、脑膜刺激征、脑神经损害及脑实质改变，如意识障碍、癫痫发作等。本病好发于幼儿及青少年，冬春季较多见。

（一）专科护理

1. 护理要点　密切观察患者的病情变化，观察有无意识障碍、脑疝及抽搐加重的发生。做好用药指导，定期监测抗结核药物的不良反应。对抽搐发作、肢体瘫痪及意识障碍的患者加强安全护理，防止外伤，同时给予相应的对症护理，促进患者康复。

2. 主要护理问题

（1）体温过高：与炎性反应有关。

（2）有受伤害的危险：与抽搐发作有关。

（3）有窒息的危险：与抽搐发作时口腔和支气管分泌物增多有关。

（4）营养失调——低于机体需要量：与机体消耗及食欲减退有关。

（5）疲乏：与结核中毒症状有关。

（6）意识障碍：与中枢神经系统、脑实质损害有关。

（7）潜在并发症：脑神经损害、脑梗死等。

（8）知识缺乏：缺乏相关医学知识有关。

3. 护理措施

1）一般护理

（1）休息与活动：患者出现明显结核中毒症状，如低热、盗汗、全身无力、精神萎靡不振时，应以休息为主，保证充足的睡眠，生活规律。病室安静，温湿度适宜，床铺舒适，重视个人卫生护理。

（2）饮食护理：保证营养及水分的摄入。提供高蛋白、高热量、高维生素的饮食，每天摄入鱼、肉、蛋、奶等优质蛋白，多食新鲜的蔬菜、水果，补充维生素。高热或不能经口进食的患者给予鼻饲饮食或肠外营养。

（3）戒烟、酒。

2）用药护理

（1）抗结核治疗：早期、联合、足量、全程、顿服是治疗结核性脑膜炎的关键。强调正确用药的重要性，督促患者遵医嘱服药，养成按时服药的习惯，使患者配合治疗。告知药物可能出现的不良反应，密切观察，出现如眩晕、耳鸣、巩膜黄染、肝区疼痛、胃肠不适等不良反应时，及时报告医生，并遵医嘱给予相应的处理。

（2）全身支持：减轻结核中毒症状，可使用皮质类固醇等抑制炎症反应，减轻脑水肿。使用皮质类固醇时要逐渐减量，以免发生"反跳"现象。注意观察皮质类固醇药物的不良反应，正确用药，减少不良反应。

（3）对症治疗：根据患者的病情给予相应的抗感染、脱水降颅压、解痉治疗。

3）体温过高的护理

（1）重视体温的变化，定时测量体温，给予物理或药物降温后，观察降温效果，患者有无虚脱等不适出现。

（2）采取降温措施

a. 物理降温：使用冰帽、冰袋等局部降温，温水擦浴全身降温，注意用冷时间，观察患者的反应，防止继发效应抵消治疗作用及冻伤的发生。身体虚弱的患者在降温过程中，控制时间，避免能量的消耗。

b. 药物降温：遵医嘱给予药物降温，不可在短时间内将体温降得过低，同时注意补充水分，防止患者虚脱。儿童避免使用阿司匹林，以免诱发 Reye 综合征，即患者先出现恶心、呕吐，继而出现中枢神经系统症状，如嗜睡、昏睡等。小心谨慎使用金刚烷胺类药物，以免中枢神经系统不良反应的发生。

4）意识障碍的护理

（1）生活护理：使用床档等保护性器具。保持床单位清洁、干燥、无渣屑，减少对皮肤的刺激，定时给予翻身、叩背，按摩受压部位，预防压疮的发生。注意口腔卫生，保持口腔清洁。做好大小便护理，满足患者的基本生活需求。

（2）饮食护理：协助患者进食，不能经口进食时，给予鼻饲饮食，保障营养及水分的摄入。

（3）病情监测：密切观察患者的生命体征及意识、瞳孔的变化，出现异常及时报告医生，并配合医生处理。

（二）健康指导

1. 疾病知识指导

1）病因及发病机制：结核杆菌通过血行直接播散或经脉络丛播散至脑脊髓膜，形成结核结节，结节破溃后结核菌进入蛛网膜下腔，导致结核性脑膜炎。此外，结核菌可因脑实质、脑膜干酪灶破溃所致，脊柱、颅骨、乳突部的结核病灶也可直接蔓延引起结核性脑膜炎。

2）主要症状：多起病隐袭，病程较长，症状轻重不一。

（1）结核中毒症状：低热、盗汗、食欲减退、疲乏、精神萎靡。

（2）颅内压增高和脑膜刺激症状：头痛、呕吐、视神经盘水肿及脑膜刺激征。

（3）脑实质损害：精神萎靡、淡漠、谵妄等精神症状或意识状态的改变；部分性、全身性的痫性发作或癫痫持续状态；偏瘫、交叉瘫、截瘫等脑卒中样表现。

（4）脑神经损害：动眼、外展、面及视神经易受累及，表现为视力下降、瞳孔不等大、眼睑下垂、面神经麻痹等。

3）常用检查项目：脑脊液检查、头 CT、头 MRI、血沉等。

4）治疗

（1）抗结核治疗：异烟肼、利福平、吡嗪酰胺、链霉素、乙胺丁醇等。至少选择 3 种药物联合治疗，根据所选药物给予辅助治疗，防止药物不良反应。

（2）皮质类固醇：用于减轻中毒症状、抑制炎症反应、减轻脑水肿、抑制纤维化，可用地塞米松或氢化可的松等。

（3）对症治疗：降颅压、解痉、抗感染等。

5）预后：与患者的年龄、病情轻重、治疗是否及时彻底有关。部分患者预后较差，甚至死亡。

2. 饮食指导　提供高蛋白、高热量、高维生素、易消化吸收的食物，每天摄入鱼、肉、蛋、奶等优质蛋白，多食新鲜的蔬菜、水果，补充维生素。保证水分的摄入。

3. 用药指导

（1）使用抗结核药物时要遵医嘱正确用药：早期、足量、联合、全程、顿服是治疗本病的关键。药物不良反应较多，如使用异烟肼时需补充维生素 B_6 以预防周围神经病；使用利福平、异烟肼、吡嗪酰胺时需监测肝酶水平，及时发现肝脏损伤；使用链霉素时定期进行听力检测，及时应对前庭毒性症状。

（2）使用皮质类固醇药物时：观察用药效果，合理用药，减少不良反应的发生。

（3）应用脱水、降颅压药物时注意电解质的变化，保证水分的摄入；使用解痉、抗感染等药物时给予相应的护理，如注意观察生命体征的变化等。

4. 日常生活指导

（1）指导患者注意调理，合理休息，生活规律，增强抵抗疾病的能力，促进身体康复。

（2）减少外界环境不良刺激，注意气候变化，预防感冒发生。

（3）保持情绪平稳，积极配合治疗，树立战胜疾病的信心。

（三）循证护理

结核性脑膜炎早期出现头痛、双目凝视、精神呆滞、畏光；中期出现脑膜刺激征、颅内压高、呕吐（以喷射性呕吐为主）、嗜睡；晚期出现失明、昏睡、呼吸不规则、抽搐，危重时发生脑疝而死亡的临床特点。研究表明，严密观察患者的病情变化，针对性地做好一般护理、病情观察、康复护理、饮食护理、用药护理、心理护理、康复护理和健康教育，对结核性脑膜炎患者的康复起到重要的作用。

（胡光瑞）

第二节　中枢神经系统脱髓鞘疾病

中枢神经系统脱髓鞘疾病是一组脑和脊髓以神经髓鞘脱失为主，神经细胞及其轴突为特征的疾病，包括遗传性和获得性两大类。中枢神经系统的髓鞘是由少突胶质细胞的片状突起包绕髓神经纤维轴突而形成的脂质细胞膜，它具有保护轴索、帮助传导神经冲动和绝缘等作用。遗传性脱髓鞘疾病主要指脑白质营养不良，是由于髓鞘形成缺陷而引起神经髓鞘磷脂代谢紊乱。获得性中枢神经系统脱髓疾病又可分为原发性免疫介导的炎性脱髓鞘病和继发于其他疾病的脱髓鞘病。

一、多发性硬化患者的护理

多发性硬化（MS）是以中枢神经系统白质炎性脱髓鞘病变为主要特点的自身免疫疾病。本病多发于青壮年，女性多于男性，临床多见亚急性起病，其特点为时间上的多发性（即反复缓解、复发的病程）和空间上的多发性（即病变部位的多发）。临床症状和体征多种多样，可有肢体无力、感觉异常、眼部症状、共济失调、发作性症状、精神症状等临床表现。本病越远离赤道，发病率越高，我国属于低发病区，约为 5/10 万。

（一）专科护理

1. 护理要点　患者病情反复发作，临床表现多种多样，观察患者有无运动障碍、感觉障碍、眼部症状、精神症状、膀胱功能障碍等，根据患者的疾病特点进行有的放矢的护理。做好患者安全防护，给予营养支持，加强各项基础护理工作，关注患者的心理问题。

2. 主要护理问题

（1）生活自理缺陷：与肢体无力、共济失调或视觉、触觉障碍等有关。

（2）尿潴留/尿失禁：与膀胱反射功能障碍有关。

（3）排便异常：与自主神经功能障碍有关。

（4）有感染的危险：与免疫功能低下、机体抵抗力降低有关。

（5）预感性悲哀：与疾病多次缓解复发、神经功能缺损有关。

（6）知识缺乏：缺乏本病的相关知识。

3. 护理措施

1）一般护理

（1）环境：病室环境安静舒适，光线明暗适宜，物品摆放合理，呼叫器置于伸手可及处，餐具、便器、纸巾等可随时取用；床铺设有护栏、床档；地面平整无障碍物，防湿、防滑；走廊、卫生间等设置扶手；必要时配备轮椅等辅助器具。

（2）活动与休息：协助患者取舒适体位，自行变换体位困难者给予定时翻身，并注意保暖，肢体运动障碍的患者，应保持肢体的功能位，指导患者进行主动运动或被动运动。活动时注意劳逸结合，避免活动过度。

（3）生活护理：鼓励患者做力所能及的事情，协助患者洗漱、进食、穿脱衣物和如厕，做好安全防护。感觉障碍的患者，避免高温和过冷刺激，防止烫伤、冻伤的发生。

（4）饮食护理：保证患者每日的热量摄入，给予高蛋白、低糖、低脂，易消化吸收的清淡食物。食物富含纤维素，以促进肠蠕动，达到预防或缓解便秘的作用。吞咽障碍的患者可给予半流食或流食，必要时给予鼻饲饮食或肠外高营养，并做好相关护理。

2）用药护理：指导患者了解常用药物及用法、不良反应及注意事项等。

（1）皮质类固醇：急性发作时的首选药物，目的是抗感染和免疫调节，常用药物有甲泼尼龙和泼尼松。大剂量短程疗法时，监测血钾、血钠、血钙，防止电解质紊乱，长期应用不能预防复发，且不良反应严重。

（2）β-干扰素：具有免疫调节作用。常见不良反应为流感样症状，部分药物可出现注射部位红肿及疼痛，严重时出现肝功能损害、过敏反应等。注意观察注射部位有无红肿、疼痛等不良反应。

（3）免疫球蛋白：降低复发率。常见的不良反应有发热、面红，偶有肾功能衰竭、无菌性脑膜炎等不良反应发生。

（4）免疫抑制剂：多用于继发进展型多发性硬化，主要不良反应有白细胞减少、胃肠道反应、皮疹等。

3）心理护理：因疾病反复发作，且进行性加重，患者易出现焦虑、抑郁、恐惧等心理障碍，护士应加强与患者沟通，了解其心理状态，取得信赖，帮助患者树立战胜疾病的信心。

4）对症护理

（1）感染：患者出现高热、肺炎等并发症时，严密监测病情变化，采取降温措施，注意休息，保证足够的热量和液体摄入，必要时吸氧。

（2）排泄功能：保持患者大小便通畅。便秘患者，指导其进食富含纤维素的食物，适量增加饮水量，顺时针按摩腹部，促进肠蠕动，必要时遵医嘱给予缓泻剂或灌肠。评估患者有无排尿异常，尿失禁患者可遵医嘱给予留置导尿，尿潴留患者可采用听流水声、按摩腹部、热敷等方法促进排尿，若效果不佳，可遵医嘱给予留置导尿，观察并记录尿液的颜色、性质和量，严格无菌操作，加强会阴护理，预防感染。

（3）压疮：做好皮肤护理，保持皮肤清洁干燥，定时协助更换体位，强患者的全身营养状态。

（4）视力障碍：提供安静、方便的病室环境，灯光强度适宜，减少眼部刺激，生活用品放置于随手可及处。

（二）健康指导

1. 疾病知识指导

（1）流行病学：本病好发于北半球的温带和寒带地区，多发于青壮年，女性稍多，与西方国家相比我国急性多发性硬化较多。

（2）主要原因：病因目前尚不完全清楚，目前认为可能与免疫反应、病毒感染、遗传因素及环境因素等有关。

（3）主要症状：病程中症状发作与缓解是本病的重要特点，复发次数可达数十次，每次复发后易残留部分症状和体征，病情逐渐加重。部分患者为进展型，无明显缓解期。病变累及视神经、脊髓、脑干、小脑或大脑半球白质时，可出现多样的临床症状，如运动障碍、感觉障碍、视觉障碍、膀胱功能障碍、构音障碍、疼痛、精神症状等。核间性眼肌麻痹和旋转性眼球震颤为高度提示本病的体征。

（4）常用检查项目：脑脊液检查、电生理检查、头 CT 检查、头 MRI 检查。

（5）治疗：在急性期首选皮质类固醇治疗，进展型多发性硬化可使用免疫抑制剂。缓解期为预防复发和治疗残留症状，可采用 β - 干扰素疗法和免疫球蛋白输注。出现运动障碍、尿便异常、精神障碍等症状时对症治疗。

（6）预后：多数患者呈缓解 - 复发病程，在数月或数年内死亡；部分患者复发次数不多或在首次发作后完全缓解，预后较好；个别患者病情发展快，初次发病即死亡。

2. 日常生活指导　鼓励患者做力所能及的事情，适当进行体育锻炼，通过良好的膳食增进营养，避免疲劳、感冒、感染、发热、妊娠、分娩、拔牙、冷热刺激等因素引起复发。

3. 饮食指导

（1）改变不良的饮食习惯：进食高蛋白、低糖、低脂、易消化吸收的清淡食物，保障液体的摄入。多食新鲜的蔬菜、水果及富含维生素的食物，促进肠蠕动，预防便秘发生。

（2）吞咽障碍的患者给予半流食或流食：预防呛咳及窒息的发生，必要时遵医嘱给予留置胃管，保障营养的摄入，并做好相关护理。

4. 用药指导

（1）应用皮质类固醇药物时显效较快：常见的不良反应有电解质紊乱、向心性肥胖、胃肠道不适、骨质疏松等。定期测量血压、监测血糖、离子变化，做好皮肤及口腔护理。应用免疫抑制剂时，常见白细胞减少、胃肠道反应、肝肾功能损害、出血性膀胱炎等不良反应。

（2）按时服用口服药：皮质类固醇药物不能突然减药、加药，擅自停药，防止发生"反跳现象"，引起病情波动。

（3）静脉输液时根据病情和药物性质调节滴速：密切观察患者的病情变化，如有异常及时报告医生，并做好相关记录。

5. 照顾者指导　与家属做好沟通，因患者的病情反复发作，容易出现焦虑、抑郁、厌世等情绪，家属应配合医务人员，共同给予关爱和支持。

6. 预防复发

（1）避免感冒、疲劳、手术、感染、体温升高、拔牙等诱因。

（2）遵医嘱正确用药，定期复诊。

（3）生活规律、适当进行体育锻炼，注意营养均衡，增强抵抗力。

（4）女性患者首次发作后 2 年内避免妊娠。

（三）循证护理

由于多发性硬化的主要临床特点呈时间上的多发性和空间上的多发性，临床中尚没有行之有效的方法可以治愈。多发性硬化的护理与康复治疗是神经科护理研究的重点。通过对多发性硬化患者的护理与康复治疗进行研究，结果表明多发性硬化患者在系统性的整体护理下可以大大提高生活质量及独立能力。将一般护理、心理护理与健康教育相结合，对患者的功能障碍给予及时、积极的康复治疗，可以减轻患者疾病导致的痛苦并增强康复效果，提高其生存质量。护士是与患者及其家庭的直接接触者，在患者及其家庭、医生及相关医疗工作者之间起着至关重要的纽带作用。多发性硬化的护理需要通过患者及其家庭和护士之间的合作，来提高患者自我护理的能力。

二、视神经脊髓炎患者的护理

视神经脊髓炎（NMO）是一种视神经和脊髓同时或相继受累的急性或亚急性起病的炎性脱髓鞘疾病。表现为视神经炎以及脊髓炎，该病由 Devic 首次描述，又称 Devic 病或 Devic 综合征，有学者认为视神经脊髓炎是多发性硬化的一个变异型。本病多发于青壮年，男女均可罹患。

（一）专科护理

1. 护理要点　急性期注意观察患者的视力变化，做好眼部的护理，防止用眼过度，满足患者的基本生活需要，做好安全防护。脊髓损害时根据病变部位的不同，观察患者有无肢体瘫痪、麻木、痉挛、皮肤营养障碍、膀胱功能障碍等。患者出现截瘫时密切观察病变平面的变化，保持患者呼吸道通畅，患者出现呼吸压难、吞咽困难时及时给予相应的护理措施。

2. 主要护理问题

（1）生活自理缺陷：与视力丧失或截瘫等有关。

（2）感知改变：与视觉和视神经损伤有关。

（3）有受伤害的危险：与短时间内失明或截瘫有关。

（4）知识缺乏：缺乏本病的相关知识。

3. 护理措施

1）一般护理

（1）环境：病室环境安静，光线明暗适宜，床铺设有床档，地面无障碍物，去除门槛。床单位清洁、干燥、无渣屑，生活必需品置于伸手可及处。

（2）生活护理：满足患者的基本需要，协助患者清洁卫生，预防感染。卧床的患者给予气垫床保护皮肤，指导或协助患者取舒适体位，保持肢体功能位，定时更换体位，防止压疮的发生。协助患者被动运动，防止肌肉萎缩。视力部分或全部丧失时做好眼部保护，防止并发症。

（3）饮食护理：给予高蛋白、高维生素、易消化吸收的饮食，多食蔬菜、水果及富含纤维素的食物，保证热量与水分的摄入，预防便秘的发生。

（4）病情观察：急性起病时视力可在数小时或数日内丧失，注意评估患者的视力变化，有无疼痛、视神经盘水肿、视神经萎缩。出现截瘫时，病变平面是否上升，有无尿潴留、尿失禁等自主神经症状。

2）用药护理：指导患者了解常用药物、用法、不良反应及注意事项等。首选药物为大剂量皮质类固醇，如甲泼尼龙或地塞米松冲击疗法，使用时严密观察不良反应，如继发感染，血压、血糖、尿糖的变化等。

3）心理护理：因视力部分或全部丧失，可出现焦虑、急躁等情绪，告知患者本病多数患者视力在数日或数周后可恢复，要积极配合治疗；出现运动、感觉及自主神经功能损害时，应稳定患者的情绪，帮助患者树立战胜疾病的信心。

4）康复护理

（1）急性期康复：保持良好的肢体功能位置，协助被动运动和按摩，促进血液循环，防止关节畸形和肌肉萎缩，定时更换体位，预防压疮的发生。

（2）恢复期康复：根据患者的病情，制订恢复期康复计划，由易入难，循序渐进，如翻身训练、坐起训练、转移训练、站立训练、步行训练等。

（二）健康指导

1. 疾病知识指导

1）流行病学：本病在我国多见，男女均可发病，女性稍多，多见于 20～40 岁，一般急性或亚急性起病。

2）形成的主要原因：病因及发病机制目前尚不完全清楚，可能是多发性硬化的一种临床亚型或临床上的一个阶段。

3）主要症状：起病前可有上呼吸道或消化道的感染史，少数患者有低热、头痛、咽痛、周身不适等前驱症状，同时或相继出现视神经损害及脊髓损害。在短时间内连续出现较严重的视神经炎和脊髓炎预示为单相病程，也可有缓解–复发，多数复发病程间隔期为5个月左右。

（1）视神经损害表现：为视神经炎及球后视神经炎，双眼同时或先后受累。急性起病时，受累侧眼数小时或数日内视力部分或完全丧失，伴眼球胀痛。视神经炎眼底检查可见早期有视神经盘水肿，晚期有视神经萎缩；球后视神经炎眼底检查可见早期眼底正常，晚期视神经萎缩。大部分患者视力可在数日或数周后有显著恢复。

（2）脊髓损害表现：临床常表现为播散性脊髓炎，体征呈不对称和不完全性。首发症状为肢体麻木、肩痛或背痛，继而出现截瘫或四肢瘫，感觉障碍等。自主神经损害时可出现尿便异常、皮肤营养障碍等。

4）常用检查项目：脑脊液检查、诱发电位、MRI检查等。

5）治疗：首选皮质类固醇治疗，大剂量冲击疗法，再改为口服逐渐减量至停药。皮质类固醇治疗无效时，可用血浆置换来改善症状。出现运动、感觉和自主神经功能障碍时对症治疗。

6）预后：多因连续发作而加剧，预后与脊髓炎的严重程度及并发症有关。

2. 日常生活指导　进行功能锻炼的同时，保证足够的休息，劳逸结合。鼓励患者保持情绪平稳，防止感冒、外伤、疲劳等诱发因素，加强营养，增强机体抵抗力。

3. 用药指导　对药物的使用进行详细的指导，做好药物不良反应与病情变化的区分。应用皮质类固醇药物时注意观察药物效果及不良反应。口服给药时，按时服用，不能擅自减量、加量，甚至停药，防止"反跳现象"的发生。

4. 饮食指导　保持营养均衡，保证热量与水分的摄入，多食新鲜的蔬菜和水果，减少并发症的发生。

5. 预防复发　遵医嘱正确用药，定期门诊复查，预防各类诱发因素的发生，适量运动，如出现病情变化及时就诊。

三、急性播散性脑脊髓炎患者的护理

急性播散性脑脊髓炎（ADEM）是一种广泛累及中枢神经系统白质的急性炎症性脱髓鞘疾病，通常发生在感染、出疹或疫苗接种后，故又被称为感染后、出疹后、疫苗接种后脑脊髓炎，主要病理特点为多灶性或弥漫性脱髓鞘。好发于儿童及青壮年，无季节性，散发病例多见，通常为单项病程。

急性出血性白质脑炎（AHLE）被认为是急性播散性脑脊髓炎的暴发型，起病急骤，病情凶险，死亡率较高。

（一）专科护理

1. 护理要点　监测患者的生命体征，密切观察患者瞳孔、意识的变化，患者有无痫性发作、脑膜刺激征、脑疝等的发生。急性期特别关注患者有无呼吸肌麻痹，保持呼吸道通畅，维持生命功能，加强安全护理，避免患者受伤。

2. 主要护理问题

（1）急性意识障碍：与大脑功能受损有关。

（2）体温过高：与感染、免疫反应等有关。

（3）低效性呼吸型态：与呼吸肌麻痹有关。

（4）有皮肤完整性受损的危险：与脊髓受累所致瘫痪有关。

（5）躯体活动障碍：与脊髓受累所致瘫痪有关。

3. 护理措施

（1）一般护理

1）生活护理：急性期指导患者卧床休息，保持病室安静。满足患者的生理需要，做好各项清洁卫生工作，如皮肤的护理、头发的护理、口腔护理、会阴护理等。

2）饮食护理：给予高蛋白、高维生素，易消化吸收的食物，保证水分的摄入。患者不能经口进食时，给予肠外营养或留置胃管，并做好相关护理工作。

3）病情观察：密切观察患者的意识、瞳孔及生命体征变化并详细记录。出现病情变化时及时报告医生，并配合抢救。

（2）发热的护理

1）针对病因进行药物治疗。

2）物理降温：给予酒精、温水擦浴等，局部使用冰帽、冰袋、冰槽等降温，小心谨慎，防止冻伤发生。

3）适量增加液体摄入。

4）注意保暖。

5）监测体温。

（3）用药护理

1）使用肾上腺皮质类固醇药物时，早期、足量、短程、合理使用，注意观察用药效果及不良反应。

2）使用免疫抑制剂时易出现白细胞减少、胃肠道反应、肝肾功能损害等不良反应。用药期间需严密观察，监测血常规及肝肾功能。

3）保持水、电解质及酸碱平衡。

（4）心理护理：及时了解患者的心理状况，关心体贴患者，树立信心，取得患者的信任与配合。

（5）安全护理

1）意识障碍或躯体移动障碍的患者给予床档保护。

2）患者出现痫性发作时要尽快控制发作，遵医嘱正确用药，保持呼吸道通畅，维持生命功能，预防外伤及其他并发症的发生。

（6）呼吸肌麻痹的护理：给予持续吸氧。保持呼吸道通畅，勤翻身、叩背，及时清理口鼻分泌物，鼓励患者深呼吸及有效咳嗽。出现呼吸困难、动脉血氧饱和度下降或血气分析指标改变时要及时报告医生，必要时遵医嘱给予机械通气，根据患者的病情实施面罩吸氧、气管插管、气管切开等措施。

（二）健康指导

1. 疾病知识指导

（1）流行病学：本病好发于儿童及青壮年，散发病例多见，四季均可发病，男女发病率差异不大。

（2）形成的主要原因：发病机制尚不清楚，可能与感染、疫苗接种或某些药物所引起的免疫反应有关。

（3）主要症状：多在感染或疫苗接种后 1~2 周急性起病，突然出现高热、头痛、呕吐、癫痫发作、意识障碍等，脊髓受损平面以下的截瘫或四肢瘫；急性出血性白质脑炎起病呈暴发式，表现为高热、头痛、意识障碍进行性加重、精神异常、瘫痪等，症状和体征迅速发展，死亡率高。

（4）常用检查项目：血常规、血沉、脑脊液、脑电图、肌电图、CT 检查、MRI 检查等。

（5）急性播散性脑脊髓炎的治疗：早期使用肾上腺皮质类固醇，抑制炎症脱髓鞘，减轻脑和脊髓的充血和水肿，保护血脑屏障。无效者考虑使用血浆置换和免疫球蛋白。部分治疗效果不明显的患者使用免疫抑制剂。

（6）急性播散性脊髓炎的预后：大多数患者可明显恢复，预后与发病诱因及病情的严重程度有关，部分患者遗留有功能障碍。急性出血性白质脑炎死亡率高。

2. 用药指导

（1）使用肾上腺皮质类固醇药物时，早期、足量、短程治疗，合理用药，减少不良反应。密切观察药物效果，减量过程中，注意药物剂量的变化。

（2）口服药按时服用：不要根据自己感受减药、加药，忘记服药或在下次服药时补上忘记的药量会导致病情波动；不能擅自停药，以免造成"反跳"现象。

3. 日常生活指导　指导患者自我护理的方法，提高患者的自理能力，满足患者的各项生理需求。定时更改体位，防止皮肤破损。深呼吸、有效咳嗽，勤翻身、叩背、吸痰，防止肺感染。保障营养摄入，促进疾病康复。

（三）循证护理

急性脊髓炎发病急，病变水平以下的运动、感觉神经功能障碍，多伴有多种并发症。尤其以颈段性和上升性脊髓炎危害更严重，威胁青壮年的健康和生存质量。通过对 29 例急性脊髓炎患者的病情进行有针对性的观察并积极采取预见性的护理措施，能使并发症的发生明显降低，并提高抢救成功率。结论证明进行针对性的观察病情及采取预见性的护理措施在积极预防并发症，降低致残率、病死率，提高疗效，减轻疾病所致痛苦等方面有着至关重要的作用。

（胡光瑞）

第三节　脑血管疾病

脑血管疾病（cerebrovascular disease，CVD）是指在脑血管病变或血流障碍的基础上发生的局限性或弥漫性脑功能障碍，依据神经功能缺失持续时间，将不足 24h 者称短暂性脑缺血发作，超过 24h 者称脑卒中。脑卒中（stroke）是脑血管疾病的主要临床类型，以突然发病、迅速出现局限性或弥漫性脑功能缺损为临床特征。脑卒中可分为缺血性卒中和出血性卒中，前者又称为脑梗死，包括脑血栓形成和脑栓塞；后者包括脑出血和蛛网膜下腔出血。我国卒中发病率为（120～180）/10 万，2008 年卫生部公布的全国死因调查，脑卒中已成为第一致死原因。

引起脑血管疾病的病因较多，有血管壁病变（以动脉粥样硬化为最常见）、血液成分及血液流变学异常（如血液黏滞度增高、凝血机制异常）、心脏病和血流动力学改变（如血压的急骤波动、心瓣膜病、心房颤动）等。脑血管疾病的危险因素分为两类：一类是无法干预的因素，如年龄、性别、种族和遗传因素等；另一类是可干预的因素，其中高血压是最重要的独立危险因素，糖尿病、吸烟、酗酒是脑血管疾病发病重要的危险因素，高脂血症、心脏病、肥胖、口服避孕药、饮食因素（盐、含饱和脂肪酸动物油的食用量）等也与脑血管疾病的发病有关。

一、短暂性脑缺血发作

短暂性脑缺血发作（transient ischemic attack，TIA）是由颅内动脉病变致脑动脉一过性供血不足引起的脑或视网膜短暂性、局灶性功能障碍。发作一般持续 10～15min，多在 1h 内恢复，最长不超过 24h。TIA 好发于中老年人，男性多于女性，其发病与高血压、动脉粥样硬化、糖尿病、血液成分改变及血流动力学变化等多种因素有关。

（一）护理评估

1. 健康史　询问患者有无动脉粥样硬化、高血压、心脏病、糖尿病、高脂血症、颈椎病及严重贫血等病史；发病前有无血压明显升高、急性血压过低、急剧的头部转动和颈部伸屈及严重失水等血流动力学改变的情况。

2. 身体状况　多突然起病，迅速出现局灶性脑或视网膜功能障碍。历时短暂，多在 1h 内恢复，最长不超过 24h。可反复发作，每次发作症状相似，不留后遗症。

（1）颈内动脉系统短暂性脑缺血发作：常见症状为病变对侧发作性单瘫、轻偏瘫、对侧面部轻瘫，可伴有对侧偏身感觉障碍和对侧同向性偏盲。颈内动脉分支眼动脉缺血时，病变侧单眼一过性黑蒙或失明，为特征性症状。优势半球缺血时可有失语和失用。

（2）椎-基底动脉系统短暂性脑缺血发作：常见症状有眩晕、呕吐及平衡障碍，眼球运动异常和复视。特征性症状为跌倒发作（患者转头或仰头时下肢突然失去张力而跌倒，无意识丧失，可很快自行站起）、短暂性全面性遗忘（发作性短时间记忆丧失，持续数分钟至数十分钟）和双眼视力障碍发作。还可出现吞咽困难、构音障碍、共济失调、交叉性瘫痪等。

3. 心理-社会状况　因突然发病或反复发作，常使患者产生紧张、焦虑和恐惧；部分患者因缺乏相关知识而麻痹大意。

4. 辅助检查　头颅 CT 或 MRI 检查多正常；数字减影血管造影（DSA）及彩色经颅多普勒（TCD）可见动脉狭窄；血脂、血液流变学检查，可发现血黏度增高及血小板聚集性增加。

5. 治疗要点　治疗原则是去除病因和诱因，减少及预防复发，保护脑功能。药物治疗多采用抗血小板聚集药：阿司匹林、氯吡格雷和双嘧达莫；抗凝药物：肝素、低分子肝素和华法林等；可根据患者病情选用扩容、溶栓、降纤酶治疗或应用活血化瘀性中药制剂。必要时行颈动脉内膜切除术（CEA）或颈动脉血管成形和支架植入术（CAS）。

（二）常见护理诊断/问题

1. 有跌倒的危险　与突发眩晕、平衡失调及一过性失明等有关。

2. 潜在并发症　脑卒中。

3. 知识缺乏　缺乏疾病的防治知识。

（三）护理措施

1. 一般护理　发作时卧床休息，枕头不宜太高（以 15°～20° 为宜），以免影响头部的血液供应；头部转动时应缓慢且幅度不要太大；频繁发作的患者应避免重体力劳动，必要时如厕、沐浴及外出活动时应有家人陪伴。

2. 病情观察　频繁发作的患者应注意观察和记录每次发作的持续时间、间隔时间和伴随症状，警惕缺血性脑卒中的发生。

3. 用药护理　遵医嘱应用抗血小板聚集药阿司匹林或氯吡格雷，主要不良反应有恶心、腹痛、腹泻和皮疹，偶可出现可逆性粒细胞减少，应定期监测血常规与凝血机制。抗凝药首选肝素，用药过程中应观察有无出血倾向，有消化性溃疡和严重高血压者禁用。

4. 心理护理　安慰患者，向患者解释病情，使其了解本病治疗与预后的关系，消除患者紧张和恐惧心理；又要强调本病的危害性，帮助患者建立良好的生活习惯，积极配合治疗与护理。

5. 健康指导

（1）疾病知识指导：说明积极治疗病因，避免危险因素的重要性；介绍吸烟、酗酒、肥胖及饮食因素与脑血管病的关系；对频繁发作的患者应尽量减少独处时间，避免发生意外。

（2）饮食指导：选择低盐、低糖、低脂、丰富维生素及少刺激性食物，少摄入糖类及甜食，忌食辛辣、油炸食物，戒烟限酒。

（3）用药指导：告知患者按医嘱坚持长期服用抗血小板聚集药物，定期复查凝血常规。

二、脑梗死

脑梗死（cerebral infarction，CI）是指因脑部血液循环障碍，缺血、缺氧所致的局限性脑组织的缺血性坏死或软化，又称缺血性脑卒中。临床最常见的类型为脑血栓形成（cerebral thrombosis，CT）和脑栓塞（cerebral embolism）。

脑血栓形成是脑血管疾病中最常见的一种，是在脑动脉主干或分支发生动脉粥样硬化的基础上，管腔狭窄、闭塞，形成血栓，引起局部脑组织血流中断，导致脑组织缺血、缺血性坏死，出现相应的神经系统症状和体征。脑血栓可形成于颈内动脉和椎-基底动脉系统的任何部位，以动脉分叉处多见。最常见最基本的病因为脑动脉粥样硬化，常伴高血压。高血压与动脉粥样硬化互为因果，糖尿病和高脂血症等也可加速动脉粥样硬化进程。在睡眠、失水、心力衰竭、心律失常等情况下，心排血量减少、血压下降、血流缓慢及血液黏稠度增加，易致血栓形成。

脑栓塞是指血液中的各种栓子随血流进入颅内动脉系统，使血管腔急性闭塞，引起相应供血区的脑组织缺血坏死，出现局灶性神经功能缺损的症状。脑栓塞栓子来源可分为心源性（心房颤动时附壁血栓脱落多见）、非心源性（动脉粥样硬化斑块脱落多见）和来源不明性栓子三大类，最常见的原因是心源性栓子，占脑栓塞的 60% ~75%。

（一）护理评估

1. 健康史　了解患者有无动脉粥样硬化、高血压、高脂血症、糖尿病及短暂性脑缺血发作病史；有无风湿性心脏瓣膜病、感染性心内膜炎及心肌梗死等病史；有无心脏手术、长骨骨折、血管内介入治疗等病史；发病前有无失水、大出血、心力衰竭及心律失常等诱因；是否长期摄入高钠、高脂饮食，有无烟酒嗜好；有无脑卒中家族史。

2. 身体状况

1）脑血栓形成

（1）好发于中老年人，发病前可有头昏、头痛、肢体麻木无力等前驱症状，部分患者发病前有短暂性脑缺血发作病史。

（2）常在安静状态下或睡眠中发病，次日早晨醒来时可发现一侧肢体瘫痪、失语、偏身感觉障碍；多数患者意识清楚，少数患者可有不同程度的意识障碍；起病缓慢，病情多在几小时或 1~2 天内发展达到高峰；病情轻者经治疗在短期内缓解，重者病情进展快，可出现昏迷、颅内压增高等并发症，甚至死亡。

（3）神经系统表现：视病变部位和病变范围而定，常为各种类型的瘫痪、感觉障碍、吞咽困难及失语等。

2）脑栓塞：可发生于任何年龄，以青壮年多见。多在活动中急骤发病，无前驱症状，为脑血管病中起病最快的一种。意识障碍常较轻且很快恢复，神经系统局灶表现与脑血栓形成相似，严重者可突然昏迷、全身抽搐，可因脑水肿或颅内压增高，继发脑疝而死亡。部分患者可伴有肾、脾、肠、肢体及视网膜等血管栓塞的表现。

3. 心理-社会状况　发病后患者由于瘫痪、生活自理缺陷影响工作及生活；家庭、社会支持不足，影响患者的心理状况，常出现自卑、消极或急躁心理。

4. 辅助检查

（1）实验室检查：血常规、血糖、血脂及血液流变学检查有助于明确病因。

（2）腰椎穿刺脑脊液检查：脑脊液检查正常。

（3）影像学检查：头颅 CT 是最常用的检查，多数病例于发病 24h 后逐渐显示低密度梗死灶；头颅 MRI 可显示早期（发病 2h 内）的小梗死灶；数字减影血管造影（DSA）及经颅多普勒（TCD）可见动脉狭窄、闭塞，其中 DSA 是脑血管病变检查的金标准；TCD 可发现颈动脉及颈内动脉的狭窄、动脉硬化斑块或血栓形成；部分患者超声心动图检查可发现心腔内附壁血栓。

5. 治疗要点

（1）脑血栓形成：急性期治疗原则为超早期、个体化及整体化治疗。急性期治疗以溶栓治疗为主，结合抗血小板聚集、抗凝及脑细胞保护，酌情进行防治脑水肿、调整血压、降低颅内压等对症治疗；必要时紧急进行血管内取栓、颈动脉血管成形和支架植入术（CAS）等血管内治疗。溶栓治疗应在发病后 6h 内进行，尽快恢复缺血区的血液供应。急性期患者血压应维持于较平时稍高水平，以保证脑部灌注，病后、24~48h 血压过高［收缩压 >200mmHg（26.60kPa）、舒张压 >110mmHg（14.53kPa）］时，首选对脑血管影响较小的药物。恢复期治疗原则为促进神经功能恢复。

（2）脑栓塞：原则上与脑血栓形成相同。积极治疗原发病，消除栓子来源，防止复发，是防治脑栓塞的重要环节。感染性栓塞应用抗生素，禁用溶栓抗凝治疗；脂肪栓塞采用肝素、5% 碳酸氢钠及脂溶剂；心律失常者予以纠正；空气栓塞者指导患者头低左侧卧位，进行高压氧舱治疗。

（二）常见护理诊断，问题

1. 躯体活动障碍　与脑细胞或锥体束缺血、软化及坏死导致偏瘫有关。
2. 语言沟通障碍　与语言中枢损害有关。
3. 吞咽障碍　与意识不清或延髓麻痹有关。
4. 有失用综合征的危险　与意识障碍、偏瘫所致长期卧床有关。
5. 焦虑　与肢体瘫痪、感觉障碍、语言沟通困难等影响工作和生活，或家庭照顾不周及社会支持差有关。

（三）护理目标

患者掌握康复训练方法，躯体活动能力逐渐增强；能采取各种沟通方式表达自己的需要；能安全进食，保证营养成分的摄入；无压疮、感染、肢体失用性萎缩和关节挛缩畸形等发生；情绪稳定，能积极配合治疗和护理。

（四）护理措施

1. 一般护理　急性期患者卧床休息，取平卧位，保持肢体良好位置，抑制患肢痉挛。遵医嘱给予氧气吸入。头部禁用冷敷，以免脑血管收缩导致血流缓慢，而使脑血流量减少。为患者提供低盐、低糖、低脂、丰富维生素及足量纤维素的无刺激性饮食，防止误吸发生。保持大便通畅。病情稳定后指导并协助患者用健肢穿脱衣服、洗漱、进食及大小便等生活自理活动。

2. 病情观察　定时监测患者生命体征、意识状态及瞳孔变化，注意是否出现血压过高或过低的情况；观察患者神经系统表现，及时发现有无脑缺血加重征象及颅内压增高的症状，发现异常及时报告医生并协助处理。

3. 对症护理

（1）偏瘫、感觉障碍：注意保持瘫痪肢体功能位，防止关节变形，及早开始肢体功能锻炼，避免损伤并给予其他相应护理。

（2）吞咽障碍：①观察患者能否自口腔进食，饮水有无呛咳，了解患者进食不同稠度食物的吞咽情况，进食量及速度。②鼓励能吞咽的患者自行进食，选择营养丰富易消化的食物，将食物调成糊状使其易于形成食团便于吞咽，避免粗糙、干硬及辛辣的刺激性食物，少量多餐。③进食时患者取坐位或健侧卧位，将食物送至口腔健侧的舌根部，以利于吞咽；吞咽困难患者避免使用吸水管；进食后应保持坐位 30～60min。④床旁备齐吸引装置，一旦发生误吸应立即清除口鼻分泌物和呕吐物，保持呼吸道通畅。⑤不能进食的患者，遵医嘱鼻饲，告知患者或家属鼻饲饮食的原则、方法及注意事项。

4. 用药护理

（1）溶栓抗凝药物：严格掌握用药剂量，用药前后监测出凝血时间、凝血酶原时间；密切观察患者意识、血压变化，有无牙龈出血、黑粪等出血征象。如患者原有症状加重，或出现严重头痛、恶心呕吐、血压增高、脉搏减慢等应考虑继发颅内出血。应立即报告医生，遵医嘱立即停用溶栓和抗凝药物，积极协助头颅 CT 检查。

（2）低分子右旋糖酐：用药前做皮试，部分患者用后可出现发热、皮疹甚至过敏性休克等，应密切观察。

（3）脱水剂：20% 甘露醇快速静脉滴注，记录 24h 出入液量，定期复查尿常规、肾功能及电解质。肾功能不全者可改用呋塞米静脉推注，注意监测电解质。

（4）钙通道阻滞剂：可有头部胀痛、颜面部发红、血压下降等不良反应，应调整输液速度，监测血压变化。

5. 心理护理　向患者解释病情，帮助患者正视现实，说明积极配合治疗和护理有助于病情恢复和改善预后；鼓励患者主动获取维持健康的知识，积极参与生活自理；充分利用家庭和社会的力量关心患者，消除患者思想顾虑，树立战胜疾病的信心。

6. 健康指导

（1）疾病知识指导：向患者和家属介绍本病的基本知识，告知本病的早期症状及就诊时机，说明积极治疗原发病、去除诱因是防止脑梗死的重要环节。教会患者康复训练的基本方法，通过感觉、运动及言语功能等训练，促进神经功能恢复，重视心理康复，逐步达到职业康复和社会康复。遵医嘱正确服用降压、降糖和降血脂药物，定期复查，若出现头晕、肢体麻木等脑血栓前驱症状或短暂性脑缺血发作表现，应及时就诊。

（2）生活方式指导：指导患者选择低盐、低脂、充足蛋白质和丰富维生素的饮食，多食新鲜蔬菜、水果、豆类及鱼类，少吃甜食，限制动物油和钠盐摄入，忌辛辣油炸食品，戒烟限酒。生活起居要有规律，平时保持适量体力活动。告知老年人晨醒后不要急于起床，最好安静平卧10min后缓慢起床，改变体位动作要慢，转头不宜过猛，洗澡时间不要过长、水温不要过高，以防发生体位性低血压。

（五）护理评价

患者能否掌握康复训练方法，躯体活动能力是否逐渐增强；是否能主动与人交谈，语言、沟通能力是否改善；能否安全进食，进食过程中有无呛咳，营养状况是否得到改善；基本生活是否能自理；焦虑是否减轻或消失。

三、脑出血

脑出血（intracerebral hemorrhage，ICH）是指非外伤性脑实质内出血，多在活动状态下突然发病，发病前多无先兆。脑出血占全部脑卒中的20%～30%，急性期病死率为30%～40%。好发于50岁以上的人群，男性多于女性。

脑出血最常见的病因是高血压并发细小动脉硬化，其他还可见于动－静脉血管畸形、脑淀粉样血管病变、血液病、抗凝或溶栓治疗，常因用力活动、情绪激动等而诱发。高血压性脑出血好发部位为大脑基底节区（又称内囊区出血），此处豆纹动脉自大脑中动脉近端呈直角分出，受高压血流冲击最大，故此动脉最易破裂出血。

（一）护理评估

1. 健康史　询问患者既往有无高血压、动脉粥样硬化、先天性动脉瘤、颅内血管畸形及血液病等病史；有无家族史；是否进行降压、抗凝等治疗，目前用药情况及治疗效果；发病前有无情绪激动、精神紧张、酗酒、用力活动及排便等诱发因素；了解患者的性格特点、生活习惯和饮食结构等。

2. 身体状况　发病前多无先兆，少数有头昏、头痛、肢体麻木和口齿不清等前驱症状。多在情绪激动和活动时突然起病，常于数分钟至数小时内病情发展至高峰。发病后血压常明显升高，出现剧烈头痛，伴呕吐、偏瘫、失语、意识障碍及大小便失禁。呼吸深沉带有鼾音，重者呈潮式呼吸或不规则呼吸，临床表现因出血量及出血部位不同而异。

（1）基底节区出血：是最常见的脑出血。因病变累及内囊，患者出现典型"三偏综合征"，即病灶对侧偏瘫、偏身感觉减退和双眼对侧同向偏盲。如果出血累及优势半球常伴失语；累及下丘脑可伴持续高热、消化道出血等。出血量较大时，临床表现重，可并发脑疝，甚至死亡。

（2）脑桥出血：小量出血无意识障碍，表现为交叉性瘫痪，头和双眼转向非出血侧，呈"凝视瘫肢"状。大量出血迅速波及两侧脑桥后，患者立即昏迷，出现双侧面部和肢体瘫痪，两侧瞳孔缩小呈"针尖样"（脑桥出血的特征性表现）、中枢性高热、呼吸衰竭，多数在24～48h内死亡。

（3）小脑出血：少量出血常表现为一侧后枕部头痛、眩晕及呕吐，病侧肢体共济失调等，无肢体瘫痪。出血量较多者发病后12～24h内出现昏迷、双侧瞳孔缩小如针尖样、呼吸不规则等脑干受压征象，形成枕骨大孔疝而死亡。

3. 心理－社会状况　患者面对运动障碍、感觉障碍及言语障碍等残酷现实，而又不能表达自己的情感，常会出现情绪沮丧、悲观失望心理；家庭环境及经济状况欠佳，家属对患者的关心、支持程度差，患者会产生苦闷、急躁心理，对自己的生活能力和生存价值丧失信心。

4. 辅助检查

（1）影像学检查：CT 检查，显示均匀高密度影像，对脑出血有确诊价值；MRI 和脑血管造影能检出更细微病变。

（2）脑脊液检查：只在无 CT 检查条件，且临床无明显颅内压增高表现时进行。脑脊液压力常增高，多为血性脑脊液。

5. 治疗要点 脑出血急性期的治疗原则是脱水降颅压、调整血压、防治再出血、加强护理防止并发症。①一般治疗：卧床休息、吸氧、观察病情、对症治疗。②脱水降颅压：常选用 20% 甘露醇快速静脉滴注或呋塞米静脉注射。③调整血压：如果血压明显升高，收缩压 >200mmHg（26.60kPa）或平均动脉压 >150mmHg（19.95kPa），可选用温和降压药物，如硫酸镁等。④根据具体病情选用止血药物，如并发消化道出血可用奥美拉唑；伴凝血障碍者可用 6 - 氨基己酸；应用肝素并发的脑出血可选用鱼精蛋白。⑤必要时采用经皮钻孔血肿穿刺抽吸、脑室引流或开颅清除血肿等手术疗法。

（二）常见护理诊断/问题

1. 有受伤的危险 与脑出血导致脑功能损害、意识障碍有关。
2. 自理缺陷 与脑出血所致偏瘫、共济失调或医源性限制（绝对卧床）有关。
3. 有失用综合征的危险 与脑出血致意识障碍、运动障碍或长期卧床有关。
4. 潜在并发症 脑疝、消化道出血。

（三）护理目标

患者不因意识障碍而发生误吸、窒息、感染和压疮；能积极进行日常生活能力的训练，自理能力是否增加；无肢体失用性萎缩和关节挛缩畸形等发生；并发症得到有效防治。

（四）护理措施

1. 一般护理

（1）休息与安全：绝对卧床休息 2 ～ 4 周，抬高床头 15°～30°以减轻脑水肿，发病后 24 ～ 48h 内避免搬动。取平卧位头偏向一侧或侧卧位，若患者有面瘫，可取面瘫侧朝上侧卧位，有利于口腔分泌物的引流。瘫痪肢体置于功能位，每 2 ～ 3h 协助患者变换体位，尽量减小头部摆动幅度，以免加重出血。病室保持安静，严格限制探视，各项护理操作应集中进行，动作轻柔。对谵妄躁动患者加保护性床栏，由专人陪护，必要时给予约束带。避免打喷嚏、屏气、剧烈咳嗽、用力排便、大量快速输液和躁动不安等导致颅内压增高的因素，必要时遵医嘱应用镇静剂，但禁用吗啡与哌替啶，以免抑制呼吸或降低血压。

（2）饮食护理：急性脑出血患者在发病 24h 内应暂禁食，患者生命体征平稳、无颅内压增高症状及严重消化道出血时，可进食高蛋白质、丰富维生素、低盐、低脂及富含纤维素的半流质食物，并且要保证进食安全；有进食障碍者可鼻饲流质饮食并做好鼻饲管的护理；有消化道出血不能鼻饲者改为静脉营养支持。

（3）保持大便通畅：避免用力排便，可进行腹部按摩，为患者提供安全而隐蔽的排便环境，遵医嘱应用导泻药物，但禁止灌肠。

2. 病情观察 密切观察并记录患者的生命体征、意识状态、瞳孔变化，及时判断患者有无病情加重及并发症的发生。若患者出现剧烈头痛、喷射性呕吐、血压升高、脉搏洪大、呼吸不规则、意识障碍进行性加重及两侧瞳孔不等大等情况，常为脑疝先兆表现。若患者出现呕血、黑粪或从胃管抽出咖啡色液体，伴面色苍白、呼吸急促、皮肤湿冷、血压下降和少尿等，应考虑上消化道出血和出血性休克。

3. 对症护理 对头痛、意识障碍、语言障碍、感觉障碍及运动障碍等给予相应的护理。

4. 用药护理 遵医嘱用药，观察药物疗效和不良反应。①硫酸镁：观察呼吸、循环情况及昏迷程度，药液不可漏出血管外，以免发生组织坏死；静脉注射速度不可过快，以免导致一过性头晕、头痛和视物模糊。②甘露醇：应在 15 ～ 30min 内快速滴完。长期大量应用易出现肾损害、水电解质紊乱等，应记录 24h 出入液量，定期复查尿常规、肾功能及电解质。③6 - 氨基己酸：持续给药，保持有效血药浓度，观察患者有无消化道反应、体位性低血压等。

5. 脑疝的护理

（1）诱因预防：避免用力排便、烦躁、剧烈咳嗽、快速输液、脱水剂滴注速度过慢等诱发因素。

（2）病情观察：严密观察患者有无脑疝先兆表现，一旦出现立即报告医生。

（3）配合抢救：保持呼吸道通畅，防止舌根后坠和窒息，及时清除呕吐物和口鼻分泌物，迅速给予高流量吸氧。迅速建立静脉通道，遵医嘱快速给予脱水、降颅压药物，如静脉滴注20%甘露醇或静脉注射呋塞米等。备好气管切开包、脑室穿刺引流包、监护仪、呼吸机和抢救药物。

6. 心理护理 随时向患者通报疾病好转的消息，请康复效果理想的患者介绍康复成功经验；鼓励患者做自己力所能及的事情，减少患者的依赖性；指导家属充分理解患者，给予各方面的支持，从而纠正患者心理障碍，树立战胜疾病的信心。

7. 健康指导

（1）疾病知识指导：向患者和家属介绍脑出血的基本知识，明确积极治疗原发病对防止再次发病的重要性；尽量避免情绪激动及血压骤升骤降等诱发因素；指导患者注意病情，每日定时测血压，定期随诊，发现血压异常波动，或有头痛、头晕及其他不适及时就诊。

（2）康复训练指导：向患者和家属说明康复训练越早疗效越好，强调坚持长期康复训练的重要性，并介绍和指导康复训练的具体方法，使患者尽可能恢复生活自理能力。

（3）生活指导：指导患者建立健康的生活方式，戒烟酒，保持大便通畅，保证睡眠充足，适当运动，避免过度劳累。

（五）护理评价

患者意识障碍程度是否减轻，有无误吸、窒息、感染和压疮发生；能否积极进行日常生活能力的训练，自理能力是否增加；有无肢体失用性萎缩和关节挛缩畸形等发生；并发症是否得到有效防治。

四、蛛网膜下腔出血

蛛网膜下腔出血（subarachnoid hemorrhage，SAH）通常为脑底部动脉瘤或脑动静脉畸形破裂，血液直接流入蛛网膜下腔所致，又称自发性蛛网膜下腔出血。最常见病因为颅内动脉瘤，其次为脑血管畸形。蛛网膜下腔出血约占急性脑卒中的10%，各年龄组均可发病，青壮年多见。

（一）护理评估

1. 健康史 询问患者有无先天性动脉瘤、颅内血管畸形和高血压及动脉粥样硬化等病史；有无血液病、糖尿病、颅内肿瘤及抗凝治疗史；了解发病前有无突然用力、情绪激动、用力排便及酗酒等诱发因素；了解患者过去有无类似发作及诊治情况。

2. 身体状况 起病急骤，多有剧烈运动、情绪激动、用力排便等诱因。典型表现是突发异常剧烈的全头痛，可持续数日不变，2周后缓慢减轻，头痛再发常提示再次出血。可伴有呕吐、面色苍白、出冷汗，半数患者有不同程度的意识障碍。可出现脑膜刺激征，表现为颈项强直、凯尔尼格征及布鲁津斯基征阳性，是蛛网膜下腔出血最具有特征性的体征。少数患者可有短暂性或持久的局限性神经体征，如偏瘫、偏盲或失语。严重颅内压增高的患者可出现脑疝。

3. 心理-社会状况 因剧烈头痛、呕吐可使患者焦虑、紧张，甚至恐惧。因担心肢体瘫痪、失语等生活不便，给家人和社会带来负担而出现自卑心理。

4. 辅助检查

（1）头颅CT：是确诊蛛网膜下腔出血的首选检查，表现为蛛网膜下腔高密度影像。

（2）数字减影血管造影：是确诊蛛网膜下腔出血病因的最有价值的检查。宜在出血3d内或3周后进行，以避开脑血管痉挛和再出血的高峰期。

（3）脑脊液检查：脑脊液压力增高，肉眼呈均匀一致血性脑脊液。如CT检查已明确诊断者，此项不作为临床常规检查。

5. 治疗要点　治疗原则是防治继续出血，降低颅内压、防治血管痉挛，减少并发症，降低死亡率，必要时手术治疗。急性期处理与脑出血基本相同，但主张使用大剂量止血剂，以避免早期再出血，常用6 - 氨基己酸、氨甲苯酸等；解除脑血管痉挛，可选用钙通道阻滞剂尼莫地平。

（二）常见护理诊断/问题

1. 疼痛：头痛　与脑血管破裂、脑动脉痉挛、颅内压增高有关。

2. 自理缺陷　与长期卧床（医源性限制）有关。

3. 恐惧　与突然发病及损伤性检查、治疗有关。

4. 潜在并发症　再出血。

（三）护理措施

1. 急性期护理　绝对卧床休息 4～6 周，抬高床头 15°～20°告知患者在改变体位时动作应缓慢，头部勿过度活动，避免导致血压和颅内压增高的各种因素，遵医嘱应用镇静剂、缓泻剂。

2. 病情观察　密切观察病情变化，注意患者意识、瞳孔、生命体征、头痛及肢体活动情况，24h 心电监护。若患者病情稳定后，突然再次出现剧烈头痛、恶心、呕吐、意识障碍加重，或原有局灶性神经系统表现重新出现等，应考虑有再出血可能。应及时报告医生，协助处理。

3. 对症护理　指导患者采用缓解头痛的方法，具体护理措施详见"头痛"。

4. 健康指导

（1）饮食指导：指导患者选择低盐、低脂、充足蛋白质和丰富维生素的饮食，戒烟酒，控制食物热量。

（2）疾病知识：向患者和家属介绍本病知识，指导患者避免使血压骤然升高的各种因素，如保持情绪稳定和心态平衡；保证充足睡眠，适当运动；避免体力和脑力的过度劳累和突然用力；保持大便通畅，避免用力排便。告知患者再出血的表现，发现再出血征象及时就诊。女性患者在 1～2 年内应避孕。

（3）检查指导：应告知患者脑血管造影的相关知识，指导患者积极配合检查。

（胡光瑞）

第四章

呼吸系统疾病护理

第一节 急性上呼吸道感染

急性上呼吸道感染（acute upper respirator tract infection）简称上感，是外鼻孔至环状软骨下缘包括鼻腔、咽或喉部急性炎症的概称。常见病原体为病毒，少数由细菌引起。患者不分年龄、性别、职业和地区，一般病情较轻，病程较短，预后良好。但由于发病率高，有时可引起严重的并发症，具有一定的传染性，应积极防治。本病是人类最常见的传染病之一，多发生于冬春季节，一般为散发，在气候突变时亦可引起局部或大范围的流行。通过含有病毒的飞沫，或经污染的手和用具传播。由于病毒类型较多，人体对其感染后产生的免疫力较弱且短暂，病毒间也无交叉免疫，故可反复发病。

一、病因与发病机制

急性上呼吸道感染 70% ~ 80% 由病毒引起，其中主要包括鼻病毒、冠状病毒、腺病毒、流感病毒等。细菌感染占 20% ~ 30%，可单独或继发于病毒感染后发生，以口腔定植菌溶血性链球菌多见。接触病原体后是否发病，取决于传播途径和人群易感性。各种可导致全身或呼吸道局部防御功能降低的原因如受凉、淋雨、过度紧张或疲劳等，均可诱发本病。年老体弱、儿童和有慢性呼吸道疾病者易患本病。

二、临床表现

1. 症状和体征　根据病因和临床表现不同，可分为不同的类型。

（1）普通感冒（common cold）：为病毒感染所致，又称急性鼻炎或上呼吸道卡他，俗称"伤风"。起病较急，以鼻咽部卡他症状为主要表现。严重者有发热、轻度畏寒和头痛等。体检可见鼻腔黏膜充血、水肿、有分泌物，咽部可轻度充血。一般经 5 ~ 7d 痊愈，伴并发症者可致病程迁延。

（2）急性病毒性咽炎和喉炎：急性病毒性咽炎常由鼻病毒、腺病毒、副流感病毒和呼吸道合胞病毒等引起。表现为咽部发痒和烧灼感，咽痛不明显。急性病毒性喉炎多由流感病毒、副流感病毒和腺病毒等所致，以声音嘶哑、讲话困难为主要表现，可有发热、咽痛或咳嗽，咳嗽时咽喉疼痛加重。体检可见喉部水肿、充血、局部淋巴结轻度肿大伴触痛，有时可闻及喉部喘息声。

（3）急性疱疹性咽峡炎：主要由柯萨奇病毒 A 所致。夏季多发，多见于儿童。表现为明显咽痛，常伴有发热，病程一周左右。体检可见咽充血，软腭、腭垂（悬雍垂）、咽和扁桃体表面有灰白色疱疹及浅表溃疡，周围有红晕。

（4）急性咽结膜炎：常由腺病毒、柯萨奇病毒引起。夏季好发，儿童多见，游泳传播为主。病程 4 ~ 6d，表现为咽痛、畏光、流泪、发热和咽、结膜明显充血。

（5）急性咽扁桃体炎：多由溶血性链球菌引起，其次由流感嗜血杆菌、肺炎链球菌和葡萄球菌等引起。起病急，咽痛明显，伴畏寒、发热，体温超过 39℃。可见咽部明显充血，扁桃体肿大、充血，表面有黄色点状渗出物，颌下淋巴结肿大伴压痛。肺部检查无异常体征。

2. 并发症　本病如不及时治疗，可并发急性鼻窦炎、中耳炎、气管–支气管炎。部分患者可继发病毒性心肌炎、肾小球肾炎、风湿热等。

三、实验室及其他检查

1. 血常规　病毒感染者，白细胞计数正常或偏低，淋巴细胞比例升高。细菌感染者，可见白细胞计数和中性粒细胞增多，并有核左移现象。

2. 病原学检查　因病毒类型繁多，且明确类型对治疗无明显帮助，一般无需明确病原学检查。可利用免疫荧光法等方法判断病毒类型。细菌培养可判断细菌类型和药物敏感试验。

四、治疗要点

目前尚无特异抗病毒药物，以对症处理为主，同时戒烟、注意休息、多饮水、保持室内空气流通和防治继发细菌感染。

1. 对症治疗　头痛、发热、全身肌肉酸痛者可给予解热镇痛药；鼻塞可用盐酸伪麻黄碱等选择性收缩上呼吸道黏膜血管的药物，也可用1%麻黄碱滴鼻；频繁喷嚏、多量流涕给予抗过敏药物；咳嗽明显可使用镇咳药。

2. 抗菌药物治疗　普通感冒无需使用抗菌药物，如有白细胞升高、咽部脓苔、咳黄痰和流鼻涕等细菌感染证据，可根据当地流行病学史和经验用药，选择口服青霉素、第一代头孢菌素、大环内酯类或喹诺酮类药物。

3. 抗病毒药物治疗　一般无需应用，如出现发热，发病超过2d，免疫缺陷者，可使用。利巴韦林和奥司他韦有较广的抗病毒谱，对流感病毒、副流感病毒和呼吸道合胞病毒等有较强的抑制作用，可缩短病程。

4. 中医治疗　选用具有清热解毒和抗病毒作用的中药，有助于改善症状，缩短病程。

五、护理评估

1. 病史评估　询问患者是否有流行病学接触史，是否有受凉、淋雨、过度疲劳等防御功能降低史。
2. 身体评估　有无咽痒、咽干或咽痛，或伴有鼻塞、喷嚏、流清水样鼻涕，甚至发热等症状。有无鼻腔黏膜充血、水肿、分泌物，咽部充血等体征。
3. 实验室及其他检查的评估　了解患者血常规、细菌学、病毒学等实验室检查及放射线检查结果。

六、护理诊断/问题

舒适受损：鼻塞、流涕、咽痛、头痛与病毒、细菌感染等有关。

七、护理措施

1. 一般护理
（1）环境和休息：保持室内温湿度适宜，空气流通，症状较轻者适当休息，病情较重或年老者以卧床休息为主。
（2）饮食护理：清淡、富含维生素、易消化、足够热量饮食。发热者适当增加饮水量。
（3）口腔护理：进食后漱口或按时给予口腔护理，防止口腔感染。
2. 病情观察　观察体温及主要症状。高热者遵医嘱给予物理或药物降温。药物治疗后症状不缓解或出现其他症状者，应及时就诊。
3. 用药护理　遵医嘱用药且注意观察药物疗效和不良反应。对于可导致头晕、嗜睡等不良反应的抗过敏药物，指导患者夜间服用，避免在工作或驾车时使用。
4. 防止交叉感染　注意隔离患者，减少探视，避免交叉感染。指导患者咳嗽或打喷嚏时应避免对着他人。患者使用的餐具、痰盂等用具应按规定消毒。

5. 健康指导

（1）疾病知识指导：帮助患者及家属掌握上呼吸道感染的常见诱因，避免受凉、过度疲劳，注意保暖；保持室内空气清新、阳光充足；在高发季节少去人群密集的公共场所；戒烟；防止交叉感染等。药物治疗后症状不缓解，或出现耳鸣、耳痛、外耳道流脓等中耳炎症状，或恢复期出现胸闷、心悸、眼睑水肿、腰酸或关节痛者，应及时就诊。

（2）疾病预防指导：注意劳逸结合，避免受凉和过度劳累，加强锻炼、增强体质、生活饮食规律、改善营养，提高机体抵抗能力。必要时注射疫苗预防，如流感疫苗。年老体弱易感者应注意防护，上呼吸道感染流行时应戴口罩，尽量避免出入人多的公共场合。

八、小结

急性上呼吸道感染冬、春季多发，常见病原体为病毒，有较强的传染性，主要表现为鼻塞、流涕、咽痛、头痛等，以对症和中医治疗为主要治疗手段。护理重点是指导患者合理休息；提供清淡、富含维生素、易消化、足够热量饮食，发热者适当增加饮水量；观察体温及主要症状变化，必要时给予降温；遵医嘱合理用药和注意药物不良反应；防止交叉感染；给予疾病及预防知识的指导。

（沈　娟）

第二节　肺炎

一、护理评估

1. 病史评估

（1）病因及治疗经过：询问本病的有关病因，如有无淋雨、着凉、劳累等诱因；是否吸烟及吸烟量多少；有无上呼吸道感染史；有无慢性阻塞性肺疾病、糖尿病等慢性病史；是否使用过抗生素、激素、免疫抑制剂等。

（2）患者病情与一般情况：有无寒战、高热、咳嗽、咳痰、胸痛等，日常活动与休息、饮食、排便是否规律，有无食欲减退、恶心、呕吐、腹泻等表现。

2. 身体评估

（1）一般状态：有无生命体征异常，如血压下降、体温升高或下降等，意识是否清楚，有无烦躁、嗜睡、反复惊厥、表情淡漠等，有无急性病容，鼻翼扇动。

（2）皮肤、淋巴结：有无面颊绯红、口唇发绀、皮肤黏膜出血、浅表淋巴结肿大。

（3）胸部：有无呼吸频率、节律异常；有无三凹征；有无胸部压痛、叩诊实音或浊音；有无肺泡呼吸音减弱或消失、异常支气管呼吸音、干湿啰音、胸膜摩擦音等。

3. 实验室与其他检查的评估

（1）血常规：白细胞计数升高、中性粒细胞核左移、淋巴细胞升高。

（2）X 线检查：肺纹理增粗、炎性细胞浸润影等。

（3）痰培养：有无细菌生长，药敏试验结果如何。

（4）血气分析：是否有 $Pa(O_2)$ 减低和/或 $Pa(CO_2)$ 升高。

4. 心理 - 社会评估　评估肺炎对患者日常生活、工作或学习的影响，以及患者能否适应疾病所带来的角色转变。评估患者及家属对肺炎的过程、预后及防治知识是否了解。高热、咳嗽、咳痰、呼吸困难等症状会给患者带来很大的精神压力，对治疗失去信心。因此，要注意评估患者的性格特征、情绪变化及心理 - 社会支持系统。

二、护理诊断/问题

1. 体温过高　与细菌感染有关。

2. 清理呼吸道无效　与肺部炎症、大量脓痰、咳嗽无力有关。

3. 潜在并发症　感染性休克。

三、护理措施

1. 高热的护理

（1）一般护理：高热患者由于新陈代谢增快，消耗大，而进食少，体质虚弱，故应卧床休息，减少活动，以减少组织对氧的需要，帮助机体组织修复。在临床应尽量将治疗和护理集中在同一时间内完成，以保证患者有足够的休息时间。

（2）降温处理：高热时予以物理降温或药物降温，降温半小时后复测体温。患者寒战时注意保暖，适当增加盖被，大量出汗者应及时更换衣服和盖被，并注意保持皮肤的清洁干燥。

（3）病情观察：观察生命体征，尤其是关注儿童、老人、久病体弱者的病情变化。为明确诊断，最好在使用抗生素前采集血、痰、胸腔积液标本进行涂片和培养。

（4）补充营养和水分：给高热量、高蛋白和富含维生素的流质或半流质饮食，并鼓励患者进食，少量多餐。对不能进食者，必要时用鼻饲补充营养，以弥补代谢之消耗。发热可使机体丧失大量水分，因此应鼓励患者多饮水或饮料，每日摄入量在 1 ~ 2L，可加快毒素排泄和热量散发。需静脉补液者，滴速不宜过快，以免引起肺水肿。若有明显麻痹性肠梗阻或胃扩张，应暂时禁食、禁饮和胃肠减压，直至肠蠕动恢复。

（5）口腔护理：高热患者，唾液分泌减少，口腔黏膜干燥，口腔内食物残渣易于发酵，促使细菌繁殖，同时机体抵抗力下降及维生素缺乏，易引起口唇干裂、口唇疱疹、口腔炎症、溃疡，故应加强口腔护理。应在清晨、餐后及睡前协助患者漱口，或用漱口液清洁口腔，口唇干裂可涂润滑油保护。

2. 用药护理

（1）诊断不明确时，慎用阿司匹林或其他解热药，以免过度出汗、脱水及干扰真实热型，导致临床判断失误。

（2）严格遵照药品说明书配制和使用抗生素试敏液，注意观察药物过敏反应，尤其对于患者从未使用的抗生素，首次输液速度宜慢，以免发生过敏反应；即使皮试阴性，仍可能发生过敏反应，用药过程中应密切观察，并做好抢救准备，迟发反应如出现皮疹或发热应立即停药并报告医生。

（3）严格遵照医嘱及药品说明书配制和使用药物，避免发生药物不良反应，如两性霉素 B，应溶于 5% 葡萄糖溶液静滴，注意避光和控制滴速，以免发生药毒性反应。

（4）观察药物不良反应：如用氨基苷类抗生素时应注意前庭功能和肾功能，定期留尿检查；用喹诺酮类抗生素时应注意观察胃肠道反应；如患者出现发热、皮疹、胃肠道不适、心律失常、肝肾毒性、耳毒性等，或突然出现呼吸困难、血压下降、意识障碍，应立即停药并报告医生，做好抢救准备。

（5）大量抗生素的应用，可能诱发真菌感染及维生素缺乏，因此必须检查口腔中有无鹅口疮，痰中有无真菌，并及时采取相应措施，如制霉菌素 500 万 IU 加入 0.9% 生理盐水 500ml 中予患者漱口，每 4 ~ 6h 一次；补充 B 族维生素与维生素 K；鼓励患者经口进食，以调整菌丛，抑制真菌生长。

3. 促进有效排痰　略。

4. 感染性休克的护理

1）病情观察：将患者安置在监护病房，专人护理。取抬高头胸部约 20°，抬高下肢约 30° 的中凹位，以利于呼吸和静脉回流，增加心排血量，尽量减少搬动，并注意保暖。密切观察患者的神志、生命体征、皮肤、黏膜、尿量等变化，准确记录出入液量，按医嘱进行中心静脉压测定，评估患者的组织灌流情况，及时发现早期休克征象，协助医生及时采取救治措施。

2）氧疗：迅速给予高流量吸氧，维持 Pa（O$_2$）大于 60mmHg（7.98kPa）有助于改善组织器官的缺氧状态。

3）药物的应用及护理：迅速建立两条静脉通道，给予补液、碳酸氢钠溶液及血管活性药物，以恢复正常组织灌注，改善微循环功能。

（1）扩充有效循环血容量：扩容是抗休克治疗最基本的措施，要根据患者生命体征、年龄、基础疾病、心功能情况、液体出入量及中心静脉压水平决定补液速度及补液量。若血压低，中心静脉压 < 5cmH₂O（0.05kPa）应迅速补液；中心静脉压达到或超过 10cmH₂O（0.10kPa）时，输液速度不宜过快，以免诱发急性心力衰竭。下列证据提示血容量已经补足：口唇红润、肢端温暖、收缩压 > 90mmHg（11.97kPa）；脉压 > 30mmHg（3.99kPa），尿量 > 30ml/h 以上。若血容量已经基本补足，尿比重 < 1.018 及尿量 < 20ml/h 应及时报告医生，警惕发生急性肾功能衰竭。

（2）纠正酸中毒：酸中毒是由于组织缺氧所致。纠正酸中毒可以加强心肌收缩力，增强血管对升压药的反应，改善微循环。常用 5% 碳酸氢钠溶液静脉滴注，因其配伍禁忌较多，应单独输入。

（3）血管活性药物的应用：应用血管活性药物如多巴胺、间羟胺等时应根据血压的变化调整输入速度，维持收缩压在 90~100mmHg（11.97~13.30kPa）为宜。输液过程中要防止药液外渗，以免局部组织缺血坏死。

5. 健康指导

（1）疾病知识宣教：①向患者宣传有关肺炎的基本知识，保证充足的休息时间，增加营养摄入，以增加机体对抗感染的能力；②出院后继续用药者，应嘱其按疗程服药，如更换抗生素应注意迟发过敏反应，出现发热、心率增快、咳嗽、咳痰、胸痛等症状时，应及时就诊。

（2）疾病预防知识指导：①指导患者病情好转后，注意锻炼身体，加强耐寒锻炼；②天气变化时随时增减衣服，避免受凉、淋雨、酗酒以及吸烟，预防上呼吸道感染；③改善营养状况；④维持室内空气流通，保持良好的个人卫生习惯，避免交叉感染；⑤还应注意避免滥用抗生素、糖皮质激素；⑥对年龄大于 65 岁，或不足 65 岁但有心血管、肺疾病、糖尿病、酗酒、肝硬化和免疫抑制者（如 HIV 感染、肾功能衰竭、器官移植受者等）等易感人群可注射流感疫苗或肺炎疫苗。

四、小结

肺炎最常见的原因是感染，其中细菌性肺炎最常见；好发于免疫力较低者。典型的表现为突然畏寒、发热，随后咳嗽、咳痰或原有呼吸道症状加重，不同病原体感染咳痰情况有所不同。治疗主要是抗感染、对症和支持治疗、预防并处理并发症。护理的重点是指导患者合理休息；提供高热量、高蛋白和富含维生素的流质或半流质饮食，并鼓励患者进食，少量多餐，必要时用鼻饲或静脉补充营养以增加营养；观察患者有无用药过敏及药物不良反应；高热患者注意保暖，增加液体摄入，密切观察患者病情变化；出现感染性休克给予中凹位、补液、纠酸及血管活性药物等抢救配合；促进痰液引流；给予疾病及预防知识的健康教育指导。

（沈　娟）

第三节　肺脓肿

肺脓肿（lung abscess）是由多种病原菌引起的肺组织坏死性病变，形成包含坏死物或液化坏死物的脓腔。临床特征为高热、咳嗽和咳大量脓臭痰。本病男性多于女性。自抗生素广泛使用以来，发病率已明显降低。

一、病因与发病机制

病原体常为上呼吸道、口腔的定植菌，包括厌氧、需氧和兼性厌氧菌。90% 的患者并发有厌氧菌感染。根据不同病因和感染途径分为以下三种类型：

1. 吸入性肺脓肿　病原体经口、鼻、咽腔吸入致病。正常情况下，吸入物经气道黏液 - 纤毛运载系统、咳嗽反射和肺巨噬细胞可迅速清除，但在有意识障碍，全身免疫力低下与气道防御功能减弱时吸入病原菌可致病。还可因吸入鼻部和口腔内的脓性分泌物致病。吸入性肺脓肿常为单发性，其发病部位与支气管解剖和体位有关。因右主支气管较左侧粗且陡直，吸入物易进入右肺。在仰卧时，好发于肺上叶后段或下叶背段；坐位时，好发于下叶后基底段；右侧位时，好发于右上叶前段或后段。病原体多为厌氧菌。

2. 继发性肺脓肿　可继发于：①某些肺部疾病感染；②支气管异物堵塞；③邻近器官的化脓性病变。

3. 血源性肺脓肿　因皮肤外伤感染、疖、痈、中耳炎或骨髓炎等所致的菌血症，菌栓随血行播散到肺，引起小血管栓塞、炎症和坏死而形成脓肿。常为两肺外野的多发性脓肿。如急性肺脓肿治疗不彻底，或支气管引流不畅，导致大量坏死组织残留脓腔，炎症迁延3个月以上则称为慢性肺脓肿。

二、临床表现

1. 症状　吸入性肺脓肿患者多有齿、口、咽喉的感染灶，或手术、醉酒、劳累、受凉和脑血管病等病史。急性起病，畏寒、高热，体温达39～40℃，伴有咳嗽、咳少量黏液痰或黏液脓性痰，病变范围大时，可有气促伴精神不振、全身乏力和食欲减退。如感染不能及时控制，于发病的10～14d，突然咳出大量脓臭痰及坏死组织，每天痰液量可达300～500ml，静置后可分为3层。之后，体温开始下降，全身症状随之减轻，数周内一般情况逐渐恢复正常。若肺脓肿破溃到胸膜腔，则有突发性胸痛、气急，出现脓气胸。血源性肺脓肿多先有原发病灶引起的畏寒、高热等全身脓毒症的表现，经数日或数周后才出现咳嗽、咳痰。慢性肺脓肿患者常有咳嗽、咳脓痰、反复发热和咯血，持续数周到数月。

2. 体征　肺部体征与肺脓肿的大小和部位有关。初起时肺部可无阳性体征，或患侧可闻及湿啰音；病变继续发展，可出现肺实变体征，可闻及支气管呼吸音；肺脓腔增大时，可出现空瓮音；病变累及胸膜，有胸膜摩擦音或胸腔积液体征。慢性肺脓肿常有杵状指（趾）、贫血和消瘦。

三、实验室及其他检查

1. 胸部X线征象　早期炎症X线表现为大片浓密模糊浸润阴影，边缘不清，或为团片状浓密阴影，分布在一个或数个肺段。在肺组织坏死、肺脓肿形成后，脓液经支气管排出，脓腔出现圆形透亮区及气液平面，其四周被浓密炎症浸润所环绕。血源性肺脓肿病灶分布在一侧或两侧，呈散在局限炎症，或边缘整齐的球形病灶，中央有小脓腔和气液平面。CT能准确定位及区别肺脓肿和有气液平的局限性脓胸。

2. 纤维支气管镜检查　有助于明确病因和病原学诊断，并可用于治疗。如可取出气道内异物使气道引流通畅；可取病理标本、痰液标本；还可吸引脓液、冲洗支气管及注入抗菌药物。

3. 实验室检查　急性肺脓肿血白细胞总数可达（2～3）×10^{10}/L，中性粒细胞在90%以上，核明显左移，常有中毒颗粒。慢性患者的血白细胞可稍升高或正常，红细胞和血红蛋白减少。

四、治疗要点

治疗原则是抗感染和脓液引流，必要时手术治疗。

1. 抗感染治疗　吸入性肺脓肿以厌氧菌感染为主，首选青霉素治疗。可根据病情严重程度决定青霉素剂量。体温降至正常后可改为肌注。如青霉素疗效不佳，可用林可霉素或克林霉素、甲硝唑。血源性肺脓肿多为金黄色葡萄球菌感染，可选用耐青霉素酶的半合成青霉素，如为耐甲氧西林的葡萄球菌，应选用万古霉素或替考拉宁。抗生素治疗一般8～12周，直至X线胸片脓腔和炎症消失，或仅有少量的残留纤维化。

2. 脓液引流　可使用祛痰药、雾化吸入治疗、体位引流、机械吸引、纤维支气管镜吸引等方法促进患者痰液引流。还可经胸壁插入导管到脓腔进行脓液引流。

3. 手术治疗　适应证为：①肺脓肿病程超过3个月，经内科治疗无效，或脓腔过大（直径5cm以上）估计不易闭合者；②大咯血经内科治疗无效或危及生命；③伴有支气管胸膜瘘或脓胸经抽吸、引流和冲洗疗效不佳者；④支气管阻塞限制了气道引流，如肺癌。

五、护理评估

1. 病史评估

（1）评估与肺脓肿有关的病因：有无口、鼻、咽等上呼吸道感染；有无原发的肺部炎症；有无呼吸道外其他部位感染，如皮肤疖、痈等。

（2）患病及治疗经过：评估疾病对患者日常生活和工作的影响程度；患者发病时的症状；既往和目前的检查结果，治疗经过和病情的严重程度；患者对所用药物的名称、剂量、用法、疗效、不良反应等知识的掌握情况。

2. 身体评估　评估患者生命体征、意识状态，有无体温升高、脉搏增快，有无烦躁不安、谵妄等精神症状；有无口唇干燥、大汗淋漓等皮肤和黏膜异常情况。

3. 实验室及其他辅助检查的评估　血白细胞总数及中性粒细胞是否升高，有无中毒颗粒。痰涂片有无大量白细胞、脓细胞，或见大量细菌。痰培养有无致病菌生长，脓臭痰中是否可找到厌氧菌。X 线检查有无大片浓密模糊浸润阴影、团片状浓密阴影、圆形透亮区及气液平面等征象。

4. 心理与社会评估　注意患者的心理状态，有无焦虑、忧郁等不良情绪。评估家属对疾病的认识程度，态度和家庭、社会的支持系统等。

六、护理诊断/问题

1. 体温过高　与肺组织炎症性坏死有关。
2. 清理呼吸道无效　与脓痰聚积有关。
3. 营养失调：低于机体需要量　与肺部感染导致机体消耗增加有关。

七、护理措施

1. 一般护理

（1）休息与环境：高热及全身症状重者应卧床休息，定时开窗通风，保持室内空气流通。

（2）降温处理：密切监测生命体征，如有异常情况，立即通知医生并协助处理。高热时予以物理降温或药物降温。患者寒战时注意保暖，协助饮温开水，适当增加盖被，大量出汗者应及时更换衣服和盖被，并注意保持皮肤的清洁干燥。

（3）饮食及营养：给予清淡、易消化，富含维生素及足够热量的饮食。对不能进食者，必要时用鼻饲补充营养，以弥补代谢之消耗。需静脉补液者，滴速不宜过快，以免引起肺水肿。高热可使机体丧失大量水分，因此应鼓励患者多饮水或选择喜欢的饮料，以稀释痰液，每日摄入量在 3 000ml 以上为宜。

2. 口腔护理　肺脓肿患者高热时间较长，口腔唾液分泌减少，黏膜干燥；又因咳大量脓臭痰，利于细菌繁殖，易引起口腔炎及黏膜溃疡；大量抗生素的应用，易因菌群失调诱发真菌感染；同时机体抵抗力下降及维生素缺乏，易引起口唇干裂、口唇疱疹、口腔炎症、溃疡，因此在晨起、饭后、体位引流后、临睡前做好口腔护理。

3. 促进有效排痰

4. 用药护理　密切观察抗生素的不良反应，发现异常及时报告。

（1）过敏：即使皮试阴性，仍可能发生过敏反应，用药过程中应密切观察，并做好抢救准备，迟发反应如出现皮疹或发热应立即停药并报告医生。

（2）大量抗生素的应用，可能诱发真菌感染及维生素缺乏，因此必须检查口腔中有无鹅口疮，痰中找真菌，并及时采取相应措施，如制霉菌素 500 万加入 0.9% 生理盐水 500ml 中予患者漱口，每 4～6h 一次；补充 B 族维生素与维生素 K；鼓励患者从口中进食，以调整菌丛，抑制真菌生长。

（3）用氨基苷类抗生素时应注意前庭功能和肾功能，定期留尿检查。

（4）用喹诺酮类抗生素时应注意观察胃肠道反应。

5. 健康指导

（1）疾病知识指导：①教会患者有效咳嗽、体位引流的方法，及时排出呼吸道分泌物，必要时采取胸部物理治疗协助排痰，以保持呼吸道通畅，患有基础疾病、年老体弱者，指导家属为其翻身、叩背，促进排痰；②指导患者遵从治疗计划，防止病情反复，如出现高热、咯血、呼吸困难应立即就诊；③保证充足的休息时间，避免过度劳累，开展力所能及的体育锻炼；增加营养摄入，以增强机体对感染的抵抗能力。

（2）疾病预防知识指导：①指导患者要重视口腔、上呼吸道慢性感染病灶如龋齿、化脓性扁桃体炎、鼻窦炎、牙龈脓肿等的治疗。重视口腔清洁，经常漱口，多饮水，预防口腔炎的发生。积极治疗皮肤外伤感染、痈、疖等化脓性病灶，不挤压痈、疖，防止血源性肺脓肿的发生。疑有异物吸入时要及时清除。②昏迷患者更要注意口腔清洁，并发肺炎应及时使用抗菌药物治疗。指导患者咳嗽时要轻捂嘴，不随地吐痰，将痰吐在纸上或痰杯中，及时清理痰杯、痰液，防止病菌污染空气而传染给他人。

八、小结

肺脓肿主要病原体为细菌，其中厌氧菌感染为主；多见于青壮年男性、年老体弱及有基础疾病者；以吸入性感染途径为主。主要表现为发病急骤、畏寒、高热，伴有咳嗽、咳少量黏液痰或黏液脓性痰。治疗主要是抗生素治疗和痰液引流，必要时手术治疗。护理的重点是指导患者合理休息；给予清淡、易消化，富含维生素及足够热量的饮食，高热者多饮水（＞3 000ml/d），必要时用鼻饲或静脉补液，控制滴速；重视口腔护理；促进痰液引流；合理应用抗生素，观察药物过敏现象及不良反应；给予疾病及预防知识的健康教育指导。

（沈　娟）

第四节　支气管扩张

支气管扩张（bronchiectasis）是由于急、慢性呼吸道感染和支气管阻塞后，反复发生支气管炎症、致使支气管壁结构破坏，引起的支气管异常和持久性扩张。主要症状为慢性咳嗽，咳大量脓性痰和/或反复咯血。多见于儿童和青年。近年来随着急、慢性呼吸道感染的恰当治疗，本病的发病率已明显减少。

一、病因与发病机制

支气管－肺组织感染和支气管阻塞是支气管扩张的主要病因，两者相互影响，促使支气管扩张的发生和发展。支气管－肺组织感染的常见病原体有细菌、真菌、分枝杆菌、病毒等。支气管阻塞包括外源性压迫、肿瘤、异物、黏液阻塞等，可导致肺不张。

支气管扩张亦可由先天性发育障碍和遗传因素引起，但较少见。原发性或继发性免疫缺陷病、先天性疾病、先天性结构缺损以及心肺移植术后继发于免疫抑制导致的频发感染等可能导致支气管扩张的发生。

以上疾病损伤了宿主气道清除机制和防御功能，易发生感染和炎症。反复感染使气道内充满炎性介质和病原菌黏稠液体而逐渐扩大、形成瘢痕和扭曲；支气管壁由于水肿、炎症和新血管形成而变厚。扩张的支气管包括三种不同类型：柱状扩张、囊状扩张和不规则扩张。支气管扩张常伴有毛细血管、支气管动脉和肺动脉终末支的扩张和吻合，形成血管瘤，容易导致反复咯血。继发于肺结核的支气管扩张多见于上肺叶；继发于支气管肺组织感染病变的常见于下肺，尤以左下肺多见。

二、临床表现

1. 症状

（1）慢性咳嗽、大量脓痰：痰量与体位改变有关，这是由于分泌物积储于支气管的扩张部位，改变体位使分泌物刺激支气管黏膜引起咳嗽和排痰。其严重程度可用痰量估计：轻度，少于 10ml/d；中度，10～150ml/d；重度，多于 150ml/d。感染时痰液静置后出现分层的特征：上层为泡沫，下悬脓性成分；中层为浑浊黏液；下层为坏死组织沉淀物。厌氧菌感染时痰有臭味。

（2）反复咯血：50%～70% 的患者有不同程度的咯血，可为痰中带血或大量咯血，咯血量与病情严重程度、病变范围有时不一致。部分病变发生在引流良好的上叶支气管，临床上称为"干性支气管扩张"，患者以反复咯血为唯一症状。

（3）反复肺部感染：因扩张的支气管清除分泌物的功能丧失，引流差，表现为同一肺段反复发生感染并迁延不愈。

（4）慢性感染中毒症状：如反复感染，可出现发热、乏力、食欲下降、消瘦、贫血等，儿童可影响发育。

2. 体征　早期或干性支气管扩张肺部体征可无异常，病变重或继发感染时，在下胸部、背部可闻及固定而持久的局限性粗湿啰音，有时可闻及哮鸣音，部分患者伴有杵状指（趾）。出现肺气肿、肺心病等并发症时有相应体征。

三、实验室及其他检查

1. 影像学检查

（1）胸部 X 线检查：囊状支气管扩张的气道表现为显著的囊腔，腔内可存在气液平面，纵切面可显示"双轨征"，横切面显示"环形阴影"，并可见气道壁增厚。

（2）胸部 CT 检查：可在横断面上清楚地显示扩张的支气管。高分辨 CT 基本取代支气管造影而成为支气管扩张症的主要诊断方法。

2. 纤维支气管镜检查　有助于发现患者的出血、扩张或阻塞部位。还可局部灌洗，取灌洗液进行细菌学和细胞学检查。

3. 痰液检查　常显示含有丰富的中性粒细胞、多种微生物，痰涂片及细菌培养结果可指导抗生素治疗。

4. 肺功能检查　可以证实由弥漫性支气管扩张或相关的阻塞性肺病导致的气流受限。

四、治疗要点

支气管扩张的治疗原则是保持呼吸道引流通畅，控制感染，处理咯血，必要时手术治疗。

1. 治疗基础疾病　对活动性肺结核伴支气管扩张者应积极抗结核治疗，低免疫球蛋白血症者可用免疫球蛋白治疗。

2. 控制感染　出现急性感染征象如痰量或脓性成分增加需应用抗生素。开始时给予经验治疗，存在铜绿假单胞菌感染时可口服喹诺酮、静脉给氨基糖苷类或第三代头孢菌素。慢性咳脓痰的患者可口服阿莫西林或吸入氨基糖苷类药物，或间断并规则使用单一抗生素以及轮换使用不同的抗生素。

3. 改善气流受限　应用支气管舒张剂可改善气流受限，伴有气道高反应及可逆性气流受限的患者疗效明显。

4. 清除气道分泌物　应用祛痰药物、振动、拍背、体位引流和雾化吸入等方法促进气道分泌物的清除。

5. 外科治疗　经充分的内科治疗后仍反复发作且病变为局限性支气管扩张，可通过外科手术切除病变组织。保守治疗不能缓解的反复大咯血且病变局限者可考虑手术治疗。

五、护理评估

1. 病史评估

（1）评估与支气管扩张有关的病因：评估患者有无支气管阻塞、原发的肺部感染、儿童时期患病史、先天性支气管发育障碍和遗传因素，有无类风湿关节炎、系统性红斑狼疮、人免疫缺陷病毒（HIV）感染等全身性疾病。

（2）患病及治疗经过：评估疾病对患者日常生活和工作的影响程度，患者发病时咳嗽、咳脓痰、咯血等症状情况，既往和目前的检查结果，治疗经过和病情的严重程度，患者对所用药物的名称、剂量、用法、疗效、不良反应等知识的掌握情况。

2. 身体评估

（1）一般状态：评估患者生命体征、意识状态，慢性感染者有无乏力、消瘦、贫血等，有无杵状指（趾）。

（2）皮肤和黏膜：观察口唇、面颊是否苍白，发热时唇舌是否干燥，有无大汗淋漓。

3. 实验室及其他辅助检查的评估

（1）血常规：白细胞总数及中性粒细胞是否升高。

（2）影像学检查：X 线征象有无囊腔，腔内是否存在气液平面，是否显示"双轨征"，"环形阴影"等。

4. 心理与社会评估　注意患者的心理状态，有无焦虑、忧郁等不良情绪。评估家属对疾病的认识程度和态度，以及家庭、社会的支持系统等。

六、护理诊断/问题

1. 清理呼吸道无效　与痰多黏稠和无效咳嗽有关。
2. 潜在并发症　大咯血、窒息。

七、护理措施

1. 一般护理

（1）环境：室温保持 18～20℃，相对湿度 55%～60% 为宜。室内每日通风 2 次，每次 15～30min，但避免患者直接吹风，以免受凉。保持温湿度可避免因空气干燥降低气管纤毛运动的功能，使痰液易于咳出。及时清理痰杯、痰液，保持环境清洁、整齐。

（2）饮食护理：提供高热量、高蛋白、高维生素饮食，避免冰冷食物，诱发咳嗽，少量多餐。保持口腔卫生。鼓励多饮水，每日 1 500ml 以上，以保证呼吸道黏膜的湿润与黏膜病变的修复，有利于痰液的排出。

2. 病情观察　详细观察咳嗽和咳痰、咯血的情况，准确记录痰的颜色、性质和量，痰液静置后是否有分层现象。

3. 促进有效排痰　指导患者进行有效咳嗽、更换卧位、叩背、体位引流，痰液黏稠无力咳出者，可经鼻腔吸痰，重症患者在吸痰前后应适当提高吸氧浓度，以防吸痰引起低氧血症。其中体位引流的原则是使支气管开口端向下，引流部位在上，利用重力的作用促使呼吸道分泌物排出体外，具体操作如下：

（1）引流前准备：向患者解释体位引流的目的、过程和注意事项，监测生命体征，肺部听诊，明确病变部位。引流前 15min 遵医嘱给予支气管扩张剂或进行雾化吸入以稀释痰液。备好排痰用的纸巾或可弃去的一次性容器。

（2）引流体位：引流体位的选择取决于分泌物潴留的部位和患者的耐受程度。按照体位引流的原则，首先引流上叶，然后引流下叶后基底段，因为自上到下的顺序有利于痰液完全排出。如果有两个以上需引流的部位，应引流痰液较多的部位。如果患者不能耐受，应及时调整姿势。头外伤、胸部创伤、咯血、严重心血管疾病和病情不稳定者，不宜采取头低位进行体位引流。

（3）引流时间：根据病变部位、病情和患者状况，每天 1～3 次，每次 15～20min。一般于饭前 1～2h，饭后 2h 进行，晨起进行效果最好，进餐后马上引流易导致胃内容物反流致呕吐。

（4）引流中护理：引流时应有护士或家人协助，观察患者有无出汗、脉搏细弱、头晕、疲劳、面色苍白等症状。评估患者对体位引流的耐受程度，如患者出现心率超过 120 次/min、心律失常、高血压、低血压、眩晕或发绀，应立即停止引流并通知医生。在体位引流过程中，协助患者在保持引流体位时进行咳嗽，鼓励并指导患者做腹式深呼吸，辅以胸部叩击或震荡等措施，也可取坐位以产生足够的气流促进排痰，提高引流效果。

（5）引流后护理：协助患者保持引流体位进行咳嗽，然后帮助患者采取舒适体位，处理污物。协助漱口，保持口腔清洁，观察患者咳痰的情况，如性质、量及颜色，并记录。听诊肺部呼吸音的改变，评价体位引流的效果。

4. 咯血的护理

（1）休息与卧位：小量咯血者以静卧休息为主，大量咯血患者绝对卧床休息，取患侧卧位，头偏一侧。尽量避免搬动患者，减少肺活动度。

（2）饮食护理：大量咯血者应禁食；小量咯血者宜进少量温、凉流质，因过冷或过热食物均易诱发或加重咯血；多饮水，多吃富含纤维素的食物，以保持大便通畅，避免排便腹压增加而引起再度咯血。

（3）对症护理：安排专人护理并安慰患者。保持口腔清洁、舒适，咯血后嘱患者漱口，擦净血迹，防止因口咽部异味刺激引起剧烈咳嗽而诱发再度咯血。及时清理患者咯出的血块及污染的衣物、被褥，有助于稳定情绪，增加安全感，避免因精神过度紧张而加重病情。对精神极度紧张、咳嗽剧烈的患者，可建议给予小剂量镇静剂或镇咳剂。

（4）保持呼吸道通畅：鼓励患者将气管内痰液和积血轻轻咳出，保持呼吸道通畅。咯血时协助轻轻拍击健侧背部，嘱患者不要屏气，以免诱发喉头痉挛，使血液引流不畅形成血块，导致窒息。

（5）病情观察：观察患者有无窒息发生，有无胸闷、气促、呼吸困难、发绀、面色苍白、出冷汗、烦躁不安等窒息征象；观察咯血频次、量、性质及出血的速度，生命体征及意识状态的变化；有无阻塞性肺不张、肺部感染及其他并发症表现。记录24h咯血量。

（6）窒息的抢救：对大咯血及意识不清的患者，应在病床边备好急救的物品，一旦患者出现窒息的征象，应立即取头低脚高位，头偏向一侧，轻拍背部，迅速清除口咽部的血块，或直接刺激咽部以咯出血块。必要时用吸痰管进行机械吸引，并给予高流量吸氧。做好气管插管或气管切开的准备和配合工作，以解除呼吸道阻塞。

（7）用药护理：①垂体后叶素可收缩小动脉，减少肺血流量，从而减轻咯血。但也能引起子宫、肠道平滑肌收缩和冠状动脉收缩，故冠心病、高血压患者及孕妇忌用。静脉输液速度不宜过快，以免引起恶心、便意、心悸、面色苍白等不良反应。②年老体弱、肺功能不全者在应用镇静剂和镇咳药后，应注意观察呼吸中枢和咳嗽反射受抑制情况，以早期发现因呼吸抑制导致的呼吸衰竭和不能咯出血块而发生窒息。

5. 健康指导

（1）疾病预防指导：积极预防呼吸道感染，增加营养的摄入，注意锻炼身体，天气变化随时增减衣物，避免受凉、酗酒以及吸烟，预防感冒，减少刺激性气体吸入等对预防支气管扩张症有重要意义。

（2）疾病知识宣教：向患者及家属讲解有关支气管扩张的发生、发展与治疗、护理过程，与患者和家属共同制订长期防治计划。指导患者学会清除痰液的方法，学会自我监测病情，劳逸结合，维护心、肺功能，病情变化及时就诊。

八、小结

肺脓肿主要病原体为细菌，其中厌氧菌感染为主；多见于青壮年男性、年老体弱及有基础疾病者；以吸入性感染途径为主。主要表现为发病急骤、畏寒、高热，伴有咳嗽、咳少量黏液痰或黏液脓性痰。治疗主要是抗生素治疗和痰液引流，必要时手术治疗。护理的重点是指导患者合理休息；给予清淡、易消化，富含维生素及足够热量的饮食，高热者多饮水（＞3 000ml/d），必要时用鼻饲或静脉补液，控制滴速；重视口腔护理；促进痰液引流；合理应用抗生素，观察药物过敏现象及不良反应；给予疾病及预防知识的健康教育指导。

（李文静）

第五节　原发性支气管肺癌

原发性支气管肺癌（primary bronchogenic carcinoma）简称肺癌（lung cancer），是最常见的肺部原发性恶性肿瘤，肿瘤细胞源于支气管黏膜或腺体，常伴有区域性淋巴结和血行转移，早期常有刺激性干咳和痰中带血等呼吸道症状，病情进展速度与细胞的生物特性有关。

肺癌为当前世界各地最常见的恶性肿瘤之一，是一种严重威胁人民健康和生命的疾病，是一种典型的与环境因素及生活方式有关的疾病。半个世纪以来，世界各国肺癌的发病率和死亡率有逐年上升趋势。2000 年 WHO 报告：1997 年全世界死于恶性肿瘤的 706.5 万人中，肺癌占恶性肿瘤死亡的 19%，居恶性肿瘤死因的第一位。英国著名肿瘤学家 R. Peto 预言：如果我国不及时控制吸烟和空气污染，到 2025 年我国每年肺癌将超过 100 万，成为世界第一肺癌大国。

一、病因及发病机制

肺癌的病因及发病机制尚未明确。一般认为其发病与下列因素有关。

1. 吸烟　已经公认是肺癌的重要危险因素。纸烟中含有各种致癌物质，其中苯并芘为致癌的主要物质。国内的调查显示 80%～90% 的男性肺癌与吸烟有关，女性 19.3%～40.0% 与吸烟有关。吸烟者肺癌死亡率比不吸烟者高 10～13 倍。另外，被动吸烟也容易引起肺癌。吸烟量越多，吸烟年限越长、开始吸烟年龄越早、肺癌的发生率和死亡率越高。戒烟使患肺癌的危险性随戒烟年份的延长而逐渐降低，戒烟持续 15 年才与不吸烟者相近。

2. 职业致癌因子　已被确认的职业致癌因子有石棉、无机砷化合物、二氯甲醚、铬、镍、氡及氡子体、芥子体、氯乙烯、煤烟、焦油和石油中的多环芳烃、烟草的加热产物等。研究表明，约 15% 的美国男性肺癌和 5% 的女性肺癌与职业因素有关；石棉吸入与吸烟有协同致癌作用。

3. 空气污染　空气污染包括室内小环境和室外大环境污染。如室内被动吸烟、烧煤烹调或取暖中可能产生的致癌物是女性肺癌的高危因素。城市中汽车废气、工业废气、公路及房屋建筑中的沥青等都使大气受到污染。肺癌发病或死亡率在许多国家城乡有显著差别。有资料统计，城市肺癌发病率明显高于农村，大城市高于中、小城市。

4. 电离辐射　肺是对放射线敏感的器官之一。大剂量电离辐射可引起肺癌，辐射的不同射线产生的效应也不同。

5. 饮食与营养　营养与肺癌的关系已引起广泛的重视。动物实验证明，维生素 A 及其衍生物 β 胡萝卜素能够抑制化学致癌物诱发的肿瘤。食物中天然维生素 A 类、β 胡萝卜素的摄入量与十几年后癌症的发生呈负相关，其中最突出的是肺癌。

6. 其他　结核被美国癌症学会列为肺癌的发病因素之一。有结核病者患肺癌的危险性是正常人群的 10 倍，其组织学类型主要是腺癌。此外，病毒感染、真菌毒素（黄曲霉）、机体免疫功能低下、内分泌失调以及家庭遗传等因素，对肺癌的发生可能也起一定的综合作用。

二、病理分类

1. 按解剖学部位分类　分为中央型肺癌：指发生在段支气管至主支气管的癌肿称为中央型肺癌；周围型肺癌：发生在段支气管以下的癌肿称为周围型肺癌。

2. 按组织病理学分类　分为非小组胞肺癌和小细胞肺癌两大类。其中非小细胞肺癌包括鳞状上皮细胞癌（简称鳞癌）、腺癌、大细胞癌、腺鳞癌、类癌、支气管腺体癌等；小细胞肺癌包括燕麦细胞型、中间细胞型、复合燕麦细胞型。小细胞肺癌细胞浆内可含有神经内分泌颗粒，具有内分泌和化学受体功能，能分泌 5-羟色胺、儿茶酚胺等肽类物质，可引起类癌综合征。

三、临床表现

肺癌的临床表现与肿瘤发生部位、大小、类型、发展阶段、有无并发症或转移有密切关系。有 5%～

15%的患者于发现肺癌时无症状。主要症状包括：

（一）由原发肿瘤引起的症状和体征

1. 咳嗽　为最常见的早期症状，可表现为刺激性干咳或少量黏液痰。有时咳嗽时可闻及高调金属音，提示肿瘤已引起支气管狭窄。当继发感染时，痰量增多，呈黏液脓性。

2. 咯血　多见于中央型肺癌，早期多为痰中带血或间断血痰，大血管受侵犯时，可引起大咯血。部分患者以咯血为首发症状。

3. 喘鸣　因肿瘤引起支气管部分阻塞，可出现局限性喘鸣音。

4. 胸闷、气短　肿瘤导致支气管狭窄；发生肺门淋巴结转移，肿大的淋巴结压迫主支气管或隆突；转移至胸膜及心包，引起大量胸腔积液和心包积液，发生上腔静脉阻塞、膈肌麻痹及肺部广泛受累时，均可引起胸闷、气短。

5. 体重下降　消瘦为恶性肿瘤的常见症状之一。肿瘤发展到晚期，由于肿瘤毒素、长期消耗、感染及疼痛等原因，患者表现为恶病质，消瘦明显。

6. 发热　肿瘤坏死引起发热，更多见的是因继发性肺炎所致，抗生素治疗效果差。

（二）肿瘤局部扩展引起的症状和体征

1. 胸痛　因肿瘤直接侵犯胸膜、肋骨和胸壁，引起不同程度的胸痛。若肿瘤位于胸膜附近，可产生不规则的钝痛或隐痛，于呼吸或咳嗽时加重。如发生肋骨、胸椎、胸壁的转移，则有与呼吸及咳嗽无关的对应部位的压痛。

2. 呼吸困难　因肿瘤压迫大气道引起呼吸困难。

3. 咽下困难　因肿瘤侵犯或压迫食管可引起咽下困难，亦可引起支气管－食管瘘，继发肺部感染。

4. 声音嘶哑　因肿瘤直接压迫或转移致纵隔淋巴结压迫喉返神经（多见左侧）可引起声音嘶哑。

5. 上腔静脉阻塞综合征　因肿瘤侵犯纵隔压迫上腔静脉，使上腔静脉回流受阻，产生头面部、颈部、上肢水肿以及胸前部瘀血和静脉曲张，称上腔静脉阻塞综合征，可引起头痛、头昏或眩晕。

6. Horner综合征　位于肺尖部的肺癌称肺上沟癌（Pancoast癌）。若压迫颈部交感神经，引起病侧眼睑下垂、瞳孔缩小、眼球内陷、同侧额部与胸壁无汗或少汗，称Horner综合征；若压迫臂丛神经可出现以腋下为主、向上肢内侧放射的火灼样疼痛，在夜间尤甚。

（三）肺外转移引起的症状和体征

1. 中枢神经系统转移　表现为颅内高压的症状及局限性症状和体征，如头痛、呕吐、眩晕、复视、共济失调、脑神经麻痹、一侧肢体无力甚至偏瘫等。

2. 骨转移　特别是转移至肋骨、脊椎、骨盆时，可有局部疼痛和压痛。

3. 肝转移　表现为厌食、肝区疼痛、肝大、黄疸和腹腔液积等。

4. 淋巴结转移　锁骨上淋巴结是肺癌转移的常见部位，可以无明显症状。典型的淋巴结转移多位于前斜角肌区，固定而坚硬，逐渐增大、增多，可以融合，多无痛感。淋巴结大小不一定反映病程的早晚。

（四）癌作用于其他系统引起的肺外表现

此类肺外表现包括内分泌、神经肌肉、结缔组织、血液系统和血管的异常改变，又称副癌综合征（paraneoplastic syndrome）。可表现为：

1. 肥大性肺性骨关节病　多侵犯上、下肢长骨远端，发生杵状指（趾）和肥大性骨关节病。切除肺癌后症状可减轻或消失，肿瘤复发又可出现。

2. 异位内分泌　如分泌促肾上腺皮质激素样物，引起Cushing综合征；分泌促性腺激素引起男性乳房发育；分泌抗利尿激素引起稀释性低钠血症，出现食欲下降、恶心、呕吐等水中毒症状；肺癌骨转移致骨骼破坏或分泌异生性甲状旁腺样激素，导致高钙血症。

3. 神经肌肉综合征　包括小脑皮质变性、脊髓小脑变性、周围神经病变、重症肌无力和肌病等。这些症状与肿瘤的部位和有无转移无关，与是否手术无关，可以与肿瘤同时发生，也可发生于肿瘤出现前数年。

4. 类癌综合征 是由燕麦细胞癌和腺癌因分泌 5 - 羟色胺过多引起。表现为喘鸣或类似哮喘样呼吸困难、阵发性心动过速、水样腹泻、皮肤潮红等。

5. 其他 如黑色棘皮症、皮肌炎、硬皮症、栓塞性静脉炎、非细菌性栓塞性心内膜炎、血小板减少性紫癜等。

四、处理要点

肺癌的治疗是根据患者的机体状况、肿瘤的病理类型、侵犯的范围和发展趋向，合理地、有计划地应用现有的治疗手段，以期较大幅度地提高治愈率和患者的生活质量。

肺癌综合治疗的原则如下：①小细胞肺癌。以化疗为主，辅以手术和/或放疗。②非小细胞肺癌。早期患者以手术治疗为主，可切除的局部晚期患者采取新辅助化疗 + 手术治疗 + 放疗；不可切除的局部晚期患者采取化疗与放疗联合治疗；远处转移的晚期患者以姑息治疗为主。

1. 手术治疗 肺功能是评估患者能否耐受手术治疗的重要因素。若用力肺活量超过 2L，且第 1s 用力呼气容积（FEV_1）占用力肺活量的 50% 以上，可考虑手术治疗。当今手术治疗的新进展是扩大手术治疗适应证、缩小手术切除范围以及气管隆嵴成形术。

2. 化学药物治疗 对小细胞肺癌治疗的效果显著，是其主要治疗方法。常用的化疗药物有：依托泊苷（VP - 16，足叶乙甙）、顺铂（DDP）、卡铂（CBP）、环磷酰胺（CTX）、阿霉素（ADM）、长春新碱（VCR）、异环磷酰胺（IFO）、去甲长春碱（NVB）、吉西他滨（GEM）、紫杉醇（TXL）、丝裂霉素（MMC）、长春地辛（VDS）。

3. 放射治疗（简称放疗） 放射线对癌细胞有杀伤作用，癌细胞受照射后，射线可以直接作用于DNA 分子引起断裂；射线引起的电离物质又可使癌细胞发生变性，被吞噬细胞吞噬，最后被成纤维细胞代替。放疗可分为根治性和姑息性治疗两种。对小细胞肺癌效果较好，其次是鳞癌和腺癌。放疗对控制骨转移性疼痛、脊髓压迫、上腔静脉阻塞综合征、支气管阻塞及脑转移引起的症状有较好的疗效。对全身情况太差，有严重心、肺、肝、肾功能不全者应列为禁忌。

4. 生物反应调节剂（BRM） 作为辅助治疗，借助其刺激机体产生抵抗力以减缓癌细胞的扩散，增加机体对化疗、放疗的耐受性，提高疗效。如小剂量干扰素间歇疗法治疗小细胞肺癌。其他如转移因子、左旋咪唑、集落刺激因子（CSF）等均有一定疗效。

5. 其他疗法 如中医治疗、冷冻治疗、支气管动脉灌注及栓塞治疗、经纤支镜电刀切割癌体或行激光治疗，以及经纤支镜引导腔内置入放疗源做近距离照射等，对缓解患者的症状和控制肿瘤的发展有较好效果。

五、护理措施

（一）一般护理

1. 休息和体位 保持环境安静，采取舒适的体位，保证患者充分的休息，避免病情加重。根据病情采取适当的体位，如疼痛明显者告知患者尽量不要突然扭曲或转动身体。小心搬动患者，滚动式平缓地给患者变换体位，避免拖、拉动作。必要时，寻求协助，支撑患者各肢体，防止用力不当引起病变部位疼痛。胸痛而影响呼吸者，可用绷带或宽胶布于患者呼气末紧贴在患侧胸部，限制胸廓活动度。指导并协助胸痛患者用手或枕头保护胸部，以减轻深呼吸、咳嗽、或变换体位所引起的胸痛。

2. 营养护理

（1）评估：评估患者的饮食习惯、营养状态和饮食摄入情况等，以制订合理的饮食计划。

（2）饮食护理：①制订饮食计划：向患者及家属宣传增加营养与疾病康复及保持健康的关系，与患者和家属共同制订既适合患者饮食习惯，又有利于疾病康复的饮食计划。一般给予高蛋白、高热量、高维生素、易消化的食物。②食物准备：尽量选用患者喜欢吃的食物，动、植物蛋白应合理搭配，如蛋、鸡肉、大豆等，也可多加些甜食。避免产气食物，如地瓜、韭菜等。并注意调配好食物的色、香、味，以增加食欲。③增进食欲：可采用的措施有：餐前休息片刻；做好口腔护理；创造清洁、舒适、愉快的进餐环境；尽可能安排患者与他人共同进餐；少量多餐；避开煮食所产生的气味等以调整患者心情，增加食欲。④帮助进餐：有吞咽困难者应给予流质饮食，进食宜慢，取半卧位以免发生吸入性肺炎或呛咳，甚至窒息。因化疗而引起严重胃肠道反应而影响进食者，应根据情况做相应处理。病情危重者应采取喂食、鼻饲或静脉输入脂肪乳剂、复方氨基酸和含电解质的液体等。

（3）其他支持疗法：必要时酌情输血、血浆或清蛋白等，以减少胸腔积液的产生，纠正机体低蛋白血症，增强机体抗病能力。

（二）病情观察

监测患者体温、脉搏、呼吸、血压等生命体征的变化。注意观察患者常见症状，如胸痛、呼吸困难、咽下困难、声音嘶哑等的动态变化。注意是否有肿瘤转移症状，如头痛、呕吐、眩晕、颅内高压等中枢神经系统症状和骨骼局部疼痛、压痛。监测体重、尿量、血清蛋白及血红蛋白等。严密观察是否有化疗、放疗的副反应，如恶心、呕吐、脱发、口腔溃疡、皮肤干燥等。同时注意手术患者的观察和护理。

（三）疼痛护理

1. 评估疼痛　评估疼痛时应注意：①胸痛的部位、性质和程度等，以及各种止痛方法的效果。评估疼痛可用各种量表，如可用 0~10 数字评估量表来描述疼痛，0 代表无疼痛，1~4 级为轻微疼痛（如不适、重物压迫感、钝性疼痛、炎性痛）；5~6 级为中度疼痛（如跳痛和痉挛、烧灼感、挤压感和刺痛、触痛和压痛）；7~9 级严重疼痛（如妨碍正常活动）；10 级为剧烈疼痛（无法控制）。②注意观察疼痛加重或减轻的因素；疼痛持续、缓解或再发的时间。③影响患者表达疼痛的因素，如性别、年龄、文化背景、教育程度、性格等。

2. 避免加重疼痛因素　预防上呼吸道感染，尽量避免咳嗽，必要时给止咳剂。保持大便通畅，2d 以上未解大便应采取有效措施。指导患者进行有效的呼吸方法，如腹式呼吸，缩唇呼吸等，以减少呼吸时给患者带来的疼痛。

3. 控制疼痛

（1）药物止痛：使用止痛药物一定要在明确医疗诊断后，遵医嘱给药，以免因止痛影响病情观察和诊断而延误治疗。癌痛的处理原则为：①尽量口服给药。②按时给药：即 3~6h 给药一次，而不是只在疼痛时给药。③按阶梯给药。④用药应个体化：止痛药剂量应当根据患者的需要由小到大直至患者疼痛消失为止。而不应对药量限制过严，导致用药不足。主要药物有：①非麻醉性镇痛药（阿司匹林、吲哚美辛、对乙酰氨基酚等）。②弱麻醉性镇痛药（可待因、布桂嗪等）。③强麻醉性镇痛药（吗啡、哌替啶等）。④辅助性镇痛药（地西泮、异丙嗪、氯丙嗪等）。

给药时应遵循 WHO 推荐的，即选用镇痛药必须从弱到强，先以非麻醉药为主，当其不能控制疼痛时依次加用弱麻醉性及强麻醉性镇痛药，并配以辅助用药，采取复合用药的方式达到镇痛效果。

（2）患者自控镇痛（PCA）：该方法是用计算机化的注射泵，经由静脉、皮下或椎管内连续性输注止痛药，并且患者可自行间歇性给药。

不能口服或口含用药的患者，最合适的给药途径是皮下或静脉连续给药。现有多种超小型药泵，将其蝴蝶针置于皮下或中心静脉管内以保证持续不断地给药。这种给药方法需要 2~7d 更换一次针头。

（四）皮肤护理

1. 皮肤评估　评估化疗、放疗后皮肤及身体受压部位皮肤的变化，如化疗后是否有皮肤干燥、色素沉着、脱发和甲床变形；放疗照射部位是否出现红斑、表皮脱屑、瘙痒感等；骨突处有无红、肿、破损等，同时应注意动态监测。

2. 化疗后皮肤的护理　由于化疗药物的毒性作用使皮肤干燥、色素沉着、脱发和甲床变形者，应做好解释和安慰，向患者说明停药后毛发可再生，以消除其思想顾虑。

3. 放疗照射部位皮肤的护理　放疗时协助患者取舒适体位，嘱其不要随便移动，以免损伤其他部位皮肤。放疗后照射部位皮肤应注意：①保持照射部位的干燥，切勿擦去照射部位的标记。②照射部位只能用清水洗，不可用肥皂等刺激性洗液，而且要轻轻拍干，不要用力擦干。③在治疗过程中或治疗后，照射部位不可热敷，避免直接阳光照射或吹冷风。④除非是放射科医师的医嘱，否则不可在放射部位擦任何药粉、乳液、油膏。同时局部禁涂凡士林等难以清洗的软膏、红汞、乙醇或碘酊等，忌贴胶布。⑤患者宜穿宽松柔软的衣服，避免摩擦或擦伤皮肤。

4. 受压部位皮肤的护理　长期卧床者采取有效措施，防止压疮形成。

（五）用药护理

1. 化疗药物护理　应用化疗后，应评估机体对化疗药物是否产生不良反应，做好动态观察并采取有效保护措施。除注意骨髓抑制反应和消化道反应的护理外，化疗时还要注意保护和合理使用静脉血管，同时做好口腔护理。

2. 止痛药物护理　按医嘱用药，用药期间取得患者及家属的配合，以确定维持有效止痛作用的药物和最佳剂量。应用止痛药物后要注意观察用药的效果，有无药物不良反应等。一般非肠道用药者应在用药后 15～30min，口服给药 1h 后开始评估，了解疼痛缓解程度和镇痛作用持续时间。当所制订的用药方案已不能有效止痛时，应及时通知医师并重新调整止痛方案。阿片类药物有便秘、恶心、呕吐、镇静和精神错乱等不良反应，应嘱患者多进富含纤维素的蔬菜和水果，或饮服番泻叶冲剂等措施，缓解和预防便秘。

（六）放疗护理

除前述保护照射部位皮肤外，放疗时还应注意放射性食管炎和肺炎的护理。

1. 放射性食管炎的护理　有吞咽疼痛的患者，可给予氢氧化铝凝胶口服，必要时应用利多卡因胶浆，注意采用流食或半流食，避免刺激性饮食。

2. 放射性肺炎的护理　协助患者进行有效的排痰，可给予适当镇咳药，早期给予抗生素、糖皮质激素治疗。

（七）心理护理

护理人员应在了解患者性格、家庭背景、住院体会、对疾病的了解程度及所获得的心理疏导等前提下，再给予适当的安慰与协助。

1. 评估　评估患者有无高血压、失眠、紧张、烦躁不安、心悸等恐惧表现。是否因对疾病治疗丧失信心而出现预感性悲哀，如表现为沉默寡言，不吃不喝，伤心哭泣，或有自杀念头，拒绝与人交谈和交往，或不能配合治疗和护理计划。

2. 病情告知　确诊后根据患者的心理承受能力和家属的意见，决定是否告知患者病情真实情况。可在恰当的时候用恰当的语言将诊断告知患者，以缩短患者期待诊断的焦虑期。有手术适应证者鼓励患者尽早手术。对于不愿或害怕知道诊断的患者，应协同家属采取保护性措施，合理隐瞒，以防患者精神崩溃，妨碍治疗。

3. 增强战胜疾病的信念　唤起患者的希望和求生的信念。护理过程中要用坚定的表情、不容置疑的语言取得患者的信赖。再以患者微小的病情改善事实，来帮助患者排除不良的心理状态。当患者萌发希望之后，要进一步鼓励患者承担力所能及的生活事项。适当的活动不仅使身体受到直接锻炼，而且能从压抑、焦虑、烦恼、苦闷中解脱出来，达到移情益志，对心理起到积极的调控作用。

4. 病情变化时的心理护理　当患者出现全身衰竭、失眠、疼痛、不能进食等多种症状时，护理人员应密切观察病情变化，给予必要的支持疗法，除力求改善全身状况外，更应注意给予患者良好的心理支持，鼓励激发患者的求生欲望。

5. 治疗过程中的心理护理　在患者进行手术时、放疗或化疗前，不仅要向患者宣传进行这种治疗的必要性，也向患者讲清治疗期间可能出现的不良反应，使患者有足够的心理准备，主动克服困难，积极配合治疗。

6. 疼痛患者的心理护理　倾听患者的诉说，教会患者正确描述疼痛的程度及转移疼痛的注意力和技巧，帮助患者找出适宜的减轻疼痛方法。疼痛剧烈者可引起患者烦躁不安，恐惧，而不良情绪反应又加重疼痛，因而护理人员应及时干预与安慰患者，为患者提供一个舒适、安静的环境，避免精神紧张和消除恐惧，与患者家属配合做好患者的心理护理，分散注意力，调整好患者的情绪和行为。

六、健康指导

1. 疾病知识宣教　对肺癌高危人群定期进行体检，早期发现肿瘤，早期治疗。目前对肺癌的癌前病变认识尚不一致，对 40 岁以上长期重度吸烟有下列情况者应怀疑肺癌，并进行有关排癌检查：无明显诱因的刺激性干咳持续 2~3 周，治疗无效；或原有慢性肺部疾病，咳嗽性质改变者；持续或反复无其他原因可解释的短期内痰中带血者；反复发作的同一部位的肺炎，特别是段性肺炎；原因不明的肺脓肿，无明显症状，无异物吸入史，抗炎治疗效果不佳者；原因不明的四肢关节疼痛及杵状指（趾）；X线示局限性肺气肿或段、叶性肺不张；孤立性圆形病灶和单侧性肺门阴影增大者；原有肺结核的病灶已稳定，而形态或性质发生改变者；无中毒症状的胸腔积液，尤以血性，进行性增加者。

2. 生活指导　提倡健康的生活方式，宣传吸烟对健康的危害，提倡戒烟，并注意避免被动吸烟。改善工作和生活环境，减少或避免吸入含有致癌物质污染的空气和粉尘。指导患者加强营养支持，多食高蛋白、高热量、高维生素、高纤维、易消化的饮食，尽一切可能来提高患者的食欲。合理安排休息和活动，保持良好精神状态，避免呼吸道感染以调整机体免疫力，增强抗病能力。

3. 心理指导　做好患者及家属的心理护理，使患者尽快从痛苦中解脱出来，保持良好的精神状态，增强治疗疾病的信心，战胜癌症。向患者解释治疗中可能出现的反应，消除患者的恐惧心理，使患者做好必要的准备，完成治疗方案。指导患者充分休息，适当活动，可采取分散注意力的方式，如看书、听音乐等，以减轻痛苦。

4. 出院指导　督促患者坚持化疗或放射治疗，并告诉患者出现呼吸困难、疼痛等症状加重或不缓解时应及时随访。对晚期癌肿转移患者，要指导家属对患者临终前的护理，告之患者及家属对症处理的措施，使患者平静地走完人生最后旅途。

（李文静）

第六节　急性呼吸窘迫综合征

急性肺损伤（acute lung injury，ALI）/急性呼吸窘迫综合征（acute respiratory distress syndrome，ARDS）是指心源性以外的各种肺内、外致病因素导致的急性进行性呼吸困难和难治性低氧血症为特征的急性呼吸衰竭。ALI 和 ARDS 为同一疾病过程的两个阶段，具有性质相同的病理生理改变，ALI 代表早期和病情相对较轻的阶段，而 ARDS 代表后期病情较严重的阶段。ARDS 起病急骤，发展迅速。尽管对早期 ARDS 抢救水平及发病机制、病理生理等方面已有明显提高，但其病死率仍达 40%~70%。存活者大部分能完全恢复，部分遗留肺纤维化，但多不影响生活质量。

一、病因

引起 ARDS 的致病因素很多，可分为肺内（直接）因素和肺外（间接）因素。肺内因素包括：吸入性肺损伤、肺炎、溺水胃内容物、氧中毒、肺损伤、重症肺炎等。肺外因素包括：休克、大面积烧伤、急性胰腺炎、药物中毒等。在导致直接肺损伤的原因中，国外报道胃内容物吸入占首位，而国内以重症肺炎为主要原因。

二、临床表现

ARDS 的首发症状多不明显，通常只表现为呼吸困难、急促、咳嗽和烦躁。随着病程的进展，症状加重。患者出现进行性加重的呼吸窘迫，呼吸深快，肋间隙凹陷。此外，心动过速、出汗、发绀和皮肤苍白均可出现，通常的氧疗方法对症状的改善无明显的作用。肺部听诊早期无阳性体征；中期可闻及干、湿啰音；后期出现实变，呼吸音减低，并可闻及明显湿啰音。

三、处理

ARDS 是一种急性呼吸系统危重症，应针对肺水肿和肺泡萎陷两个主要问题进行处理。治疗原则包括：积极控制原发病，改善肺氧合功能，尽快纠正缺氧，保护器官功能，防治并发症。

1. 纠正缺氧　尽快提高 Pa（O₂）是抢救 ARDS 的中心环节。一般均需高浓度给氧（＞50％），使 Pa（O₂）≥60mmHg 或 Sa（O₂）≥90％。轻症者可使用面罩给氧，无效时，需使用机械通气。

2. 机械通气　目前尚无统一行机械通气治疗的指征，但多数学者提倡对 ARDS 宜尽早使用机械通气辅助呼吸。急性肺损伤阶段的早期轻症患者可试用无创正压通气，无效或病情加重时尽快行气管插管或气管切开行有创机械通气。

3. 液体管理　为消除肺水肿，需合理限制液体摄入量。原则是在保证血容量足够、血压稳定的前提下，液体出入量宜轻度负平衡（500～1 000ml），液体入量一般以不超过 1.5L/d 为宜；可使用利尿剂促进水肿消退，治疗过程中应随时纠正电解质紊乱。

4. 积极治疗原发病　原发病是 ARDS 发生和发展最重要的因素，必须针对病因给予积极的治疗。

5. 营养支持与监护　ARDS 时机体处于高代谢状态，往往缺乏营养。因静脉营养可引起感染和血栓形成等并发症，故提倡全胃肠营养。

6. 其他治疗　糖皮质激素、表面活性物质替代治疗、吸入一氧化二氮在治疗中均有一定价值。

（李文静）

第七节　自发性气胸

因肺脏实质或脏层胸膜在无外源性或介入性因素的影响下破裂，引起气体在胸膜腔内蓄积，称为自发性气胸。自发性气胸根据造成气体溢入胸膜腔的原因分为特发性气胸和继发性气胸。特发性气胸多见于青少年，体型瘦高，在 X 线胸片上甚至在开胸手术直视下脏层胸膜表面往往见不到明确的病灶。继发性气胸在中老年人多见，往往由于肺内原有的病灶破裂所致，如肺大疱、肺结核、肺脓肿、肺癌等。

1724 年，Boerhaave 在关于自发性食管破裂的报道中描述了胸膜腔内大量积气并伴肺脏萎陷，从而第一次报道了这种无胸部外伤而发生的气胸。1826 年，Laennec 描述了气胸的临床特征。许多年来，这种疾病一直被认为是结核病的并发症。1932 年，Kjaergaard 首次强调在大多数气胸患者、中存在着非结核性的病因。

自发性气胸的发病率文献报道差异较大，为 4～47 例/10 万人口，我国在 1995 年福州呼吸急症学术会议上共报告自发性气胸 8 826 例，而实际上自发性气胸的发病率可能更高。自发性气胸多见于男性，男女之比约为 5：1。

一、病因与发病机制

自发性气胸的病因构成随着社会和医学的发展而发生着变化。1932 年，Kjaergaard 报告的自发性气胸的病因多为胸膜下肺大疱。20 世纪 50 年代，结核病成为自发性气胸的常见病因，以后，随着对结核病的有效的药物治疗和流行病学控制，由结核病引起的自发性气胸的发病率有所下降。20 世纪 80 年代以后，随着社会人口老年化的进程，老年性慢性阻塞性肺气肿引起的自发性气胸的比率有增多的趋势。同时，随着一些特殊社会现象的出现，由获得性自身免疫缺陷症（AIDS）患者患卡氏肺囊虫感染引起的自发性气胸亦有所增加。

气胸的发生与病变的肺泡内压骤增有关，一般来说，引起正常肺泡破裂所需的压力为 7.8～13.7kPa（58.6～103.0mmHg），而有病变的肺泡和肺大疱所能承受的压力远远小于正常肺泡，所以容易破裂，尤其是在以下这些情况容易发生气胸：①剧烈咳嗽，腹压增高。②呼吸道感染引起局部气道半阻塞状态，气体只能进入远端肺泡；而排出不畅，使受阻远端肺泡内压升高。③哮喘持续状态。④机械通气，气道内持续正压，超过病变肺泡所能承受的压力极限。⑤一些体力活动时，如突然用力、突然改变体位、打哈欠等。

（一）胸膜下肺大疱破裂

青少年自发性气胸多因肺尖部胸膜下的肺大疱破裂所致。胸膜下肺大疱大多分为两类，胸膜下微小肺大疱（bleb），直径小于1cm，常为多发，可发生于肺尖部、叶间裂边缘及肺下叶边缘。这类微小肺大疱往往是支气管和肺部炎症愈合、纤维组织瘢痕形成过程中牵拉及通气不畅所致。胸膜下微小肺大疱所致的自发性气胸在X线胸片上或手术时不易发现病灶，故亦称为"特发性气胸"。胸膜下肺大疱（bullus）常为单发，多发生于肺尖部，由于脏层胸膜先天性发育不全，逐渐出现肺大疱。这类自发性气胸常见于瘦高体型的青少年，在手术过程中，除发现肺大疱外，常不能找到与之相关的肺实质内的基础病变。这两类肺大疱破裂引起的自发性气胸可在剧烈活动、咳嗽、喷嚏后诱发，亦可在安静状态下发生。

（二）大泡性肺气肿破裂

由于慢性阻塞性肺部疾患使肺泡单位过度充气，久之出现肺泡壁破坏，即小叶中心型肺气肿和全小叶型肺气肿，肺泡进一步融合压迫肺泡间隔和肺间质形成大疱性肺气肿。其特点是在X线胸片和胸部CT片上可见到大疱内有被压得极薄的血管和肺泡间隔，以此与巨大肺大疱鉴别。当肺实质内残气量进一步增加，压力过高引起脏层胸膜破裂就出现气胸。40岁以上的男性多见，常伴有慢性咳嗽、长期吸烟史、支气管哮喘史等。

（三）肺结核

20世纪50年代，肺结核是引起自发性气胸很重要的因素之一。其发病机制主要是：①陈旧的结核性瘢痕收缩，造成小支气管扭曲、阻塞，形成局限性肺大疱破裂。②肺的活动性结核空洞直接破裂。③由结核性损毁肺间接引起对侧肺组织代偿性肺气肿，当出现感染、支气管阻塞时，引起其远端肺泡过度膨胀而破裂。20世纪80年代，随着有效的抗结核药物的应用，肺结核的发病率明显降低，由肺结核引起的自发性气胸的发生率亦有明显下降。1988年，Beg报告的95例小儿自发性气胸的原因中，肺结核占21%，仅次于化脓性感染。近些年来，结核病的发病率又有上升的趋势，应当注意随之而来的气胸并发症。

（四）其他

1. 感染　金黄色葡萄球菌性肺炎和先天性肺囊肿继发感染后破裂是儿童自发性气胸发生的主要原因。随着各种高效抗生素的临床应用，肺脓肿破裂引起的脓气胸已经少见，而肺部真菌感染引起的自发性气胸的报道日渐增多。获得性免疫性缺陷综合征（AIDS）的伴随疾患卡氏肺囊虫性肺炎亦可引起自发性气胸，Beers证明其发病机制可能是广泛的肺间质炎症、肺的囊性蜂窝状组织坏死。

2. 恶性肿瘤　靠近脏层胸膜的癌性空洞破裂入胸膜腔可引起气胸，肺癌引起远端支气管阻塞形成局限性气肿继而破裂。尤其是转移性肉瘤可导致气胸，在儿童中，气胸可以是骨肉瘤肺转移的第一个表现。

3. 月经期自发性气胸　Maurer等在1968年报道了月经期自发性气胸。1972年，Lillingto等把这种气胸命名为月经期气胸。30~40岁为发病的高峰期，90%发生在右侧。常在月经开始后48~72h内发生。发生原因可能有：月经期PGF$_2$水平增高，导致肺泡破裂；月经期宫颈黏液栓缺乏，空气通过子宫颈、输卵管和横膈孔进入胸膜腔；胸膜或肺的子宫内膜异位症。

4. 获得性免疫缺陷综合征患者的气胸　获得性免疫缺陷综合征患者的自发性气胸通常发生在卡氏肺囊虫肺炎（PCP）的基础上。患PCP的艾滋病患者，大约有6%发生气胸。卡氏肺囊虫导致坏死性肺炎并发弥漫性胸膜下肺大疱。气胸常常是双侧、顽固、易复发，漏气时间长，保守治疗后复发率高达65%。大约1/3的患者表现为同时或非同时性双侧气胸。患PCP的艾滋病患者，若并发气胸，住院死亡率则高达50%，在需要通气支持的患者中，其死亡率接近90%。

二、临床特征

（一）病理和病理生理

自发性气胸根据气体在胸膜腔内的蓄积量和胸膜腔内压力增高的程度，可将其分为单纯性气胸和张力性气胸。虽然这两种类型自发性气胸的诱因和发病机制可以相同，但其引起的病理生理改变和临床表现可以有很本差别。

1. 单纯性气胸　由各种原因引起脏层胸膜表面的病变组织破裂，气体进入胸膜腔后，患侧肺脏被压缩萎陷，使破裂的病变肺泡或肺大疱内的压力减低，破口闭合不再漏气，胸膜腔内的气体不再增多，此时，胸腔内压为正压。由于两侧胸腔压力不平衡，纵隔被推移向健侧，在呼吸运动中，两侧胸腔内压力的变化接近，纵隔无明显摆动。

2. 张力性气胸　脏层胸膜表面的破口形成单向活瓣，吸气时胸膜腔内压降低，活瓣开放，气体进入；呼气时胸膜腔内压升高，活瓣关闭，气体不能排出，使胸膜腔内气体量不断增加，压力逐渐升高，患侧肺脏被完全压缩萎陷，从而完全丧失通气和换气功能。胸膜腔内压增高使纵隔明显向健侧移位，健侧肺脏部分被压迫，影响健肺的通气和交换功能。纵隔移位使与心脏连接的大血管发生扭曲，影响血液向心流动。当胸膜腔内压增高到一定程度，气体通过壁层胸膜或纵隔胸膜进入纵隔或胸壁，产生纵隔气肿或患侧胸部、头、面、颈部的皮下气肿，皮下气肿标志胸膜腔内气体蓄积的程度，同时亦可以减低胸膜腔内的压力。

（二）临床表现

气胸患者临床症状和体征取决于基础病因、肺萎陷的程度及是否存在基础肺部疾病。

自发性气胸多为单侧，亦可为一侧发作后经治疗痊愈后另一侧再次发作。右侧比左侧稍多，10%的患者为双侧同时发作，大约11.5%的患者有阳性的自发性气胸的家族史。

1. 临床症状

（1）呼吸困难：气胸发作时患者均有呼吸困难，其严重程度与发作的过程、气胸的类型、肺被压缩的程度和原有的肺功能状态有关。张力性气胸的患者可有明显的呼吸困难。单侧闭合性气胸，在年轻的呼吸功能正常的患者，可无明显的呼吸困难，即使肺被压缩大于80%，亦仅能在活动时稍感胸闷，而在患有慢性阻塞性肺气肿的老年患者，肺被轻度压缩就有明显的呼吸困难。急性发作的气胸，症状可能更明显；而慢性发作的气胸，健侧肺脏可以代偿性膨胀，临床症状可能会较轻。

（2）胸痛：常在发生气胸当时出现突然尖锐性刺痛和刀割痛，与肺大疱突然破裂和肺被压缩的程度无关，可能与胸膜腔内压力增高、壁层胸膜受牵张有关。疼痛部位不肯定，可局限在胸部，亦可向肩、背、上腹部放射。明显纵隔气肿存在时，可出现持续的胸骨后疼痛。疼痛是气胸患者最常见的主诉，而且在轻度气胸时，可能是唯一症状。

（3）刺激性咳嗽：自发性气胸时偶有刺激性咳嗽。

（4）其他症状：气胸并发血气胸时，如出血量多，患者会心慌、血压低、四肢发凉等。张力性气胸时，患侧肺被极度压迫，同时纵隔亦向健侧移位，患者除了高度呼吸困难外，临床上还会出现发绀、血压下降，甚至窒息、休克。并发皮下气肿时，患者前胸、颜面部肿胀，纵隔移位可造成心脏、大血管移位、大静脉扭曲，影响血液回流，出现体循环淤滞的表现，如静脉怒张等。

（5）反复发作：自发性气胸在首次发作后的复发率为50%。90%的复发见于曾经发病的一侧。在第2次发病后，复发率增高到80%。复发的危险因素为有两次以上的气胸发作史、X线胸片显示巨大囊疱、身高与体重的比值增大。

2. 体征

（1）胸部体征：患侧胸廓隆起，呼吸运动减弱，肋间隙增宽，患侧胸部叩诊呈鼓音，听诊患侧呼吸音弱或消失。左侧气胸并纵隔气肿时，在胸骨左缘可闻及与心搏一致的高调粗糙的杂音，称Hamman征，可能与心脏搏动时撞击左侧胸膜腔内气体和纵隔内气体有关。张力性气胸并发皮下气肿时，可在前胸壁、头面部触及捻发感。

（2）气管、心脏向健侧移位，尤其在张力性气胸时更为明显。

（3）呼吸频率增快、口唇发绀，多见于张力性气胸。

3. 放射学征象

（1）X线表现：胸片是诊断气胸最可靠的方法，可显示肺萎陷的程度、肺部情况、有无胸膜粘连、胸腔积液及纵隔移位等。胸片上显示无肺纹理的均匀透亮区的胸膜腔积气带，其内侧为与胸壁平行的弧形线状肺边缘。少量气体往往局限于胸腔上部，常被骨骼掩盖，此时嘱患者深呼气，使萎陷的肺更为缩小，密度增高，与外带积气透光区形成更鲜明的对比，从而显示气胸带。大量气胸时，患侧肺被压缩，聚集在肺门区呈球形阴影。有些患者在胸片上可以见到肺尖部肺大疱；在血气胸存在时，可见液气平面；当胸内存在粘连带时，萎陷的肺失去均匀向肺门压缩的状态，在X线胸片上显示出不规则状压缩或肺压缩边缘呈分叶状；患侧膈肌明显下移，气管、心脏向健侧移位；并发纵隔气肿时，可见纵隔和皮下积气影。

根据X线胸片，大致可计算气胸后肺脏受压缩的程度，这对临床处理气胸有一定指导意义。Kircher提出简便计算法：

$$\text{肺被压缩的面积（气体占据的面积）（\%）} = \frac{\text{患侧胸廓面积} - \text{患侧肺的面积}}{\text{患侧胸廓面积}} \times 100\%$$

$$\text{肺被压缩的面积（气体占据的面积）（\%）} = \frac{ab - a^1 b^1}{ab} \times 100\%$$

根据上述公式可以推算，当积气带宽度相当于患侧胸廓宽度1/4时，肺被压缩大约35%；当胸内积气带宽度相当于患侧胸廓宽度的1/3时，肺被压缩50%；当胸内积气带宽度相当于患侧胸廓宽度的1/2时，肺被压缩65%。根据气胸量的多少可把气胸分为三类：小量气胸（<20%）、中量气胸（20%~40%）、大量气胸（>40%）。

在临床上，气胸有时不易识别。例如，急症或外伤患者在仰卧或半卧位时用便携式放射照相机所摄的胸片可能使气胸征象模糊不清，尤其在肺尖或肺野外侧区域积气不会显示出气胸征象；由于胸膜疾病、胸部外伤或既往手术引起的多处胸膜粘连可表现为局限性气胸，容易与肺大疱或大疱性肺气肿相混淆。

（2）胸部CT扫描：能清晰显示胸腔积气的范围和积气量、肺被压缩的程度，在有些患者可以见到肺尖部肺大疱的存在，同时胸部CT还能显示胸腔积液的多少。尤其是对含极少量气体的气胸和主要位于前中胸膜腔的局限性气胸，在X胸片上容易漏诊，而CT则无影像重叠的弱点，能明确诊断。

（三）鉴别诊断

1. 肺大疱　多次反复发作的气胸，由于胸内有粘连，气胸易形成局限性包裹，此时在X线胸片上易与张力性肺大疱相混淆。气胸往往有突然发作的病史，而张力性肺大疱则是长时间反复胸闷，X线胸片上张力性肺大疱在胸壁边缘尤其是肋膈角处可见到纤细的肺大疱边缘线。气胸和张力性肺大疱的鉴别很重要，把张力性肺大疱误诊为气胸而放置胸腔引流管很容易引起严重的病理生理改变。

2. 支气管断裂　支气管断裂是造成外伤性张力性气胸的原因之一。支气管断裂往往有胸部的外伤史，外伤的特点是加速运动过程中突然停止的过程，支气管断裂引起的张力性气胸，胸腔引流管常有持续性溢气，在X线胸片上可见到"肺下垂征"，即萎陷的肺上缘低于肺门水平，而一般原因引起的气胸，肺萎陷是朝向肺门的。

3. 急性肺栓塞　急性肺栓塞在临床上可有呼吸困难等症状，同时常伴有发热、咯血、休克、血白细胞增高等，一般多有下肢反复发作的静脉血栓形成史或长期卧床史，X线胸片无气胸征象。

4. 其他　胸痛、呼吸困难等症状在临床上应与心肌梗死、胸膜炎、急腹症等鉴别。

三、治疗

（一）一般治疗

各型气胸患者均应卧床休息，限制活动，化痰、镇咳、止痛，有胸腔积液或怀疑有感染时，应用抗生素，严重呼吸困难者可予吸氧治疗。一般肺压缩 <20%，不需抽气等外科治疗，胸膜腔内的气体可以按每日 1.5% 的速度吸收。

（二）急性气胸的处理

急性气胸肺被压缩 >20%，应当抽气减压，促使肺脏复张。抽气部位在患侧锁骨中线第二肋间，局限性包裹性气胸应当在胸片的指导下定位，在积气最多的部位抽气。肺被压缩 >60%，或怀疑有张力性气胸的可能者，应当安放胸腔引流管，接水封瓶排气，安放部位亦是患侧锁骨中线第二肋间，或积气最多的部位。通过胸腔引流管可以观察其他有否持续溢出、肺脏复张情况以及胸腔内出血情况。

（三）张力性气胸的处理

张力性气胸可引起严重的病理生理改变，故紧急排出胸腔内，高压力的气体十分重要。

在紧急情况下，可用 18 号针头尾端套扎上消毒指套或避孕套，指套端剪开一小口，针头经患侧锁骨中线第二肋间进入胸腔内，高压气体可以冲出，患者吸气时，胸腔内压力降低，指套闭合，阻断空气进入胸腔。

在紧急排气后，患者情况趋于平稳或被转送到有救治能力的医院，应当安放胸腔引流管，以利气体排出，观察气胸的发展变化、促使肺复张，希望肺脏复张后，破裂的部位能与胸壁之间形成粘连，从而治愈张力性气胸。胸腔引流管一般安放 48 ~ 72h 之后，摄 X 线胸片，若肺完全复张，则用血管钳夹闭胸管 24h 后再复查胸片，病情稳定，可以拔除胸管；若肺膨胀不全，应当放开止血钳，继续进行胸引，必要时可用双瓶负压吸引法，使调节瓶的负压维持在 −0.785 ~ −0.981kPa，经过上述治疗，大多数（80% ~ 90%）的患者可以被治愈，若经上述治疗仍不奏效，则应积极考虑外科手术治疗。一般来说，胸腔引流管安放时间不应超过 7d，时间过长有可能经胸管介入感染，或由于长时间肺不能复张，在萎陷的、肺脏表面会有纤维性包裹形成，有可能给以后的肺复张和进一步治疗带来困难。

（四）手术治疗

外科手术治疗自发性气胸应当包括，切除破裂的肺大疱及已经形成的肺大疱，切除引起肺大疱的基础病变，摩擦壁层胸膜或胸腔内喷撒滑石粉使脏壁层胸膜之间产生粘连，使胸膜腔闭合，解除纤维素包裹或纤维板对肺脏的束缚，促使肺膨胀等。适当的外科治疗能促进气胸治愈，有利于肺脏尽早复张，同时亦可确切了解引起自发性气胸的基础病变，采取可靠的根治性治疗措施，防止复发。

四、护理

1. 评估

（1）健康史：询问患者以往健康情况，了解有无肺部基础疾病、肺功能情况，有无吸烟等不良生活习惯。

（2）身体情况：重点评估胸痛的性质、部位和呼吸困难的程度等。

（3）心理及社会因素：了解患者的情绪状态，社会支持及对疾病的认识情况。

（4）实验室及其他检查：X 线检查有无气胸征象。

2. 护理措施

1）症状护理：环境舒适安静，卧床休息，避免用力、剧烈咳嗽和屏气；气急、发绀者给予吸氧；酌情给予镇静、镇痛用药；必要时遵医嘱给予支气管扩张药或镇咳药物；保持排便通畅，防止排便用力。

2）排气疗法护理：气胸量 >20%，或虽然气胸量不到 20% 但患者症状明显，或经休息或观察气胸延迟吸收，均应予以气胸穿刺抽气。

（1）紧急排气：紧急时，可迅速将无菌针头从患侧锁骨中线第 2 肋间穿刺进入，一般加用带三通的橡皮管，然后连接 50ml 注射器或气胸箱抽气。护理上注意紧急排气患者病情重，常伴烦躁不安、恐惧、呼吸困难等症状，首先加强心理疏导，守护身旁增强安全感；给予持续心电监测、严密观察病情及熟练配合抢救工作。

（2）人工气胸箱排气：可同时测定胸腔内压和进行抽气。穿刺针从患侧锁骨中线第 2 肋间穿刺进入胸膜腔后接人工气胸箱，现测定胸膜压力，判断气胸类型，再抽气，直至呼吸困难缓解或胸腔压力降为 $-42cmH_2O$（$-0.41kPa$），并留针 3～5min 再测胸腔压力，如有回升应行胸腔闭式引流排气。护理上注意严密观察生命体征，做好胸腔闭式引流物准备。

3）胸腔闭式引流护理：保持引流管固定、密闭、通畅和无菌。

（1）引流管的护理：妥善固定胸腔引流管，避免扭曲受压；搬动患者和更换引流瓶前，用两把止血钳夹紧引流管，防止管道滑脱、漏气或引流液逆流入胸腔等的意外发生。

（2）水柱的观察：检查引流系统有无漏气，是否密闭，保持长玻璃管在液面下 3～4cm。随时观察水柱波动情况及气泡的多少。水柱上下波动，表明导管通畅，若水柱波动不明显，请患者做深呼吸或咳嗽再行观察。

（3）引流瓶的护理：妥善放置引流瓶，防止倾倒。瓶内存放生理盐水或蒸馏水 500ml，液平面应低于引流瓶出口平面 60cm。每天更换引流瓶及瓶内液体，换瓶时注意连接管和接头的消毒，更换液体后标记液平面，以便于观察和记录引流量。及时更换渗湿的敷料，严格无菌操作。

（4）鼓励患者深呼吸和做吹气练习，促进肺复张。

（5）观察和记录：引流液的量、颜色、性状和水柱的波动情况。

（6）拔管护理：持续 1～2d 液面无气体逸出可夹管，观察 24h 无呼吸困难症状，提示肺复张，可协助医生拔管。拔管后应注意观察伤口有无出血、皮下有无气肿等异常情况。

3. 健康教育

（1）坚持肺部基础疾病的治疗：向患者介绍继发性自发气胸的发生是由于肺部组织有基础疾病存在，因此遵医嘱积极治疗肺部基础疾病对于预防气胸的复发极为重要。

（2）避免气胸诱发因素：①避免抬举重物、剧烈咳嗽、屏气、用力排便等，并采取有效的预防便秘措施。②注意劳逸结合，在气胸痊愈后的 1 个月内，不要进行剧烈活动，如打球、跑步等。③保持心情愉快，避免情绪波动。④吸烟者应指导戒烟。

（3）气胸复发时的处理：一旦出现突发性胸痛，随即感到胸闷、气急时，可能为气胸复发，应及时就诊。

（詹鸿静）

第八节　肺栓塞

肺栓塞（pulmonary embolism，PE）是指肺血管树或其某个分支受各种栓子阻塞所引起的一组疾病或临床综合征，这些栓子通常由远端血栓脱落导致阻塞，最常见于腿部深静脉的血栓，约 79% 的肺栓塞血栓栓子来源于深静脉血栓。PE 和深静脉血栓形成（deep venous thrombosis，DVT）统称静脉血栓栓塞（venous thromboembolism，VTE），VTE 发病率为（71～117）/10 万，大约 30% 的 DVT 患者发展为有症状性 PE，另有 40% 是无症状性 PE，后者可通过影像学检查发现。肺栓塞包括肺血栓栓塞症（pulmonary thromboembolism，PTE），脂肪栓塞综合征，羊水栓塞，空气栓塞等，临床上 90% 以上的 PE 是血栓性栓塞，因此，通常所称的 PE 即指 PTE。引起 PTE 的血栓主要来源于 DVT，PTE 也是 DVT 的常见并发症。PE 年发病率（60～70）/10 万，仅美国每年就有约 60 万人次发病，美国每年约 30 万人死于急性 PE，常经尸检才能确定诊断。有报道 PE 也是英国孕产妇死亡的最常见原因。

一、概　述

肺血栓栓塞症（pulmonary thromboembolism，PTE）为来自静脉系统或右心的血栓阻塞肺动脉或其分支所致，以肺循环和呼吸功能障碍为其主要临床和病理生理特征。肺动脉发生栓塞后，若其支配区的肺组织因血流受阻或中断而发生坏死，称为肺梗死（pulmonary infarction，PI），但因肺部有肺动脉系统和体动脉系统（支气管动脉系统）两套血液循环，一般较少出现PI，尸解证实仅10%～15%的PE发生肺梗死。

（一）病因及危险因素

PTE的危险因素与VTE相同，包括任何可以导致静脉血液淤滞、静脉系统内皮损伤和血液高凝状态的因素。易发生VTE的危险因素包括原发性和继发性两类，原发性危险因素由遗传变异引起，常以反复静脉血栓栓塞为主要临床表现；继发性危险因素是指后天获得的易发生VTE的多种病理生理异常。这些危险因素可以单独存在，也可同时存在，协同作用，年龄作为独立的危险因素，随着年龄的增长，VTE的发病率逐渐增高。

（二）病理生理

下肢深静脉和骨盆的血栓脱落游移进入肺动脉，导致肺动脉栓塞，产生血流动力学异常和气体交换障碍。血流动力学对PE反应取决于栓子的大小、患者的基础心肺功能和神经代偿性适应能力。除外物理阻塞作用，急性PE引起缩血管物质释放，产生肺动脉收缩及低氧血症，继而引起肺血管和右心室后负荷阻力增加。右室后负荷的突然增加进一步引起右室扩张和运动功能障碍，三尖瓣反流，甚至右室功能衰竭，右室功能衰竭即会快速进展为全身性低血压和心脏骤停。同时，右室压力过高也会引起室间隔变窄，导致舒张期室间隔向左室推挤，从而影响左室充盈，这种效应促使左房收缩时的血流发生变化，进一步影响左室充盈。右室压力过度还会使室壁张力增加，产生心肌氧供受限，代偿性消耗增多，导致心肌缺血。

气体交换障碍的机制包括通气血流灌注比例失调、总无效腔增加、右向左分流。动脉氧分压降低和肺泡动脉氧分压差增大是2个最常见的气体交换异常表现。过度通气引起低碳酸血症和呼吸性碱中毒。大面积PE时，解剖和生理无效腔明显增加，影响每分有效通气量，分钟有效通气量减少，产生高碳酸血症，因此，高碳酸血症是病情严重或大面积PE的重要提示。

（三）临床表现

1. 症状和体征　PE的临床症状多种多样，不同病例症状各异，且严重程度差异较大，缺乏特异性。典型的PE表现是呼吸困难、咯血和胸痛，习惯称为"肺梗死三联征"，事实上，仅约20%患者有此表现。起始出现的最常见表现是突然发作急性呼吸困难和心动过速，患者常自诉有焦虑、恐惧感。大面积PE患者，由于栓塞后肺血流突然受阻，10%～15%出现晕厥，右室压力增高引起右室扩张和功能障碍，右室扩张导致三尖瓣分离，出现反流和右侧心力衰竭的表现，如颈静脉曲张、心动过速、呼吸急促、低血压、三尖瓣区出现新的杂音、缺氧或血氧饱和度下降等。严重者出现休克表现，如肢端湿冷、脉搏细速、呼吸浅快、血压下降等。肺部听诊可无明显异常，但大面积PE或肺梗死者可能出现胸膜摩擦音，哮鸣音和细湿啰音。发热是PE患者经常伴随的症状之一，文献报告T>37.5℃者达50.0%～57.1%，但一般小于38.3℃，多数是短时的，峰值在发病当天出现，一周内逐渐消退，原因不甚明确。

肺栓塞各临床症状出现的频率分别是：①呼吸困难、气促（60%～90%）。②胸痛，包括胸膜炎样疼痛（40%～70%）、心绞痛样疼痛（4%～12%）和胸骨下痛（15%）。③晕厥（10%～15%），可为PE的唯一或首发症状。④烦躁不安、惊恐甚至濒死感（55%）。⑤咯血（10%～30%），常为小量咯血。⑥咳嗽（10%～37%）。⑦心悸（10%～20%）。各组体征出现的频率分别是：①呼吸急促（60%～70%）：呼吸频率>20次/min，是最常见的体征，低碳酸血症（80%），呼吸性碱中毒（90%）。②心动过速（30%～40%）。③血压变化，严重时可出现血压下降甚至休克（5%）。④发绀（11%～16%）。⑤发热（43%～57.1%）：多为低热，少数患者可有中度以上的发热（7%）。⑥颈静脉充盈或搏动（10%～12%）。⑦肺部可闻及哮鸣音（5%）和/或细湿啰音（18%～51%），偶可闻及血管杂音。⑧胸腔积液的相应体征（24%～40%），单侧横膈升高（30%），肺膨胀不全（80%）。⑨肺动脉瓣区第二音亢进或分裂（23%～25%），$P_2 > A_2$，三尖瓣区收缩期杂音。⑩右室扩张和运动功能减退（50%）。

2. 深静脉血栓的症状与体征　下肢 DVT 主要表现为患肢肿胀、周径增粗、疼痛或压痛、浅静脉扩张、皮肤色素沉着、行走后患肢易疲劳或肿胀加重，约半数或以上的下肢深静脉血栓患者无自觉临床症状和明显体征。

（四）辅助检查

1. 心电图（ECG）　超过 70% 的肺栓塞患者出现非特异性的 ECG 改变，这种改变多在发病后即刻便开始出现，以后随病程的发展演变而呈动态变化，心电图的动态改变较静态异常对于提示 PTE 意义更大。常见的 ECG 改变包括 $V_1 \sim V_4$ 的 T 波改变和 ST 段异常；约 30% 的患者可出现 I 导联 S 波加深，Ⅲ导联出现 Q 波和 T 波倒置呈所谓的"$S_I Q_{\text{Ⅲ}} T_{\text{Ⅲ}}$"征；其他 ECG 改变包括房性心律失常，完全或不完全右束支传导阻滞，肺型 P 波，电轴右偏，顺钟向转位，I、II、$V_4 \sim V_6$ 导联 ST 段抬高或压低。

2. 胸部 X 线片　常见的 X 线表现有区域性肺血管纹理变细、稀疏或消失，肺野透亮度增加；肺野局部浸润性阴影；以胸膜为基底尖端朝向肺门的楔形阴影，或外周以胸膜为基底凸面朝肺门的圆形致密影（hamptom hump）；肺不张或膨胀不全；右下肺动脉干增宽或伴截断征，或扩张的肺动脉伴远端肺血管纹理稀疏（westermark 征）；肺动脉段膨隆以及右心室扩大征；患侧横膈抬高；约 40% 的患者有少量或中量胸腔积液，少见的有右下肺动脉扩张（palla's 征）。这些 X 线改变是非特异性的，单凭 X 线胸片不能确诊或排除 PTE，但在提供疑似 PTE 线索和除外其他疾病方面，X 线胸片具有重要作用。

3. 动脉血气分析　PE 的常见血气表现为低氧血症，低碳酸血症，肺泡动脉血氧分压差（$P_{A-a}O_2$）增大。部分患者的结果可以正常。

4. 超声心动图（心超）　在提示诊断和除外其他心血管疾患方面有重要价值。严重的 PTE，心超可发现右室壁局部运动幅度降低；右心室和/或右心房扩大；室间隔左移和运动异常；近端肺动脉扩张；三尖瓣反流速度增快；下腔静脉扩张，吸气时不萎陷，提示肺动脉高压、右室高负荷和肺源性心脏病，可以提示或高度怀疑 PE，但不能作为确诊标准。心超为划分次大面积 PE 的依据。右心室壁如增厚，提示慢性肺源性心脏病，有助于诊断慢性栓塞。若在右房或右室发现血栓，与临床表现相吻，可以诊断 PE。

5. 血浆 D - 二聚体　D - 二聚体（D - dimer）是交联纤维蛋白降解产生的可溶性产物，是一个特异性的纤溶过程标记物。几乎所有 PE 患者血浆 D - 二聚体均有升高，因此，D - 二聚体对 PE 诊断极为敏感，敏感性高达 92% ~ 100%，但高龄者、孕妇、手术后、炎症状态、感染、创伤、组织坏死、心肾功能衰竭和肿瘤等情况均使 D - 二聚体升高，故其特异性较低，仅为 40% ~ 43%。然而，D - 二聚体的阴性预测作用高达 90%，若其含量 < 500μg/L，可基本除外急性 PTE，这尤其适于门急诊的排除诊断。

6. CT（螺旋 CT 或电子束 CT、造影）　能够发现段以上肺动脉内的栓子，是肺栓塞的确诊手段之一。CT 诊断肺栓塞的敏感性为 88.9%（53% ~ 100%），特异性为 94.6%（79% ~ 100%），阴性率为 1.5%。电子束 CT 扫描速度更快，可在很大程度上避免因心跳和呼吸的影响而产生的伪影。

急性 PE 的直接征象为肺动脉内的低密度充盈缺损，部分或完全包围在不透光的血流之间（轨道征，railway track 征），血管断面有"polomint 征"或者呈完全充盈缺损，远端血管不显影；周围的充盈缺损与动脉壁形成锐角，与邻近血管相比，受累动脉可能有扩张，管径增粗；间接征象包括肺野楔形密度增高影，条带状的高密度区或盘状肺不张，中心肺动脉扩张及远端血管分支减少或消失等。可以伴有右心室功能衰竭的 CT 造影改变，如右室扩张（短轴可见右室腔较左室宽大），伴或不伴造影剂流入室间静脉；室间隔向左室偏移；或肺栓塞指数超过 60%。

慢性肺栓塞 CT 诊断包括：CT 显示受累血管比邻近血管更小些；管腔内充盈缺损形成月牙形影，造影剂与管壁形成钝角；造影剂流增宽多见于小动脉；造影剂 - 充盈动脉之间形成网格状或活瓣状；间接征象包括支气管扩张或有其他伴行血管形成，伴有马赛克样灌注图形，或偏心性血管钙化，其他辅助征象还可包括肺动脉高压（肺动脉直径 > 33mm）和心包积液。CT 对亚段 PE 的诊断价值有限。CT 扫描还可以同时显示与急性肺栓塞表现相似的其他肺及肺外胸部疾患如心包炎（表现为心包增厚或积液）、急性心肌梗死（表现为冠脉充盈缺损或心肌灌注缺损）、主动脉夹层、食管炎，少见的有食管破裂，其他还有肺炎、肺癌、胸膜疾病（如气胸和胸膜炎），胸壁异常如肋骨骨折等。

7. 核素肺通气/灌注扫描 通气/灌注扫描用于 PE 诊断已有 30 年历史，是诊断 PE 最重要方法之一。典型征象是肺部通气正常，灌注缺损，即通气 - 灌注显像不匹配或通气/血流比例失衡。许多疾病可以出现肺通气/血流状况异常改变，需密切结合临床进行判读。扫描结果一般分为三类：①高度可能：其征象为至少一个或更多叶段的局部灌注缺损而该部位通气良好或 X 线胸片无异常。②低度可能：正常或接近正常。③中度可能：即非诊断性异常，其征象介于高度可能与正常之间。一半以上疑似 PE 的患者是非诊断性结果（即低或中度可能），其中约有 25% 是 PE，此在患者需要结合其他诊断如 CT 血管造影（CTPA）或磁共振血管造影（MRA）等进一步确诊。

8. 磁共振成像（MRI） 对段以上肺动脉内栓子诊断的敏感性和特异性均较高，避免了注射碘造影剂的缺点，与肺血管造影相比，患者更易于接受。适用于碘造影剂过敏的患者。MRI 具有潜在的识别新旧血栓的能力，有可能为将来确定溶栓方案提供依据。不足之处是，目前的 MRI 检查所需时间较 CT 长，一些患者可能不耐受。

9. 肺动脉造影 肺动脉造影仍为 PTE 诊断的"金标准"，其敏感性约为 98%，特异性 95% ~ 98%。PTE 的直接征象有肺血管内造影剂充盈缺损，伴或不伴轨道征的血流阻断；间接征象有肺动脉造影剂流动缓慢，局部低灌注，静脉回流延迟等。如缺乏 PTE 的直接征象，不能诊断 PTE。肺动脉造影是一种有创性检查，需要经验丰富的专家方可操作，否则易发生致命性并发症，应严格掌握适应证。由于其他相对无创影像技术的广泛应用，肺动脉造影已很少使用，但在其他影像学检查无法确定诊断而又高度怀疑为 PE 时，仍应考虑做造影检查以明确诊断。

10. DVT 及检查 临床上可将 DVT 分为以下五类：有症状的近端 DVT；无症状的近端 DVT；腓肠肌 DVT；复发性、慢性下肢 DVT；上肢静脉血栓形成。DVT 诊断方法很多，下肢静脉造影仍是诊断 DVT 的金标准。其他主要技术有：①超声技术：可以发现 95% 以上的近端下肢静脉内的血栓。对腓静脉和无症状的下肢深静脉血栓，其检查阳性率较低。②MRI：对有症状的急性 DVT 诊断的敏感性和特异性可达 90% ~ 100%，MRI 还可试用于检测无症状的下肢 DVT。MRI 在检出盆腔和上肢深静脉血栓方面有优势，但对腓静脉血栓其敏感性不如静脉造影。③肢体阻抗容积图（IPG）：可间接提示静脉血栓形成，对有症状的近端 DVT 具有很高的敏感性和特异性，对无症状的下肢静脉血栓敏感性低。④放射性核素静脉造影：属无创性 DVT 检测方法，常与肺灌注扫描联合进行，也适用于对造影剂过敏者。⑤静脉造影：可显示静脉堵塞的部位、范围、程度及侧支循环和静脉功能状态，其诊断敏感性和特异性接近 100%。

二、诊疗

（一）一般监护治疗

对高度疑诊或确诊 PTE 者，应绝对卧床休息，保持大便通畅，消除焦虑和惊恐症状，适当镇静、镇痛等处理，严密监护呼吸、心电、血压、静脉压、血氧饱和度或血气分析等生命体征或生命征相关性征象。肺栓塞的主要处理方法包括内科处理（容量复苏、使用升压药、抗凝治疗、溶栓治疗）和外科处理（经静脉导管血栓抽吸术、下腔静脉滤器放置、肺动脉血栓摘除术或取栓术）。

（二）稳定血流动力学和呼吸支持

循环支持主要是维持血压，保持气道通畅和预防新的血栓形成。而气道管理和保持氧供是首要处理步骤。对有低氧血症的患者，采用经鼻导管或面罩吸氧，对并发严重的呼吸衰竭者，应早发现并给予经鼻/面罩无创性机械通气或经气管插管行机械通气，躁动者可少量给予镇静，但应注意镇静药对血压的负性影响，通气过程中注意正压通气支持对循环功能的影响。应避免做气管切开，以免在抗凝或溶栓过程中局部大量出血。

初始低血压者应在 1 ~ 2h 内给予约 1 000ml 晶体液进行容量复苏，在充分容量复苏的情况下血压仍不升高者，应考虑给予升压药如去甲肾上腺素、肾上腺素、多巴胺或去氧肾上腺素。注意容量复苏时不要产生输液过度，否则易引起右心负荷进一步加重。对于出现右心功能不全，心排血量下降，但血压尚正常的病例，可予具有一定肺血管扩张作用和正性肌力作用得多巴酚丁胺和多巴胺。

（三）溶栓治疗

根据英国胸科协会的推荐，溶栓主要适于急性大面积性肺栓塞，即 PE 引起心血管功能衰竭者，因为这种情况很有可能引起心脏骤停。方法是阿替普酶（rt-PA）50mg，iv×30min；或100mg iv drip，≥2h；或尿激酶（或链激酶）25 万 IU，iv×30min，继之10 万 IU/h，×（24～72）h；或尿激酶4 400IU/kg，iv×10min，继之4 400IU/（kg·h），×12h。对于次大面积 PE，溶栓治疗仍有争议，对血流动力学不稳定、有肺动脉高压和右室功能障碍的次大面积 PE，支持进行溶栓治疗，方法是阿替普酶100mg，iv drip，≥90min。溶栓治疗可迅速溶解部分或全部血栓，恢复肺组织再灌注，减小肺动脉阻力，降低肺动脉压，改善右室功能，减少严重 PTE 患者的病死率和复发率，但20%有出血并发症，3%的患者并发颅内出血，因此，应慎重选择溶栓适应证。溶栓时间无绝对规定，一般 2 周内均可溶栓治疗。

溶栓的绝对禁忌证是活动性内出血和近期自发性颅内出血。相对禁忌证有：10d 内的外科大手术、分娩、器官活检或不能用压迫止血的部位行血管穿刺；2 个月内的缺血性脑卒中；10d 内的胃肠道出血；6 个月内的出血；15d 内的严重创伤；1 个月内的神经外科或眼科手术；未能控制的重度高血压 [收缩压 >180mmHg（23.94kPa），舒张压 >100mmHg（13.30kPa）]；近期曾行心肺复苏；血小板计数 <100 000/mm^3 或 PT 少于正常的50%；妊娠；感染性心内膜炎；心包炎；糖尿病出血性视网膜病变；出血性疾病；严重肝肾功能不全；颅内病变（动脉瘤、动静脉畸形、新生物）；动脉瘤。由于大面积 PTE 本身会对生命造成极大威胁，因此，绝对禁忌证应被视为相对禁忌。

（四）开胸肺动脉血栓摘除术（open surgical embolectomy）

虽然溶栓疗效不尽如人意，由于其简便易行得到广泛使用，外科手术已明显减少。开胸手术适于三类患者：急性大面积 PE、溶栓禁忌证的 PE、溶栓或内科保守治疗无效的大面积 PE。理想的手术适应证是患者肺动脉主干或大分支不全阻塞，无持续，肺动脉高压者。手术治疗结果不乐观，因为多数接受手术的是濒死患者，手术死亡率高 20%～50%，手术死亡取决于术前复苏、年龄、症状持续时间、肺栓塞的次数，但术后长期（8 年）存活率可高达71%。

（五）抗凝治疗

抗凝治疗是 PTE 和 DVT 的基本治疗方法，可有效防止血栓再形成和复发，同时机体自身纤溶机制溶解已形成的血栓。一旦疑诊或确诊为大面积 PE，便应开始使用高于常规用量的肝素治疗，大多数患者需用至少 10 000IU，iv，继之 1 250IU/h，或肝素 80IU/kg，iv，继之 18IU/（kg·h）。目标是维持部分凝血活酶时间（APTT）≥80s（范围 60～100s），初次测定 APTT 应是开始使用肝素后6h。

在开始使用肝素后 2～3d 便应开始加用华法林，其半衰期 36～48h，使用华法林后至少 2d 才能显示其对凝血功能的影响。肝素与华法林应重叠使用至少 4d，目标值是维持国际标准化比率（INR）在 2.0～3.0，持续 3～6 个月。华法林禁用于孕妇，特别是妊娠前三月抗凝应使用肝素替代，分娩前 6 周也不应使用华法林，但哺乳期可以使用，因为它不经乳汁分泌。

低分子肝素与肝素一样有效和安全，且无需监测凝血功能，半衰期更长，皮下给药而无需静脉使用，经肾清除（普通肝素经肝清除），也有研究认为它更适用于次大面积 PE。但肝素与低分子肝素均易产生肝素诱导性血小板减少症（HIT），如果确认发生 HIT，应更换为阿加托班（Argatroban）或 Lepirudin（重组水蛭素）。

最近美国食品与药物管理局（FDA）证实 Fonfaparinux 可以达到与肝素相似的抗凝功效，适用于血流动力学稳定的 DVT 和 PE 患者。Fonfaparinux 是一种合成的戊多糖，特异性抗活化 X 因子（Xa）。其特点是经肾清除，不会引起 HIT，每日 1 次，经皮下注射给药，根据体重确定剂量：50kg 以下者给予 5mg，50～100kg 者给予 7.5mg，100kg 以上者给予 10mg，无需更调整剂量。

值得注意的是，应用肝素/低分子肝素前应测定基础 APTT、PT 及血常规等，以及是否存在抗凝治疗的相对禁忌证如活动性出血，凝血功能障碍，血小板减少，未能控制的严重高血压等。

（六）下腔静脉滤器（inferior vena cava filters，IVCF）

下腔静脉滤器（经皮按置）最早始于 20 世纪 80 年代，主要预防下腔静脉血栓脱落引起 PE，它适于抗凝禁忌，反复发生 PE，和接受开胸取栓术者。并发症包括：插入点血栓形成、滤器移位、侵蚀下腔静脉管壁（穿透）、引起下腔静脉阻塞等，因此，安置 IVC 的患者一般需长期抗凝治疗（维持 INR 于 2～3）。

（七）经皮导管血栓切除术（percutaneous catheter thrombectomy，PCT）

PCT 是溶栓和手术血栓摘除术恢复右室功能衰竭和心源性休克的唯一替代方法。大约 1/3 的大面积 PE 患者因绝对禁忌证无法溶栓治疗，而且并非所有医院均能全天候做急诊开胸血栓摘除手术，因此，导管血栓切除术是良好选择。理想的 PCT 要求：熟练快速地将导管插入到肺动脉主干，用导管碎解和抽吸肺动脉内巨大血栓或行球囊血管成形，有效解决肺动脉主干内的栓子以恢复血流动力学；逆转右室功能和心源性休克；不引起心脏结构或肺动脉损伤。主要并发症有穿孔或心血管结构夹层（动脉夹层）、心包填塞、肺出血、远端血栓栓塞，其他并发症包括出血、心律失常、造影剂诱导性肾病、造影剂过敏，及血管通路并发症如血肿、假性动脉瘤或动静脉瘘。为减少穿孔和夹层风险，PCT 仅适于肺动脉主干和肺叶动脉栓塞，段及以下肺动脉栓塞不做 PCT，而且只要血流动力学改善，不论造影结果如何，便应终止手术。

（八）预防

对有发生 VTE 危险因素的病例，宜根据临床情况采用机械或药物预防。机械预防措施，包括渐进式使用加压弹力袜、间歇序贯充气泵以增强内源性纤溶作用和预防性使用下腔静脉滤器等；药物预防措施，包括皮下注射肝素、低分子肝素、华法林和 Fonfaparinux。

三、护理

1. 护理评估

1）溶栓中：①观察生命体征及有无出血倾向。②观察有无呼吸急促、喘憋的情况。③注意观察神志及瞳孔的变化，以判断有无颅内出血。

2）溶栓后

（1）继续观察有无胸痛、咳嗽、咯血、气短加重等症状，预防新的血栓栓塞。

（2）继续观察双下肢的变化，有无酸胀、乏力、肿胀、双下肢不对称等。

（3）观察与护理出血并发症：出血并发症可发生在溶栓治疗过程中，也可发生在溶栓治疗结束后。应注意复查血常规、血小板计数，如果出现不明原因的血红蛋白、红细胞计数下降时，应注意是否有出血并发症。①皮肤、黏膜出血：最常见，包括皮肤、穿刺点、牙龈、鼻腔等，尤其要注意观察曾进行深部血管穿刺的部位是否有血肿形成。注意测血压时袖带不可长时间捆绑，必要时采用手动测血压。应尽量减少穿刺次数，穿刺后应延长按压时间，特别是动脉穿刺后。②脑出血：注意观察神志及瞳孔的变化。③消化道出血：注意观察胃内容物、呕吐物及粪便的颜色。④腹膜后出血：这种情况隐匿，多表现为原因不明的休克。⑤泌尿系统出血：注意观察尿色。⑥呼吸道出血：注意观察有无血性痰，偶为小量咯血。

2. 护理要点及措施

（1）心理护理：溶栓后患者自觉症状减轻，均有想下床活动的想法，这时护理人员耐心解释，使患者能了解溶栓后仍需要卧床休息，以免栓子脱落造成再栓塞。

（2）有效制动：急性肺栓塞溶栓后，下肢深静脉血栓松动，极易脱落，绝对卧床休息 2 周，不能做双下肢的动作及双下肢按摩，另外要避免负压增加的因素，如有上呼吸道感染要积极治疗，以免咳嗽时腹压增大，造成栓子脱落，卧床期间所有检查均要平车接送。

（3）休息：肺栓塞活动期绝对卧床休息，一般卧床时间在充分抗凝血的前提下卧床休息 2～3 周；无明显症状且生活能自理者也应卧床，床上活动时避免突然坐起，并注意不要过度屈曲下肢，严禁挤压、按摩患肢，防止血栓脱落造成再次肺栓塞。

（4）饮食护理：宜食用蛋白质、维生素、纤维素含量高的食物，少食用油腻、高胆固醇的食物，禁食硬辣食物，保持平衡膳食和良好的饮食习惯。牢记高脂饮食和富含维生素 K 的食物（如卷心菜、菜花、莴苣、绿萝卜、洋葱、鱼肉等）可以干扰抗凝血药物（如华法林）的药效。因此，在口服抗凝药物期间应减少使用富含维生素 K 的食物和蔬菜。

（5）对有低氧血症的患者，可经鼻导管或面罩给氧。当并发严重呼吸衰竭时可使用经鼻面罩无创机械通气或经气管插管机械通气，避免气管切开，以免在抗凝过程中发生局部难以控制的大出血。

（6）预防便秘：保持排便通畅，以免因腹压突增使深静脉血栓脱落，必要时给予缓泻剂。

（7）皮肤护理：由于急性期限制患者活动，以卧床休息为主，应注意观察患者受压部位皮肤颜色的变化。保持床单的整洁、干燥的同时，可以在患者受压的骨隆突处使用压疮贴以防止压疮的发生。告知患者用药期间避免创伤和出血，应用软毛刷刷牙，使用电动剃须刀刮胡子。

（8）保持口腔清洁，软毛刷刷牙，也可用生理盐水或温水漱口。

3. 健康教育

（1）定期随诊，按时服药，特别是抗凝血药服用一定要按医嘱服用，刺激性药物饭后服用。

（2）自我观察出血现象。

（3）按照医嘱定期复查抗凝血指标，并学会看抗凝血指标化验单。

（4）平时生活中注意下肢活动，有下肢静脉曲张者可穿弹力袜等，避免下肢深静脉血液滞留，血栓复发。

（5）病情有变化时及时就医。

（詹鸿静）

第五章

循环系统疾病护理

第一节 心力衰竭

心力衰竭（heart failure）简称心衰。是各种心脏疾病导致心功能不全的一种综合征，绝大多数情况下是指各种心脏疾病引起心肌收缩力下降，使心排血量不能满足机体代谢需要，器官、组织血液灌注减少，出现肺循环和/或体循环静脉瘀血的临床综合征。少数情况下心肌收缩力尚可使心排血量维持正常，但异常增高的左心室充盈压使肺静脉回流受阻，导致肺循环瘀血，常见于冠心病和高血压心脏病心功能不全的早期或原发性肥厚型心肌病，称为舒张性心力衰竭。由于心力衰竭常伴有肺循环和/或体循环的被动性充血，因此又称为充血性心力衰竭（congestive heart failure）。心功能不全（或心功能障碍）较心力衰竭的概念更为广泛，心力衰竭是指伴有临床症状的心功能不全，因此，有心功能不全不一定全有心力衰竭。心力衰竭按其发病的缓急，可分为慢性心力衰竭和急性心力衰竭。按其发生部位可分为左侧心力衰竭、右侧心力衰竭和全心力衰竭。

一、慢性心力衰竭患者的护理

（一）病因

1. **基本病因** 几乎所有类型心血管疾病均可引起心力衰竭。从病理生理角度心力衰竭的病因包括以下两方面。

（1）原发性心肌损害：包括如下。①缺血性心肌损害：冠心病心肌缺血和/或心肌梗死是最常见的原因。②心肌炎和心肌病：各种类型的心肌炎和心肌病均可导致心力衰竭，其中病毒性心肌炎及原发性扩张型心肌病最多见。③心肌代谢障碍性疾病：最常见于糖尿病心肌病，而维生素 B_1 缺乏和心肌淀粉样变性则国内罕见。

（2）心脏负荷过重：①压力负荷过重：又称后负荷过重，是指心脏收缩期射血阻力增加。常见原因有高血压、主动脉瓣狭窄、肺动脉高压、肺动脉瓣狭窄等。②容量负荷过重：又称前负荷过重，是指心脏舒张期所承受的容量负荷增加。常见于主动脉瓣或肺动脉瓣关闭不全、房间隔缺损、室间隔缺损、动脉导管未闭、严重贫血、甲状腺功能亢进等。

2. **诱因** 据统计有 80%～90% 慢性心力衰竭是在原有心脏病的基础上，由诱因引发，常见的诱因有以下几种。

（1）感染：以呼吸道感染最常见，其次为感染性心内膜炎。

（2）心律失常：心房颤动是诱发心力衰竭的最重要因素。亦可见于其他各种类型的快速性心律失常和严重的缓慢性心律失常。

（3）血容量增加：如输液或输血过多、过快，摄入钠盐过多等。

（4）过度体力活动或情绪激动：如妊娠和分娩、愤怒等。

另外，合并贫血和甲状腺功能亢进、不恰当停用洋地黄类药物或降压药及原有心脏病变加重等，也可成为发生心力衰竭的诱因。

— 91 —

（二）临床表现

1. 左侧心力衰竭　临床上最常见，主要表现为肺循环静脉瘀血和心排血量降低。

1）症状

（1）呼吸困难：是左侧心力衰竭最重要和最常见的症状。

a. 劳力性呼吸困难：最早出现，表现为体力活动时呼吸困难，休息后缓解。发生机制是运动使回心血量增加，左心房压力升高，加重了肺瘀血。引起呼吸困难的运动量随心力衰竭程度加重而减少。

b. 夜间阵发性呼吸困难：是指患者入睡后突然因憋气而惊醒，被迫坐起，轻者端坐休息后可缓解，重者可有哮鸣音，称之为心源性哮喘。发生机制有睡眠平卧血液重新分布使肺血量增加，夜间迷走神经张力增高，小支气管收缩，横膈高位，肺活量减少等。

c. 端坐呼吸：当肺瘀血达到一定程度时，患者不能平卧，因平卧时回心血量增多，且膈肌上抬，使呼吸更为困难。高枕卧位、半卧位甚至端坐位方能使呼吸困难减轻。

d. 急性肺水肿：是左侧心力衰竭呼吸困难最严重的形式（见急性左侧心力衰竭）。

（2）咳嗽、咳痰与咯血：咳嗽多在体力劳动或夜间平卧时加重，同时可咳出白色浆液性泡沫状痰，偶见痰中带血丝。发生机制为肺泡和支气管黏膜瘀血所致。肺静脉因长期慢性瘀血致压力升高，导致肺循环和支气管血液循环之间形成侧支，在支气管黏膜下形成扩张的血管，一旦破裂可引起大咯血。

（3）疲劳、乏力、头晕、心悸：由于心排血量降低，器官、组织灌注不足及代偿性心率加快所致。

（4）少尿及肾功能损害症状：严重左侧心力衰竭时肾血流量明显减少，患者可出现少尿，血尿素氮、肌酐升高，并可有肾功能不全的相关症状。

2）体征

（1）肺部湿性啰音：由于肺毛细血管压增高，液体可渗出至肺泡而出现湿性啰音。开始两肺底闻及湿性啰音，随病情加重，湿性啰音可遍及全肺。

（2）心脏体征：除基础心脏病的固有体征外，多数患者可出现心脏扩大，心率增快，心尖区可闻及舒张期奔马律，肺动脉瓣区第二心音亢进，亦可出现心律失常。

2. 右侧心力衰竭　单纯右侧心力衰竭较少见，右侧心力衰竭主要表现为体循环静脉瘀血。

1）症状

（1）胃肠道症状：胃肠道及肝瘀血，可引起食欲不振、恶心、呕吐、腹胀、便秘及上腹疼痛等症状。

（2）呼吸困难：在左侧心力衰竭的基础上发生的右侧心力衰竭，呼吸困难已经存在。单纯性右侧心力衰竭者，亦可有不同程度的呼吸困难。

2）体征

（1）水肿：是右侧心力衰竭的典型体征。水肿首先发生在身体的下垂部位，常呈可压陷性。起床活动患者，足、踝及胫骨前水肿较明显，尤以下午为甚。卧床患者，则以骶部和大腿内侧水肿较显著。右侧心力衰竭严重者，可呈全身性水肿。

（2）颈静脉征：颈外静脉异常充盈、怒张，并可出现明显搏动。肝颈静脉反流征阳性亦为右侧心力衰竭的重要征象之一。

（3）肝大和压痛：肝因瘀血肿大常伴有压痛。持续慢性右侧心力衰竭可引起心源性肝硬化，晚期可出现黄疸和腹腔液积。

（4）心脏体征：除基础心脏病的固有体征外，单纯右侧心力衰竭的患者，一般可发现右心室和/或右心房肥大。右心室增大显著时，可有心前区抬举样搏动，剑突下可见明显搏动，可闻及右室舒张期奔马律，亦可因三尖瓣相对关闭不全出现反流性杂音。

3. 全心力衰竭　同时具有左、右侧心力衰竭的临床表现。全心力衰竭时，肺瘀血可因右心功能不全、右心排血量减少而减轻，故表现为呼吸困难减轻而发绀加重。

4. 心功能分级　目前统一采用 NYHA 心功能分级标准将心功能分为四级。

Ⅰ级：患者有心脏病，但体力活动不受限制。平时一般的体力活动不引起疲劳、心悸、呼吸困难或心绞痛等症状。

Ⅱ级：体力活动稍受限制。休息时无自觉症状，但平时一般的体力活动会引起疲劳、心悸、呼吸困难或心绞痛，休息后很快缓解。

Ⅲ级：体力活动明显受限。休息时尚无症状，但一般的轻体力活动就会引起疲劳、心悸、呼吸困难或心绞痛，休息较长时间方可缓解。

Ⅳ级：患者有心脏病，体力活动能力完全丧失，休息时仍可存在心力衰竭症状或心绞痛，进行任何体力活动都会使症状加重。

第二种分级方案是根据客观的检查手段如心电图、负荷试验、X线、超声心动图等来评估心脏病变的严重程度，分为 A，B，C，D 四级。

A级：无心血管疾病的客观依据。

B级：客观检查显示有轻度的心血管疾病。

C级：有中度心血管疾病的客观依据。

D级：有严重心血管疾病的表现。

（三）辅助检查

1. 影像学检查

（1）X线检查：左侧心力衰竭时可发现左室或左房增大，尤以左室增大为主。肺瘀血早期可见肺门血管影增强，慢性肺瘀血可见 Kerley B 线等表现。右侧心力衰竭继发于左侧心力衰竭者，X线检查显示心脏向两侧扩大，单纯右侧心力衰竭者，可见右室、右房扩大，肺野清晰，上腔静脉和/或奇静脉扩张。全心力衰竭者有左右侧心力衰竭的混合表现。

（2）超声心动图检查：比X线更准确地反映各心腔大小及瓣膜结构和功能变化。也可计算出心排出量（CO）、左室射血分数（LVEF%）和心脏指数（CI），能较好地反应左心室的收缩及舒张功能。

（3）放射性核素与磁共振显像（MRI）检查：核素心血管造影可测定左、右心室收缩末期、舒张末期容积和射血分数。MRI 检查更能精确地计算收缩末期、舒张末期容积、心搏量和射血分数。

2. 有创性血流动力学检查　应用漂浮导管和温度稀释法可测定肺毛细血管楔嵌压（PCWP）和心排血量（CO）、心脏指数（CI）、中心静脉压（CVP）。PCWP 正常值为 6～12mmHg（0.80～1.60kPa）。PCWP 升高程度与肺瘀血呈正相关。

3. 运动耐量和运动峰耗氧量试验　运动耐量试验能在一定程度上反映心脏储备功能。运动峰耗氧量可反映运动时最大心排血量。

（四）处理要点

处理心力衰竭宜采取综合治疗措施，包括病因治疗，调节心力衰竭的代偿机制，减少其负面效应如拮抗神经体液因子的过分激活等。除缓解症状外，还应达到以下目的：①提高运动耐量，改善生活质量。②阻止或延缓心室重塑，防止心肌损害进一步加重。③降低死亡率。

1. 病因治疗

（1）预防和治疗基本病因：如控制高血压，应用药物、介入或手术治疗改善冠心病心肌缺血，手术治疗心瓣膜病等。

（2）消除诱发因素：包括及时去除心内外感染病灶、迅速控制心律失常、纠正电解质紊乱及酸碱平衡失调、治疗甲状腺功能亢进、治疗贫血与出血、避免输液过多过快、过度劳累及情绪激动等。

2. 药物治疗

1）利尿剂：利尿剂是治疗心力衰竭最常用的药物。不仅可以消除水肿，减少血容量来减轻心脏前负荷，而且能通过降低血压来减轻心脏后负荷。常用利尿剂包括如下。①噻嗪类利尿剂：如氢氯噻嗪25mg，每周2次或隔天1次。常用于轻度心力衰竭。②袢利尿剂：如呋塞米20mg，口服2～4h达高峰，重度心力衰竭者100mg，每天2次。效果不佳时静脉注射100mg，每天2次。③保钾利尿剂：常与噻嗪类和袢利尿剂合用。如螺内酯（安体舒通）20mg，每天2次；氨苯蝶啶50～100mg，每天2次；阿米洛利 5~10mg，每天 2 次，可单独用于轻型心力衰竭患者。

2）血管紧张素转化酶抑制剂（ACEI）：ACEI 能降低代偿性神经体液的不利影响，延缓心室重构，维护心肌功能，降低死亡的危险度。常用药物：卡托普利（开博通）12.5~25.0mg，每天 2 次；贝那普利（洛汀新）5~10mg，每天 1 次；培哚普利（雅施达）2~4mg，每天 1 次。

3）洋地黄类药物：洋地黄类制剂能直接增强心肌收缩力，提高心排血量，亦可直接兴奋迷走神经系统，对抗心力衰竭时交感神经兴奋的不利影响。

（1）适应证：①心力衰竭：心力衰竭是应用洋地黄的主要适应证，但以缺血性心脏病、高血压心脏病、慢性心瓣膜病及先天性心脏病所致的慢性充血性心力衰竭效果较好。同时伴有心房颤动更是应用洋地黄的最好指征。②心律失常：可用于阵发性室上性心动过速、房扑、房颤伴快速心室率患者。

（2）禁忌证：预激综合征并发心房颤动；Ⅱ度或完全性房室传导阻滞；病态窦房结综合征；高血压性心脏病以心肌肥厚为主者；单纯性重度二尖瓣狭窄伴窦性心律不齐患者；肥厚型心肌病伴流出道梗阻者；急性心肌梗死伴心力衰竭，除非合并心房颤动和/或心脏扩大，或梗死前已在用洋地黄者，一般不用洋地黄治疗，尤其在最初 24h 内。对洋地黄中毒及过敏者禁用。

（3）洋地黄制剂及其应用方法

a. 速效制剂：用于急性心力衰竭或慢性心力衰竭加重时。如：①毛花苷 C（西地兰）：每次 0.2~0.4mg 稀释后静脉注射，24h 总量 0.8~1.2mg。10min 起作用，1~2h 达高峰。②毒毛旋花子甙 K：静脉注射每次 0.25mg，24h 总量 0.50~0.75mg。注射后 5min 起效，0.5~1.0h 达高峰。

b. 中效制剂：如地高辛 0.25mg，每天 1 次口服，2~3h 血药浓度达高峰，4~8h 获最大效应。适用于中度心力衰竭维持治疗。

c. 慢效制剂：如洋地黄毒苷，临床上已少用。

4）非洋地黄类正性肌力药物：主要有 β_1 受体兴奋剂，如多巴胺、多巴酚丁胺；磷酸二酯酶抑制剂，常用有氨力农、米力农等。

5）β 受体阻滞剂：现代观点认为 β 受体阻滞剂可对抗心力衰竭代偿机制中交感神经兴奋性的增强，防止长期发展过程中对心肌产生有害影响。可用药物有：美托洛尔每日 12.5mg，比索洛尔每天 1.25mg，卡维地洛 3.125mg，每日 2 次。但由于其负性肌力作用，临床应用宜十分慎重，禁用于支气管痉挛性疾病、心动过缓、Ⅱ度及Ⅱ度以上房室传导阻滞。

6）醛固酮受体拮抗剂：近来证明小剂量螺内酯（20mg，每天 1~2 次）具有阻断醛固酮效应，可抑制心血管的重构，改善慢性心力衰竭的远期预后。

20 世纪 80 年代末以来，由于 ACE 抑制剂治疗心力衰竭除了其扩血管效应外，尚有更为重要的治疗作用，因此，已取代了扩血管药在心力衰竭治疗中的地位。

（五）护理评估

询问患者原有心脏病史，目前心率、心律、血压、水肿等表现以及对日常活动的影响。诱发或加重心力衰竭的因素。患者是否具有呼吸困难、咳嗽、咳痰和咯血、食欲不振、恶心、呕吐、水肿、尿少等表现。身体评估有无颈静脉怒张、发绀及其程度、水肿程度，两肺底湿啰音、哮鸣音情况。另外，还应通过 X 线检查、超声心动图、血流动力学检查等判断有无心力衰竭及其程度，定期检查电解质、血气分析，以判断有无电解质紊乱和酸碱平衡。

了解患者是否因病程漫长、反复发作的胸闷、气急、咳嗽、咯血等而心情忧郁或焦虑不安，特别是严重心力衰竭时，是否由于生活不能自理而悲观失望，对生活、治疗失去信心。在近期生活中是否有较大的生活事件发生。

（六）常见护理诊断及医护合作性问题

1. 气体交换受损　与肺瘀血有关。

2. 活动无耐力　与心排出量下降有关。

3. 体液过多　与体循环瘀血、水钠潴留及肾血流量减少有关。

4. 焦虑　与病程漫长、病情反复及担心预后有关。

5. 潜在并发症　洋地黄中毒、电解质紊乱。

（七）护理目标

患者的呼吸困难减轻，血气分析结果正常；心排出量增加；水肿、腹腔液积减轻或消失；焦虑减轻，治疗疾病的信心增强；无洋地黄中毒和电解质紊乱发生，或一旦发生，能得以及时发现和控制。

（八）护理措施

1. 一般护理

（1）休息与活动：休息可减轻心脏负担，但长期卧床易发生静脉血栓形成甚至肺栓塞，同时也使消化功能降低，肌肉萎缩。因此，应根据心力衰竭患者的病情轻重安排休息。心功能 I 级时，避免剧烈运动及重体力劳动。心功能 II 级时，停止比较剧烈的运动，保证充足的睡眠。心功能 III 级时，限制体力活动，日常生活可自理或在他人协作下自理，有充足的休息时间，夜间睡眠可给予高枕。心功能 IV 级时，完全卧床休息，日常生活应有专人协助及护理。定时改变体位，防止发生压疮。为防止长期卧床引起静脉血栓形成甚至肺栓塞，可根据患者病情安排床上肢体运动、床边活动等。

（2）饮食：给予低盐、低热量、高蛋白、高维生素的清淡易消化饮食，避免产气的食物及浓茶、咖啡或辛辣刺激性食物；戒烟酒；多吃蔬菜、水果，少量多餐，不宜过饱。肥胖者更要适当限制饮食。限制水分和钠盐的摄入，根据患者的具体情况决定每天的饮水量，通常一半量在用餐时摄取，另一半量在两餐之间摄取。必要时行口腔护理，以减轻口渴感。食盐一般限制在每日 5g 以下，中度心力衰竭每日摄入量为 2.5～3.0g，重度心力衰竭控制在 1g 以下。除了低盐饮食外，还要控制腌制品、发酵的点心、味精、酱油、皮蛋、啤酒等含钠量高的食品。但在应用强效排钠利尿剂时，不宜过分严格限盐，以免引起低钠血症。

（3）排便的护理：指导患者养成每天按时排便的习惯，预防便秘。排便时切忌过度用力，以免增加心脏负荷，甚至诱发严重的心律失常。长期卧床的患者定期变换体位，腹部做顺时针方向的按摩，或每日收缩腹肌数次，必要时给予适量的缓泻剂。

2. 病情观察　密切观察患者呼吸困难有无减轻，给氧后发绀有无改善，水肿变化情况，控制输液量及速度，滴速以 15～30 滴/min 为宜，防止输液过多过快。详细记录 24h 出入水量，准确测量体重并记录。

3. 吸氧　一般采用持续吸氧，流量 2～4L/min，随时清除鼻腔分泌物，保持输氧管通畅。同时观察患者呼吸频率、节律、深度的改变，随时评估呼吸困难的改善情况并做好记录。

4. 用药护理

（1）洋地黄类药物：①向患者讲解洋地黄类药物治疗的必要性及洋地黄中毒的表现。②给药前应检查心率、心律情况，若心率低于 60 次/min，或发生节律改变，应暂停给药，并通知医师。③静脉注射用药宜稀释后缓慢注射，一般需 10～15min。注射后注意观察心率、心律改变及患者反应。④毒性反应的观察及护理：胃肠道症状最常见，表现为厌食、恶心、呕吐；神经精神症状，常见有头痛、疲乏、烦躁、易激动；视觉异常，表现为视力模糊、黄视、绿视症。心脏表现主要有心律失常，常见室性期前收缩呈二联律或三联律、房性期前收缩、心动过速、心房颤动、房室传导阻滞等。用药后注意观察疗效，及有无上述不良反应，发现异常时应及时报告医师，并进行相应的处理。⑤洋地黄中毒的处理：包括停药、补充钾盐及镁盐、针对心律失常及特异性抗体的治疗。立即停用洋地黄是治疗洋地黄中毒的首要措施。可口服或静脉补充氯化钾、门冬氨酸钾镁，停用排钾利尿剂。若有快速性心律失常，可用利多卡因或苯妥英钠。若心动过缓可用阿托品或临时起搏器。地高辛中毒可用抗地高辛抗体。

（2）利尿剂：①应用利尿剂前测体重，时间尽量在早晨或日间，以免夜间频繁排尿而影响患者休息；用药后准确记录出入量，以判断利尿效果。②观察各类利尿剂的不良反应：噻嗪类利尿剂主要不良反应有电解质紊乱（低钾、低钠、低氯）、高尿酸血症及高血糖；袢利尿剂主要不良反应有水与电解质紊乱、消化道症状、听力障碍等；潴钾利尿剂主要不良反应有胃肠道反应、嗜睡、乏力、皮疹等，不宜同时服用钾盐，高钾血症者禁用。

（3）β受体阻滞剂：β受体阻滞剂可产生心肌收缩力减弱、心率减慢、房室传导时间延长、支气管痉挛、低血糖、血脂升高的不良反应，因此，应监测患者的心音、心率、心律和呼吸，定期查血糖、血脂。

（4）非洋地黄类正性肌力药物和ACEI：长期应用非洋地黄类正性肌力药物可引起心律失常；应用ACEI，可出现低血压、高血钾、干咳、肾功能减退等。故应严密观察病情变化，发现异常及时处理。

5. 心理护理　对有焦虑的心力衰竭患者应鼓励患者说出焦虑的感受及原因。加强与患者的沟通，建立良好的护患关系。指导患者进行自我心理调整，减轻焦虑，如放松疗法、转移注意力等，保持积极乐观、轻松愉快的情绪，增强战胜疾病的信心。

6. 健康指导

（1）疾病知识指导：给患者讲解心力衰竭的诱发因素，如感染、心律失常、体力过劳、情绪激动、饮食不当等。注意保暖，防止受凉感冒，保持乐观情绪，避免激动、紧张。

（2）活动指导：合理休息与活动，活动应循序渐进，活动量以不出现心悸、气急为原则。保证充足的睡眠。

（3）饮食指导：坚持合理饮食，进食低盐、低脂、低热量、高蛋白、高维生素、清淡易消化的饮食；少量多餐，避免过饱；戒烟、酒；避免浓茶、咖啡及辛辣刺激性食物。

（4）自我监测指导：教会患者及家属自我监测脉搏，观察病情变化，若足踝部出现水肿，突然气急加重、夜尿增多、体重增加，有厌食饱胀感，提示心力衰竭复发。

（5）用药指导：告诉患者及家属强心剂、利尿剂等药物的名称、服用方法、剂量、不良反应及注意事项。定期复查，如有不适，及时复诊。

7. 护理评价　患者的呼吸困难得到改善；水肿消退，体重减轻，皮肤保持完整；水肿、腹腔液积减轻或消失；焦虑减轻，增强了治疗疾病的信心；体液、电解质、酸碱维持平衡；无洋地黄中毒发生或得到控制。

二、急性心力衰竭患者的护理

急性心力衰竭（acute heart failure）是指由于急性心脏病变引起心排血量急剧下降，甚至丧失排血功能，导致组织器官灌注不足和急性瘀血的综合征。临床上以急性左侧心力衰竭较常见，主要表现为急性肺水肿，严重者伴心源性休克。

（一）病因及发病机制

1. 急性弥漫性心肌损害　常见于急性广泛心肌梗死、急性心肌炎等引起心肌收缩无力，心排血量急剧下降。

2. 急性心脏后负荷增加　常见于高血压危象、严重瓣膜狭窄、心室流出道梗阻等。

3. 急性心脏前负荷增加　常见于急性心肌梗死或感染性心内膜炎引起的瓣膜损害、腱索断裂所致瓣膜性急性反流，以及静脉输血、输液过多或过快。

4. 心律失常　常见于原有心脏病的基础上出现快速性（心率＞180次/min）或缓慢性（心率＜35次/min）心律失常。

（二）临床表现

急性左侧心力衰竭主要表现为突发严重呼吸困难，呼吸频率达30～40次/min，端坐呼吸，面色灰白、发绀、极度烦躁、大汗淋漓，同时频繁咳嗽，咳出大量白色或粉红色泡沫样痰。极重者可因脑缺氧而致神志模糊。发病刚开始可有一过性血压升高，病情如不缓解，血压可持续下降甚至休克。听诊时两肺满布湿啰音和哮鸣音，心尖区第一心音减弱，可闻及舒张期奔马律，肺动脉瓣区第二心音亢进。如不及时抢救，可导致心源性休克而死亡。

（三）处理要点

1. 体位　立即将患者扶起坐在床边，两腿下垂或半卧位于床上，以减少静脉回流。同时注意防止患者坠床跌伤。

2. 给氧　立即高流量鼻管吸氧 6～8L/min，病情特别严重者可用面罩呼吸机持续加压给氧，一方面可使气体交换加强，另一方面也可对抗组织液向肺泡内渗透。也可加用 50% 的酒精湿化，以降低肺泡内泡沫的表面张力，使泡沫破裂，改善通气功能。

3. 吗啡　吗啡不仅具有镇静、解除患者焦虑情绪的作用，而且能扩张动脉和静脉，减轻心脏前后负荷。一般 5mg 静脉注射，必要时可隔 15min 再重复 1 次，共 2～3 次；老年患者可适当减小剂量或改为皮下或肌内注射。

4. 快速利尿剂　可 2min 内静脉注射呋塞米 20～40mg，减少血容量和扩张静脉，以利于缓解肺水肿。

5. 血管扩张剂　以静脉用药为主，常用制剂：①硝普钠 12.5～25.0μg/min 滴入，调整药量使收缩压维持在 100mmHg 左右，对原有高血压者，血压降低幅度不超过 80mmHg（10.64kPa），维持量为 50～100μg/min，用药时间不宜连续超过 24h。静脉滴注硝普钠时，药液宜现用现配，注意控制滴速、监测血压，还应避光输液、防止外渗。②硝酸甘油：患者对本药耐受量个体差异很大，可先以 10μg/min 开始，然后每 10min 调整一次，每次增加 5～10μg，以血压达上述水平为度。③酚妥拉明：从 0.1mg/min 开始，每 5～10min 调整一次，最大可增至 1.5～2.0mg/min，监测血压同前。

6. 速效洋地黄制剂　一般选用毛花苷 C 或毒毛旋毒毛花苷。先用利尿剂，后用强心剂，避免因左、右心室排血量不平衡而加重肺瘀血和肺水肿。

7. 氨茶碱　氨茶碱 0.25g 加入 5% 葡萄糖 20ml 内缓慢静脉注射。具有强心、利尿、平喘及降低肺动脉压等作用。

8. 其他　可采用四肢轮流三肢结扎、静脉放血、气囊暂时阻塞下腔静脉、高渗腹膜透析及高位硬膜外麻醉等疗法，以减轻回心血量，改善心功能。

9. 病因治疗　对急性肺水肿患者，在进行紧急对症处理的同时，针对原发病因和诱因进行治疗。

10. 病情观察　严密观察患者的呼吸频率、节律、深度，判断呼吸困难的程度；观察咳嗽的情况、痰的颜色和量、肺内啰音的变化；心率、心律、心音有无异常；患者皮肤的颜色及意识的变化。

11. 心理护理　护理人员应镇静，态度热情，安慰、鼓励患者，以增强其治疗疾病的信心，减轻恐惧与焦虑。

12. 健康指导　向患者及家属讲解急性左侧心力衰竭的病因及诱因，鼓励患者积极配合治疗原发病，避免诱发因素。定期复诊。

（詹鸿静）

第二节　高血压

高血压是一种以动脉压升高为主要特征，同时伴有心、脑、肾、血管等靶器官功能性或器质性损害以及代谢改变的全身性疾病。我国目前采用的高血压诊断标准是《2005 年中国高血压诊治指南》，是在未用抗高血压药情况下，收缩压 ≥140mmHg（18.62kPa）和/或舒张压 ≥90mmHg（11.97kPa），按血压水平将高血压分为 3 级。收缩压 ≥140mmHg 和舒张压 <90mmHg 单列为单纯性收缩期高血压。患者既往有高血压史，目前正在用抗高血压药，血压虽然低于 140/90mmHg，亦应该诊断为高血压见表 5-1。

表 5-1　高血压诊断标准

类别	收缩压（mmHg）	舒张压（mmHg）
正常血压	<120	<80
正常高值	120～139	80～89
高血压	≥140	≥90
1 级高血压（轻度）	140～159	90～99

类别	收缩压（mmHg）	舒张压（mmHg）
2 级高血压（中度）	160～179	100～109
3 级高血压（重度）	≥180	≥110
单纯收缩期高血压	≥140	<90

注：若患者的收缩压与舒张压分属不同的级别时，则以较高的分级为准。单纯收缩期高血压也可按照收缩压水平分为1、2、3级。

临床上高血压见于两类疾病，第一类为原发性高血压，又称高血压，是一种以血压升高为主要临床表现而病因尚不明确的独立疾病（占所有高血压患者的90%以上）。第二类为继发性高血压，又称症状性高血压，在这类疾病中病因明确，高血压是该种疾病的临床表现之一，血压可暂时性或持续性升高，如继发于急慢性肾小球肾炎、肾动脉狭窄等肾疾病之后的肾性高血压；继发于嗜络细胞瘤等内分泌疾病之后的内分泌性高血压；继发于脑瘤等疾病之后的神经源性高血压等。

一、病因和发病机制

（一）病因

高血压的病因尚未完全明了，可能与下列因素有关。

（1）遗传因素：调查表明，60%左右的高血压患者均有家族史，但遗传的方式未明。某些学者认为属单基因常染色体显性遗传，但也有学者认为属多基因遗传。

（2）环境因素：包括饮食习惯（如饮食中热能过高以至肥胖或超重，高盐饮食等）、职业、噪声、吸烟、气候改变、微量元素摄入不足和水质硬度等。

（3）神经精神因素：缺少运动或体力活动，精神紧张或情绪创伤与本病的发生有一定的关系。

（二）发病机制

有关高血压的发病原理的学说较多，包括精神神经源学说、内分泌学说、肾源学说、遗传学说以及钠盐摄入过多学说等。各种学说各有其根据，综合起来认为高级神经中枢功能失调在发病中占主导地位，体液、内分泌因素、肾脏以及钠盐摄入过多也参与本病的发病过程。

外界环境的不良刺激以及某些不利的内在因素，引起剧烈、反复、长时间的精神紧张和情绪波动，导致大脑皮质功能障碍和下丘脑神经内分泌中枢功能失调。由此可通过下列几条途径促使周围小动脉痉挛，进而形成高血压：①皮质下血管舒缩中枢形成了以血管收缩神经冲动占优势的兴奋灶，引起细小动脉痉挛，外周血管阻力增加，血压增高。②大脑皮质功能失调可引起神经垂体释放更多的血管升压素，后者可直接引起小动脉痉挛，也可通过肾素－醛固酮系统，引起钠潴留，进一步促使小动脉痉挛。③大脑皮质功能失调也可引起垂体前叶促肾上腺皮质激素（ACTH）和肾上腺皮质激素分泌增加，促使钠潴留。④大脑皮质功能失调还可引起肾上腺髓质激素分泌增多，后者可直接引起小动脉痉挛，也可通过增加心排血量进一步加重高血压。

二、临床表现

（一）一般表现

大多数的高血压患者在血压升高早期仅有轻微的自觉症状，如头痛、头晕、失眠、耳鸣、烦躁、工作和学习精力不易集中，容易出现疲劳等。

（二）并发症

疼痛或出现颈背部肌肉酸痛紧张感。血压持久升高可导致心、脑、肾、血管等靶器官受损的表现。当出现心慌、气促、胸闷、心前区疼痛时表明心脏已受累；出现尿频、多尿、尿液清淡时表明肾脏受累；如果高血压患者突然出现神志不清、呼吸深沉不规则、大小便失禁等提示可能发生脑出血；如果是逐渐出现一侧肢体活动不利、麻木甚至麻痹应当怀疑是否有脑血栓的形成。

（三）高血压危险度分层

心血管危险因素和靶器官受损的情况：

（1）低危组：男性年龄 <55 岁、女性年龄 <65 岁，高血压 1 级、无其他危险因素者，属低危组。典型情况下，10 年随访中患者发生主要心血管事件的危险 <15%。

（2）中危组：高血压 2 级或 1～2 级同时有 1～2 个危险因素，患者应否给予药物治疗，开始药物治疗前应经多长时间的观察，医生需予十分缜密的判断。典型情况下，该组患者随后 10 年内发生主要心血管事件的危险 15%～20%，若患者属高血压 1 级，兼有一种危险因素，10 年内发生心血管事件危险约 15%。

（3）高危组：高血压水平属 1 级或 2 级，兼有 3 种或更多危险因素、兼患糖尿病或靶器官损害或高血压水平属 3 级但无其他危险因素患者属高危组。典型情况下，他们随后 10 年间发生主要心血管事件的危险 20%～30%。

（4）很高危组：高血压 3 级同时有 1 种以上危险因素或兼患糖尿病或靶器官损害，或高血压 1～3 级并有临床相关疾病。典型情况下，随后 10 年间发生主要心血管事件的危险 ≥30%，应迅速开始最积极的治疗。

（四）几种特殊高血压类型

1. 高血压危象　在高血压疾病发展过程中，因为劳累、紧张、精神创伤、寒冷所诱发，出现烦躁不安、心慌、多汗、手足发抖、面色苍白、异常兴奋等临床表现，可伴有心绞痛、心力衰竭，也可伴有高血压脑病的临床表现。血压升高以收缩压升高为主，往往收缩压 >200mmHg（26.60kPa）。

2. 高血压脑病　在高血压疾病发展过程中，因为劳累、紧张、情绪激动等诱发，急性脑血液循环障碍，引起脑水肿和颅内压增高，出现头痛、呕吐、烦躁不安、心跳慢、视物模糊、意识障碍甚至昏迷等临床表现。血压升高以舒张压升高为主，往往舒张压 >120mmHg（15.96kPa）。

3. 恶性高血压　又称急进性高血压，是指舒张压和收缩压均显著增高，病情进展迅速，常伴有视网膜病变，多见于青年人，常常出现头晕、头痛、视物模糊、心慌、气短、体重减轻等临床表现，舒张压常 >130mmHg，易并发心、脑、肾等重要脏器的严重并发症，短时间内可因肾功能衰竭而死亡。

三、治疗

（一）药物治疗

临床上常用的降压药物主要有六大类：利尿药、α-受体阻断药、钙通道阻滞药（CCBs）、血管紧张素转换酶抑制药（ACED）、β-受体阻断药以及血管紧张素 Ⅱ 受体拮抗药（ARBs）。临床试验结果证实几种降血压药物，均能减少高血压并发症。

1. 治疗目标　抗高血压治疗的最终目标是减少心血管和肾脏疾病的发病率和病死率。多数高血压患者，特别是 50 岁以上者 SBP 达标时，DBP 也会达标，治疗重点应放在 SBP 达标上。普通高血压患者降至 140/90mmHg（18.62/11.97kPa）以下，糖尿病、肾病等高危患者降压目标是 <130/80mmHg（17.29/10.64kPa）以下，老年高血压患者的收缩压降至 150mmHg（19.95kPa）以下。

需要说明的是，降压目标是 140/90mmHg（18.62/11.97kPa）以下，而不仅仅是达到 140/90mmHg（11.97/18.62kPa）。如患者耐受，还可进一步降低，如对年轻高血压患者可降至 130/80mmHg（17.29/10.64kPa）或 120/80mmHg（15.96/10.64kPa）。

2. 治疗原则　高血压的治疗应全面考虑患者的血压升高水平、并存的危险因素、临床情况，以及靶器官损害，确定合理的治疗方案。对不同危险等级的高血压患者应采用不同的治疗原则。选择抗高血压药物时应考虑对其他伴随疾病存在有利和不利的影响。

（1）潜在的有利影响：噻嗪类利尿药有助于延缓骨质疏松患者的矿物质脱失。β-受体阻断药可治疗心房快速房性心律失常或心房颤动，偏头痛，甲状腺功能亢进（短期应用），特发性震颤或手术期高血压。CCBs 治疗雷诺综合征和某些心律失常。α-受体阻断药可治疗前列腺疾病。

（2）潜在的不利影响：噻嗪类利尿药慎用于痛风或有明显低钠血症史的患者。β-受体阻断药禁用于哮喘、反应性气道疾病、二度或三度心脏传导阻滞。ACEI 和 ARBs 不适于准备怀孕的妇女，禁用于孕妇。ACEI 不适于有血管性水肿病史的患者。醛固酮拮抗药和保钾利尿药会导致高钾血症，应避免用于服药前血清钾超过 5.0mEq/L 的患者。

3. 治疗的有效措施

（1）降低高血压患者的血压水平是预防脑卒中及冠心病的根本，只要降低高血压患者的血压水平，就对患者有益处。

（2）由于大多数高血压患者需要两种或以上药物联合应用才能达到目标血压，故提倡小剂量降压药的联合应用或固定剂量复方制剂的应用。

（3）利尿药、β-受体阻断药、ACE 抑制药、钙通道阻滞药、血管紧张素受体拮抗药及小剂量复方制剂均可作为初始或维持治疗高血压的药物。

（4）推荐应用每日口服 1 次，降压效果维持 24h 的降压药，强调长期有规律的抗高血压治疗，达到有效、平稳、长期控制的要求。

（二）非药物治疗

非药物治疗是高血压的基础治疗，主要通过改善不合理的生活方式，减低危险因素水平，进而使血压水平下降。对 1 级高血压患者，仅通过非药物治疗就有可能使血压降至正常水平。对于必须接受药物治疗的 2、3 级高血压患者，非药物治疗可以提高药物疗效，减少药物用量，从而降低药物的不良反应，减少治疗费用（表 5-2）。

表 5-2 防治高血压的非药物措施

措施	目标	收缩压下降范围
减重	减少热量，膳食平衡，增加运动，BMI 保持 20~24kg/m^3	5~20mmHg（0.67~2.66kPa）/减重 10kg
膳食限盐	北方首先将每人每日平均食盐量降至 8g，以后再降至 6g，南方可控制在 6g 以下 2~8mmHg（0.27~1.06kPa）	
减少膳食脂肪	总脂肪 < 总热量的 30%，饱和脂肪 <10%，增加新鲜蔬菜每日 400~500g，水果 100g，肉类 50~100g，鱼虾类 50g 蛋类每周 3~4 枚，奶类每日 250g，每日食油 20~25g，少吃糖类和甜食	-
增加及保持适当体力活动	一般每周运动 3~5 次，每次持续 20~60min。如运动后自我感觉良好，且保持理想体重，则表明运动量和运动方式会话	4~9mmHg（0.53~1.20kPa）
保持乐观心态，提高应激能力	通过宣教和咨询，提高人群自我防病能力。提倡选择适合个体的体育，绘画等文化活动，增加老年人社交机会，提高生活质量	-
戒烟、限酒	不吸烟；不提倡饮酒，如饮酒，男性每日饮酒精量不超过 25g，即葡萄酒小于 100ml（相当于 2~3 两），或啤酒小于 250~500ml（相当于 0.5~1.0 斤），或白酒小于 25~50ml（相当于 0.5~1.0 两）；女性则减半量，孕妇不饮酒。不提倡饮高度烈性酒。高血压及心脑血管病患者应尽量戒酒	2~4mmHg（0.27~0.53kPa）

注：BMI，体重指数 = 体重/身高^2（kg/m^2）。

（三）特殊人群高血压治疗方案

1. 老年高血压 65 岁以上的老年人中 2/3 以上有高血压，老年人降压治疗强调平缓降压，应给予长效制剂，对可耐受者应尽可能降至 140/90mmHg（18.62/11.97kPa）以下，但舒张压不宜低于 60mmHg（7.98kPa），否则是预后不佳的危险因素。

2. 糖尿病　常并发血脂异常、直立性低血压、肾功能不全、冠心病，选择降压药应兼顾或至少不加重这些异常。

3. 冠心病　高血压并发冠心病的患者发生再次梗死或猝死的机会要高于不并发高血压的冠心病患者，它们均与高血压有直接关系，应积极治疗。研究显示，伴有冠心病的高血压患者，不论选用 β - 受体阻断药还是钙通道阻滞药，作为控制血压的一线药物，最后结果是一样的。

4. 脑血管病　对于病情稳定的非急性期脑血管病患者，血压水平应控制在 140/90mmHg（18.62/11.97kPa）以下。急性期脑血管病患者另做别论。

5. 肾脏损害　血肌酐 <221μmol/L，首选 ACEI，因其对减少蛋白尿及延缓肾病变的进展有利；血肌酐 >265μmol/L 应停用 ACEI，可选择钙通道阻滞药、α - 受体阻断药、β - 受体阻断药。伴有肾脏损害或有蛋白尿的患者（24h 蛋白尿 >1g），控制血压宜更严格。

6. 妊娠高血压　因妊娠早期的血管扩张作用，在妊娠 20 周前，轻度高血压的患者不需药物治疗，从 16 周至分娩通常使用的较为安全的药物包括：甲基多巴、β - 受体阻滞药、肼屈嗪（短期），降低所有的心血管危险因素，须停止吸烟。改变生活方式产生的效果与量和时间有关，某些人的效果更好。

四、高血压常见护理问题

（一）疼痛：头痛

1. 相关因素　与血压升高有关。

2. 临床表现　头部疼痛。

3. 护理措施

（1）评估患者头痛的情况，如头痛程度（长海痛尺）、持续时间、是否伴有恶心、呕吐、视物模糊等伴随症状。

（2）尽量减少或避免引起或加重头痛的因素，保持病室环境安静，减少探视，护理人员做到操作轻、说话轻、走路轻、关门轻，保证患者有充足的睡眠。

（3）向患者讲解引起头痛的原因，嘱患者合理安排工作和休息，避免劳累、精神紧张、情绪激动等，戒烟、酒。

（4）指导患者放松的技巧，如听轻音乐、缓慢呼吸等。

（5）告知患者控制血压稳定和坚持长期、规律服药的重要性，加强患者的服药依从性。

（二）活动无耐力

1. 相关因素　与并发心力衰竭有关。

2. 临床表现　乏力，轻微活动后即感呼吸困难、无力等。

3. 护理措施

（1）告知患者引起乏力的原因，尽量减少增加心脏负担的因素，如剧烈活动等。

（2）评估患者心功能状态，评估患者活动情况，根据患者心功能情况制订合理的活动计划。督促患者坚持动静结合，循序渐进增加活动量。

（3）嘱患者一旦出现心慌、呼吸困难，胸闷等情况应立即停止活动，保证休息，并一次作为最大活动量的指征。

（三）有受伤的危险

1. 相关因素　与头晕、视物模糊有关。

2. 临床表现　头晕、眼花、视物模糊，严重时可出现晕厥。

3. 护理措施

（1）警惕急性低血压反应，避免剧烈运动、突然改变体位，改变体位时动作应缓慢，特别是夜间起床时；服药后不要站立太久，因为长时间的站立会使腿部血管扩张，血流增加，导致脑部供血不足；避免用过热的水洗澡，防止周围血管扩张导致晕厥。

（2）如出现晕厥、恶心、乏力时应立即平卧，头低足高位，促进静脉回流，增加脑部的血液供应。上厕所或外出应有人陪伴，若头晕严重应尽量卧床休息，床上大小便。

（3）避免受伤，活动场所应灯光明亮，地面防滑，厕所安装扶手，房间应减少障碍物。

（4）密切检测血压的变化，避免血压过高或过低。

（四）执行治疗方案无效

1. 相关因素　与缺乏相应治疗知识和治疗长期性、复杂性有关。

2. 临床表现　不能遵医嘱按时服药。

3. 护理措施

（1）告知患者按时服药的重要性，不能血压正常时就自行停药。

（2）嘱患者定期门诊随访，监测血压控制情况。

（3）坚持服药的同时还要注意观察药物的不良反应，如使用利尿药时应注意监测血钾水平，防止低血钾；用 β - 受体阻断药应注意其抑制心肌收缩力、心动过缓、支气管痉挛、低血糖等不良反应；使用血管紧张素转换酶（ACE）抑制应注意其头晕、咳嗽、肾功能损害等不良反应。

（五）潜在并发症：高血压危重症

1. 相关因素　与血压短时间突然升高。

2. 临床表现　在高血压病程中，患者血压显著升高，出现头痛、烦躁、心悸、气急、恶心、呕吐、视物模糊等。

3. 护理措施

（1）患者应进入加强监护室，绝对卧床休息，避免一切不良刺激，保证良好的休息环境。持续监测血压和尽快应用适合的降压药。

（2）安抚患者，做好心理护理，严密观察患者病情变化。

（3）迅速减压，静脉输注降压药，1h 使平均动脉血压迅速下降但不超过 25%，在以后的 2～6h 内血压降至 160（100～110）mmHg［21.28（13.30～14.63）kPa］。血压过度降低可引起肾、脑或冠脉缺血。如果这样的血压水平可耐受和临床情况稳定，在以后 24～48h 逐步降低血压达到正常水平。

（4）急症常用降压药有硝普钠（静脉）、尼卡地平、乌拉地尔、二氮嗪，肼屈嗪、拉贝洛尔、艾司洛尔、酚妥拉明等。用药时注意效果以及有无不良反应，如静滴硝酸甘油等药物时应注意监测血压变化。

（5）向患者讲明遵医嘱按时服药，保证血压稳定的重要性，争取患者及家属的配合。

（6）告知患者如出现血压急剧升高、剧烈头痛。呕吐等不适应及时来院就诊。

（7）协助生活护理，勤巡视病房，勤询问患者的生活需要。

五、健康教育

高血压的健康教育就是根据文化、经济、环境和地理的差异，针对不同的目标人群采用多种形式进行信息的传播，公众教育应着重于宣传高血压的特点、原因和并发症的有关知识；它的可预防性和可治疗性，以及生活方式在高血压的预防和治疗中的作用。尤其应针对不同人群开展不同内容的健康教育。

（一）随访教育

1. 教育诊断　确定患者的目前行为状况、知识、技能水平和学习能力、态度和信念以及近期内患者首先要采取改变的问题。

2. 咨询指导　指导要具体化，行为改变从小量开始，多方面的参与支持，从各方面给患者持续的一致的正面的健康信息可加强患者行为的改变。要加强家庭和朋友的参与全体医务人员的参与。

3. 随访和监测　定期随访患者，及时评价和反馈，并继续设定下一步的目标，可使患者改变的行为巩固和持续下去。一旦开始应用抗高血压药物治疗，多数患者应每月随诊，调整用药直至达到目标血压。2 级高血压或有复杂并发症的患者应增加随访的次数。每年至少监测 1 或 2 次血钾和肌酐。如血压已达标并保持稳定，可每隔 3~6 个月随访 1 次。如有伴随疾病如心力衰竭；或并发其他疾病如糖尿病；或实验室检查的需要均会影响随诊的频率。其他的心血管危险因素也应达到相应的治疗目标，并大力提倡戒烟。由于未控制的高血压患者服用小剂量阿司匹林脑出血的危险增加，只有在血压控制的前提下，才提倡小剂量阿司匹林治疗。

（二）饮食指导

在利尿药及其他降压药问世以前，高血压的治疗主要以饮食为主，随着药物学的发展，饮食治疗逐渐降至次要地位。然而近年来关于高血压病因和发病机制的研究又促进人们重新评价营养在本病防治中的重要作用。其主要原因是由于：第一，高血压作为一种常见病，其发生与环境因素，特别是与营养因素密切相关；第二，现有的各种降压药物均有一定的不良反应，而营养治疗不仅具有一定的疗效，而且合乎生理，因此更适宜于大规模人群的防治。

1. 营养因素在高血压痛防治中的作用

（1）钠和钾的摄入与高血压的发病和防治有关：首先，流行病学方面大量资料表明，高血压的发病率与居民膳食中钠盐摄入量呈显著正相关；其次，临床观察发现，不少轻度高血压患者，只需中度限制钠盐摄入，即可使其血压降至正常范围。即使是重度或顽固性高血压患者，低盐饮食也常可增加药物疗效，减少用药剂量。第三，动物实验表明，钠盐摄入过多可使小鸡和大鼠形成高血压，血压增高的程度与盐量成正比。进一步研究还表明，钠盐对血压的影响与遗传因素有关。通过近亲交配所产生的对盐敏感的大鼠，即使喂以钠盐不高的饲料，也可产生高血压。钠盐摄入过多引起高血压的机制尚未明了。据认为可能与细胞外液扩张，心排血量增加，组织过分灌注，以至造成周围血管阻力增加和血压增高。有人发现高血压患者小动脉中每单位干重所含钠盐较正常人为高，这可使动脉壁增厚，血管阻力增加，也可使血管的舒缩性发生改变。

钾不论动物实验或人体观察均提示其具有对抗钠所引起的不利作用。临床观察表明，氯化钾可使血压呈规律性下降，而氯化钠则可使之上升。

（2）水质硬度和微量元素：软水地区高血压的发病率较硬水地区为高，这可能与微量元素镉有关。动物实验已证明，镉可引起大鼠的高血压，而当用镉的螯合剂时则可使其逆转。上海市高血压研究所发现不论健康人或高血压患者的血压增高与血中镉含量的对数呈正相关。锌具有对抗镉的作用，其含量降低可使血压升高。此外，也有报道提到镁对高血压患者具有扩张血管作用，能使大多数类型患者的心排血量增加。

（3）其他因素：包括热能、蛋白质、糖类和脂肪等也与本病的发生和防治有一定的联系。

2. 防治措施

（1）限制钠盐摄入：健康成人每天钠的需要量仅为 200mg（相当于 0.5g 食盐）。WHO 建议每人每日食盐量不超过 6g。我国膳食中约 80% 的钠来自烹调或含盐高的腌制品，因此限盐首先要减少烹调用盐及含盐高的调料，少食各种咸菜及盐腌食品。根据 WHO 的建议，北方居民应减少日常用盐一半，南方居民减少 1/3。

（2）减少膳食脂肪，补充适量优质蛋白质：有流行病学资料显示，即使不减少膳食中的钠和不减重，如果将膳食脂肪控制在总热量 25% 以下，P/S 比值维持在 1，连续 40d 可使男性 SBP 和 DBP 下降 12%，女性下降 5%。有研究表明每周吃鱼 4 次以上与吃鱼最少的相比，冠心病发病率减少 28%。

建议改善动物性食物结构，减少含脂肪高的猪肉，增加含蛋白质较高而脂肪较少的禽类及鱼类。蛋白质占总热量 15% 左右，动物蛋白占总蛋白质 20%。蛋白质质量依次为：奶、蛋；鱼、虾；鸡、鸭；猪、牛、羊肉；植物蛋白，其中豆类最好。

（3）注意补充钾和钙：研究资料表明钾与血压呈明显负相关，中国膳食低钾、低钙，因此要增加含钾多、含钙高的食物，如绿叶菜、鲜奶、豆类制品等。这一点在使用利尿药，特别是当血钾含量偏低时尤为重要。

（4）多吃蔬菜和水果：增加蔬菜或水果摄入，减少脂肪摄入可使 SBP 和 DBP 有所下降。素食者比肉食者有较低的血压，其降压的作用可能基于水果、蔬菜、食物纤维和低脂肪的综合作用。人类饮食应以素食为主，适当肉量最理想。

（5）限制饮酒：尽管有研究表明非常少量饮酒可能减少冠心病发病的危险，但是饮酒和血压水平及高血压患病率之间却呈线性相关，大量饮酒可诱发心脑血管事件发作。因此不提倡用少量饮酒预防冠心病，提倡高血压患者应戒酒，因饮酒可增加服用降压药物的耐药性。如饮酒，建议每日饮酒量应为少量，男性饮酒的酒精不超过 25g，即葡萄酒 < 100ml，或啤酒 < 250ml，或白酒 < 25ml；女性则减半量，孕妇不饮酒。不提倡饮高度烈性酒。WHO 对酒的新建议是越少越好。

（三）心理护理

1. 评估患者　通过问诊了解患者的家庭、社会、文化状况及行为，分析患者的心理，向患者解释造成高血压最主要的原因及疾病的转归，再向患者说明高血压可以控制，甚至可以治愈，从而以增强患者战胜疾病的信心。

2. 克服心理障碍　针对中年高血压患者存在的不良心理进行施护。麻痹大意心理：自以为年轻，身强力壮，采取无所谓的态度。针对这种心理首先要唤起患者对疾病的重视，使之认识到防治高血压的重要性，在调养方法和注意事项上给予正确的引导，使之配合医师治疗，同时给患者制订个体化健康教育计划，并调动家属参与治疗活动，配合医护完成治疗任务，使之早日康复；焦虑、紧张、恐惧心理：一些患者，认为得了高血压就是终身疾病，而且还会得心脑血管病，于是，久而久之产生焦虑恐惧心理。采取的措施是暗示诱导，应诱导患者使其注意力从一个客体转移到另一个客体，从而打破原来心理上存在的恶性循环，保持乐观情绪，轻松愉快地接受治疗，以达到防病治病的目的。

（四）正确测量血压

血压测量是诊断高血压及评估其严重程度的主要手段，目前主要用以下 3 种方法：

1. 诊所血压　是目前临床诊断高血压和分级的标准方法，由医护人员在标准条件下按统一的规范进行测量。具体要求如下：

（1）选择符合计量标准的水银柱血压计或者经国际标准 BHS 和 AAMD 检验合格的电子血压计进行测量。

（2）使用大小合适的袖带，袖带气囊至少应包裹 80% 上臂。大多数人的臂围 25～35cm，应使用长 35cm、宽 12～13cm 规格气囊的袖带；肥胖者或臂围大者应使用大规格袖带；儿童使用小规格袖带。

（3）被测量者至少安静休息 5min，在测量前 30min 内禁止吸烟或饮咖啡，排空膀胱。

（4）被测量者取坐位，最好坐靠背椅，裸露右上臂，上臂与心脏处在同一水平。如果怀疑外周血管病，首次就诊时应测量左、右上臂血压。特殊情况下可以取卧位或站立位。老年人、糖尿病患者及出现直立性低血压情况者，应加测直立位血压。直立位血压应在卧位改为直立位后 1min 和 5min 时测量。

（5）将袖带缚于被测者的上臂，袖带的下缘应在肘弯上 2.5cm，松紧适宜。将听诊器探头置于肱动脉搏动处。

（6）测量时快速充气，使气囊内压力达到桡动脉搏动消失后再升高 30mmHg（4.0kPa），然后以恒定的速率（2～6mmHg/s）缓慢放气。在心率缓慢者，放气速率应更慢些。获得舒张压读数后，快速放气至零。

（7）在放气过程中仔细听取柯氏音，观察柯氏音第 1 时相（第一音）和第 V 时相（消失音）水银柱凸面的垂直高度。收缩压读数取柯氏音第 1 时相，舒张压读数取柯氏音第 V 时相。< 12 岁儿童、妊娠妇女、严重贫血、甲状腺功能亢进、主动脉瓣关闭不全及柯氏音不消失者，以柯氏音第 IV 时相（变音）定为舒张压。

（8）血压单位在临床使用时采用毫米汞柱（mmHg），在我国正式出版物中注明毫米汞柱与千帕斯卡（kPa）的换算关系，1mmHg = 0.133kPa。

（9）应相隔 1～2min 重复测量，取 2 次读数的平均值记录。如果收缩压或舒张压的 2 次读数相差 5mmHg（0.67kPa）以上，应再次测量，取 3 次读数的平均值记录。

2. 自测血压

（1）对于评估血压水平及严重程度，评价降压效应，改善治疗依从性，增强治疗的主动参与，自测血压具有独特优点。且无白大衣效应，可重复性较好。目前，患者家庭自测血压在评价血压水平和指导降压治疗上已经成为诊所血压的重要补充。然而，对于精神焦虑或根据血压读数常自行改变治疗方案的患者，不建议自测血压。

（2）推荐使用符合国际标准的上臂式全自动或半自动电子血压计，正常上限参考值为 135/85mmHg（17.96/11.31kPa）。应注意患者向医生报告自测血压数据时可能有主观选择性，即报告偏差，患者有意或无意选择较高或较低的血压读数向医师报告，影响医师判断病情和修改治疗。有记忆存储数据功能的电子血压计可克服报告偏差。血压读数的报告方式可采用每周或每月的平均值。家庭自测血压低于诊所血压，家庭自测血压 135/85mmHg（17.96/11.31kPa）相当于诊所血压 140/90mmHg（18.62/11.97kPa）。对血压正常的人建议定期测量血压（20~29 岁，每 2 年测 1 次；30 岁以上每年至少 1 次）。

3. 动态血压

（1）动态血压监测能提供日常活动和睡眠时血压的情况：动态血压监测提供评价在无靶器官损害的情况下（白大衣效应）高血压的可靠证据，也有助于评估明显耐药的患者，抗高血压药物引起的低血压综合征，阵发性高血压以及自主神经功能失调。动态血压测值常低于诊所血压测值。通常高血压患者清醒时血压≥135/85mmHg（17.96/11.31kPa），睡眠时≥120/75mmHg（15.96/9.98kpa）。动态血压监测值与靶器官损害的相关性优于诊所血压。动态血压监测能提供血压升高占测量总数的百分比、整体血压负荷及睡眠时血压降低的程度。大多数人在夜间血压下降 10%~20%，如果不存在这种血压下降现象，则其发生心血管事件的危险会增加。

（2）动态血压测量应使用符合国际标准的监测仪：动态血压的正常值推荐以下国内参考标准：24h 平均值＜130/80mmHg（17.29/10.64kPa），白昼平均值＜135/85mmHg（17.96/11.31kPa），夜间平均值＜125/75mmHg（16.63/9.98kPa）。正常情况下，夜间血压均值比白昼血压值低 10%~15%。

（3）动态血压监测在临床上可用于诊断白大衣性高血压、隐蔽性高血压、顽固难治性高血压、发作性高血压或低血压，评估血压升高严重程度，但是目前主要仍用于临床研究，例如评估心血管调节机制、预后意义、新药或治疗方案疗效考核等，不能取代诊所血压测量。

（4）动态血压测量时应注意以下问题：①测量时间间隔应设定一般为每 30min 测 1 次。可根据需要而设定所需的时间间隔。②指导患者日常活动，避免剧烈运动。测血压时患者上臂要保持伸展和静止状态。③若首次检查由于伪迹较多而使读数＜80% 的预期值，应再次测量。④可根据 24h 平均血压，日间血压或夜间血压进行临床决策参考，但倾向于应用 24h 平均血压。

（五）适量运动

1. 运动的作用 运动除了可以促进血液循环，降低胆固醇的生成外，并能增强肌肉、骨骼，减少关节僵硬的发生，还能增加食欲，促进肠胃蠕动、预防便秘、改善睡眠。

2. 运动的形式 最好养成持续运动的习惯，对中老年人应包括有氧、伸展及增强肌力练习 3 类，具体项目可选择步行、慢跑、太极拳、门球、气功等。

3. 运动强度的控制 每个参加运动的人特别是中老年人和高血压患者在运动前最好了解一下自己的身体状况，以决定自己的运动种类、强度、频度和持续运动时间。运动强度必须因人而异，按科学锻炼的要求，常用运动强度指标可用运动时最大心率达到 180（或 170）减去年龄，如 50 岁的人运动心率为 120~130/min，如果求精确则采用最大心率的 60%~85% 作为运动适宜心率，需在医师指导下进行。运动频度一般要求每周 3~5 次，每次持续 20~60min 即可，可根据运动者身体状况和所选择的运动种类以及气候条件等而定。

（六）在医生指导下正确用药

1. 减药 高血压患者一般须终身治疗。患者经确诊为高血压后若自行停药，其血压（或迟或早）终将回复到治疗前水平。但患者的血压若长期控制，可以试图小心、逐步地减少服药数或剂量。尤其是认真地进行非药物治疗，密切地观察改进生活方式进度和效果的患者。患者在试行这种"逐步减药"时，应十分仔细地监测血压。

2. 记录　一般高血压患者的治疗时间长达数十年，治疗方案会有多次变换，包括药物的选择。最好建议患者详细记录其用过的治疗药物及疗效。医生则更应为经手治疗的患者保存充分的记录，随时备用。

3. 剂量的调整　对大多数非重症或急症高血压，要寻找其最小有效耐受剂量药物，也不宜降压太快。故开始给小剂量药物，经 1 个月后，如疗效不够而不良反应少或可耐受，可增加剂量；如出现不良反应不能耐受，则改用另一类药物。随访期间血压的测量应在每天的同一时间，对重症高血压，须及早控制其血压，可以较早递增剂量和合并用药。随访时除患者主观感觉外，还要做必要的化验检查，以了解靶器官状况和有无药物不良反应。对于非重症或急症高血压，经治疗血压长期稳定达 1 年以上，可以考虑减少剂量，目的为减少药物的可能不良反应，但以不影响疗效为前提。

（1）选择针对性强的降血压药：降血压药物品种很多，个体差异很大，同一种药物不同的患者服用后的效果会因人而异。对医生开的降血压药，护理人员和患者必须了解药物的名称、作用、剂量、用法、不良反应等，并遵照医嘱按时服药。

（2）合适的剂量：一般由小剂量开始，逐渐调整到合适的剂量。晚上睡觉前的治疗剂量，尤其要偏小，因入睡后如果血压降得太低，则易出现脑动脉血栓形成。药品剂量不能忽大忽小，否则血压波动太大，会造成实质性脏器的损伤。

（3）不能急于求成：如血压降得太低，常会引起急性缺血性脑血管病和心脏缺血性疾病的发生。

（4）不要轻易中断治疗：应用降血压药过程中，症状改善后，仍需坚持长期服药，也不可随意减少剂量，必须听从医生的治疗安排。

（5）不宜频繁更换降血压药物：各种降血压药，在人体内的作用时间不尽相同，更换降血压药时，往往会引起血压的波动，换降血压药必须在医生指导下进行，不宜多种药合用，以避免药物不良反应。

（6）患痴呆症或意识不清的老人，护理人员必须协助服药，并帮助管理好药物，以免发生危险。

（7）注意观察不良反应，必要时，采取相应的防范措施。若患者突然出现头痛、多汗、恶心、呕吐、烦躁、心慌等症状，家人协助患者立即平卧抬高头部，用湿毛巾敷在头部；测量血压，若血压过高，应用硝苯地平嚼碎舌下含服等，以快速降血压；如果半小时后血压仍不下降，且症状明显，应立即去医院就诊。

（王庆林）

第三节　心肌梗死

心肌梗死（myocardial infarction）是心肌缺血性坏死。为在冠状动脉病变基础上，发生冠状动脉供血急剧减少或中断，使相应的心肌严重而持久地急性缺血所致。

一、病因和发病机制

1. 病因　基本病因是冠状动脉粥样硬化（偶为冠状动脉痉挛、栓塞、炎症、先天性畸形、外伤、冠状动脉阻塞所致）。造成管腔狭窄和心肌供血不足，而侧支循环尚未建立时，下列原因加重心肌缺血即可发生心肌梗死。在此基础上，一旦冠状动脉血供进一步急剧减少或中断 20～30min，使心肌严重而持久地急性缺血达 0.5h 以上，即可发生心肌梗死。

另心肌梗死发生严重心律失常、休克、心力衰竭，均可使冠状动脉血流量进一步下降，心肌坏死范围扩大。

2. 发病机制　冠状动脉病变：血管闭塞处于相应的心肌部位坏死。

二、临床表现

临床表现与梗死面积大小、梗死部位、侧支循环情况密切相关。

1. 先兆　多数患者于发病前数日可有前驱症状，如原有心绞痛近日发作频繁，程度加重，持续时间较久，休息或硝酸甘油不能缓解，甚至在休息中或睡眠中发作。表现为突发上腹部剧痛、恶心、呕吐、急性心力衰竭，或严重律失常。心电图检查可显示 ST 段一过性抬高或降低，T 波高大或明显倒置。

2. 症状

（1）疼痛：最早出现症状。少数患者可无疼痛，起病即表现休克或急性肺水肿。有些患者疼痛部位在上腹部，且伴有恶心、呕吐、易与胃穿孔、急性胰腺炎等急腹症相混淆。

（2）全身症状：发热、心动过速、白细胞增高、红细胞沉降率增快，由坏死物质吸收所引起。一般在疼痛 24～48h 出现，程度与梗死范围呈正相关，体温 38℃ 左右，很少超过 39℃，持续约 1 周。

（3）胃肠道症状：疼痛可伴恶心、呕吐、上腹胀痛，与迷走神经受坏死物质刺激和胃肠道组织灌注不足等有关。

（4）心律失常：75%～95% 的患者伴有心律失常，以 24h 内为最多见，以室性心律失常最多。

（5）休克：20% 患者，数小时至 1 周内发生，主要原因如下。①心肌遭受严重损害，左心室排血量急剧降低（心源性休克）。②剧烈胸痛引起神经反射性周围血管扩张。③因呕吐、大汗、摄入不足所致血容量不足。

（6）心力衰竭：主要是急性左侧心力衰竭。可在最初几天内发生，或在疼痛、休克好转阶段，为梗死后心脏舒缩力减弱或不协调所致。

急性心肌梗死引起的心力衰竭称为泵衰竭。按 Killip 分级法可分为：Ⅰ级，尚无明显心力衰竭；Ⅱ级，有左侧心力衰竭；Ⅲ级，有急性肺水肿；Ⅳ级，右心源性休克。

3. 体征

（1）心脏体征：心率多增快，第一心音减弱，出现第四心音。若心尖区出现收缩期杂音，多为乳头肌功能不全所致。反应性纤维心包炎者，有心包摩擦音。

（2）血压：均有不同程度的降低，起病前有高血压者，血压可降至正常。

（3）其他：可有心力衰竭、休克体征、心律失常有关的体征。

三、治疗原则

心肌梗死的救治原则为：①挽救濒死心肌，防止梗死扩大，缩小心肌缺血范围。②保护、维持心脏功能。③及时处理严重心律失常、泵衰竭及各种并发症。

（一）监护及一般治疗（monitoring and general care）

（1）休息：卧床休息 1 周，保持安静，必要时给予镇静药。

（2）吸氧：持续吸氧 2～3d，有并发症者需延长吸氧时间。

（3）监测：在 CCU 进行 ECG、血压、呼吸、监测 5～7d。

（4）限制活动：无并发症者，根据病情制订活动计划，详见护理部分。

（5）进食易消化食物，不宜过饱，可少量多餐：保持大便通畅，必要时给予缓泻药。

（二）解除疼痛（relief of pain）

尽快止痛，可应用强力止痛药。

（1）哌替啶（度冷丁）50～100mg 紧急肌内注射。

（2）吗啡 5～10mg 皮下注射，必要时 1～2h 后再注射一次以后每 4～6h 可重复应用，注意呼吸抑制作用。

（3）轻者：可待因 0.03～0.06g 口服或罂粟碱 0.03～0.06g 肌内注射或口服。

（4）试用硝酸甘油 0.3mg，异山梨酯 5～10mg 舌下含用或静脉滴注，注意心率增快，Bp 下降等不良反应。

（5）顽固者，人工冬眠疗法。

（三）再灌注心肌（myocardial reperfusion）

意义：再通疗法是目前治疗 AMI 的积极治疗措施，在起病 3～6h 内，使闭塞的冠状动脉再通，心肌得到再灌注，挽救濒死的心肌，以缩小梗死范围，改善预后。

适应证：再通疗法只适于透壁心肌梗死，所以心电图上必须要有 2 个或 2 个以上相邻导联 ST 段抬高 >0.1mV，方可进行再通治疗。心肌梗死发病后 6h 内再通疗法是最理想的；发病 6～12h ST 段抬高的 AMI。

方法：溶栓疗法，紧急施行 PTCA，随后再安置支架。

1. 溶栓疗法（thrombolysis）

1）溶栓的药物：尿激酶、链激酶、重组组织型纤维蛋白溶酶原激活药（rtPA）等。

2）注意事项：①溶栓期间进行严密心电监护，及时发现并处理再灌注心律失常。溶栓 3h 内心律失常发生率最高，84% 心律失常发生在溶栓 4h 之内。前壁心肌梗死时，心律失常多为室性心律失常，如频发室性期前收缩、加速室性自主心律、室性心动过速、心室颤动等；下壁梗死时，心律失常多发生窦性心动过缓、房室传导阻滞。②血压监测，低血压是急性心梗的常见症状，可由于心肌大面积梗死、心肌收缩力明显降低、心排血量减少所至，但也可能与血容量不足、再灌注性损伤、血管扩张药及并发出血等有关。一般低血压在急性心肌梗死后 4h 最明显。对单纯的低血压状态，应加强对血压的监测。在溶栓进行的 30min 内，10min 测量 1 次血压；溶栓结束后 3h 内，30min 测量 1 次；之后 1h 测量 1 次；血压平稳后根据病情延长测量时间。③用药期间注意出血倾向，在溶栓期间应严密观察患者有无皮肤黏膜出血、尿血、便血及颅内出血（观察瞳孔意识），输液穿刺部位有无瘀斑、瘀斑、牙龈出血等。溶栓后 3d 内每天检查 1 次尿常规、大便隐血和出凝血时间，溶栓次日复查血小板，应尽早发现出血性并发症，早期采取有效的治疗措施。

3）不宜溶栓的情况：①年龄大于 70 岁。②ST 段抬高，时间 >24h。③就诊时严重高血压［>180/110mmHg（>23.94/14.63kPa）］。④仅有 ST 段压低（如非 Q 心梗，心内膜下心梗）及不稳定性心绞痛。⑤有出血倾向、外伤、活动性溃疡病、糖尿病视网膜病变，脑出血史及 6 个月内缺血性脑卒中史，夹层动脉瘤，半个月内手术等。

4）判断再通指标

（1）第一，冠状动脉造影直接判断。

（2）第二，临床间接判断血栓溶解（再通）指标：①ECG 抬高的 ST 段于 2h 内回降 >50%。②胸痛 2h 内基本消失。③2h 内出现再灌注性心律失常。④血清 CK – MB 酶峰值提前出现（14h 内）。

2. 经皮冠状动脉腔内成形术

（1）补救性 PTCA：经溶栓治疗，冠状动脉再通后又再堵塞，或再通后仍有重度狭窄者，如无出血禁忌，可紧急施行 PTCA，随后再安置支架。预防再梗和再发心绞痛。

（2）直接 PTCA：不进行溶栓治疗，直接进行 PTCA 作为冠状动脉再通的手段，其目的在于挽救心肌。

适应证：①对有溶栓禁忌或不适宜溶栓治疗的患者，以及对升压药无反应的心源性休克患者应首选直接 PTCA。②对有溶栓禁忌证的高危患者，如年龄 >70 岁、既往有 AMI 史、广泛前壁心肌梗死以及收缩压 <100mmHg（13.30kPa）、心率 >100/min 或 Killip 分级 > I 级的患者若有条件最好选择直接 PT-CA。

（四）控制休克

最好根据血流动力学监测结果用药。

1. 补充血容量　估计血容量不足，中心静脉压下降者，用低分子右旋糖酐、10% GS 500ml 或 0.9% NS 500ml 静脉滴入。输液后中心静脉压 >18cmH$_2$O（0.18kPa），则停止补充血容量。

2. 应用升压药　补充血容量后血压仍不升，而心排血量正常时，提示周围血管张力不足，此时可用升压药物。多巴胺或间羟胺微泵静脉使用，两者亦可合用。亦可选多巴酚丁胺。

3. 应用血管扩张药　经上述处理后血压仍不升，周围血管收缩致四肢厥冷时可使用硝酸甘油。

4. 其他措施　纠正酸中毒，保护肾功能，避免脑缺血，必要时应用糖皮质激素和洋地黄制剂。

5. 主动脉内球囊反搏术（intraaortic balloon pumping，IABP）　上述治疗无效时可考虑应用 IABP，

在 IABP 辅助循环下行冠脉造影，随即行 PTCA、CABG。

（五）治疗心力衰竭

主要治疗左侧心力衰竭，见心力衰竭急性左侧心力衰竭的急救。

（六）其他治疗

有助于挽救濒死心肌，防止梗死扩大，缩小缺血范围，根据患者具体情况选用。

1. β - 受体阻滞药、钙通道阻滞药，ACE 抑制药的使用　改善心肌重构，防止梗死范围扩大改善预后。

2. 抗凝疗法　口服阿司匹林等药物。

3. 极化液疗法　有利于心脏收缩，减少心律失常，有利 ST 段恢复。极化液具体配置 10% KCl 15ml + 胰岛素 8U + 10% GS 500ml。

4. 促进心肌代谢药物　维生素 C、维生素 B_6、1、6 - 二磷酸果糖、辅酶 Q_{10} 等。

5. 右旋糖酐 40 或羟乙基淀粉　降低血黏度，改善微循环。

（七）并发症的处理

1. 栓塞　溶栓或抗凝治疗。

2. 心脏破裂　乳头肌断裂、VSD 者手术治疗。

3. 室壁瘤　影响心功能或引起严重心律失常者手术治疗。

4. 心肌梗死后综合征　可用糖皮质激素、阿司匹林、吲哚美辛等。

（八）右室心肌梗死的处理

表现为右侧心力衰竭伴低血压者治疗以扩容为主，维持血压治疗，不宜用利尿药。

四、常见护理问题

（一）疼痛

1. 相关医素　与心肌急剧缺血、缺氧有关。

2. 主要表现　胸骨后剧烈疼痛，伴烦躁不安、出汗、恐惧或有濒死感。

3. 护理措施

（1）绝对卧床休息（包括精神和体力）：休息即为最好的疗法之一，病情稳定无特殊不适，且在急性期均应绝对卧床休息，严禁探视，避免精神紧张，一切活动包括翻身、进食、洗脸、大小便等均应在医护人员协助下进行，避免生扯硬拽现象。如果患者焦虑、抑郁情绪严重并有睡眠障碍等表现时，应根据病情选择没有禁忌的镇静药物，如哌替啶等。

（2）做好氧疗管理：心肌梗死时由于持续的心肌缺血缺氧，代谢物积聚或产生多肽类致痛物等，刺激神经末梢，经神经传导至大脑产生痛觉，而疼痛使患者烦躁不安、情绪恶化，加重心肌缺氧，影响治疗效果。若胸闷、疼痛剧烈或症状不缓解、持续时间长，氧流量可控制在 5~6L/min，待症状消失后改为 3~4L/min，一般不少于 72h，5d 后可根据情况间断给氧。

（3）患者的心理管理：疾病给患者带来胸闷、疼痛等压抑的感觉，再加上环境的生疏，可使患者恐惧、紧张不安，而这又导致交感神经兴奋引起血压升高，心肌耗氧量增加，诱发心律失常，加重心肌缺血坏死，因此，我们应了解患者的职业、文化、经济、家庭情况及发病的诱因，关心体贴患者，消除紧张恐惧心理，让患者树立战胜疾病的信心，使患者处于一个最佳心理状态。

（二）恐惧

1. 相关因素　可与下列因素有关。①胸闷不适、胸痛、濒死感。②因病房病友病重或死亡。③病室环境陌生/监护、抢救设备。

2. 主要表现　心情紧张、烦躁不安。

3. 护理措施

（1）消除患者紧张与恐惧心理：救治过程中要始终关心体贴，态度和蔼，鼓励患者表达自己的感受，安慰患者，使之尽快适应环境，进入患者角色。

（2）了解患者的思想状况，向患者讲清情绪与疾病的关系，使患者明白紧张的情绪会加重病情，使病情恶化。劝慰患者消除紧张情绪，使患者处于接受治疗的最佳心理状态。

（3）向患者介绍救治心梗的特效药及先进仪器设备，肯定效果与作用，使患者得到精神上的安慰和对医护人员的信任。在治疗护理过程中做到忙而不乱，紧张而有序，迅速而准确。

（4）给患者讲解抢救成功的例子，使其树立战胜疾病的信心。

（5）针对心理反应进行耐心解释，真诚坦率地为其排忧解难，做好生活护理，给他们创造一个安静、舒适、安全、整洁的休息环境。

（三）自理缺陷

1. 相关因素　与治疗性活动受限有关。

2. 主要表现　日常生活不能自理。

3. 护理措施

（1）心肌梗死急性期卧床期间协助患者洗漱进食、大小便及个人卫生等生活护理。

（2）将患者经常使用的物品放在易拿取的地方，以减少患者拿东西时的体力消耗。

（3）将呼叫器放在患者手边，听到铃响立即给予答复。

（4）提供患者有关疾病治疗及预后的确切消息，强调正面效果，以增加患者自我照顾的能力和信心，并向患者说明健康程序，不要允许患者延长卧床休息时间。

（5）在患者活动耐力范围内，鼓励患者从事部分生活自理活动和运动，以增加患者的自我价值感。

（6）让患者有足够的时间，缓慢地进行自理活动或者在活动过程中提供多次短暂的休息时间；或者给予较多的协助，以避免患者过度劳累。

（四）便秘

1. 相关因素　与长期卧床、不习惯床上排便、进食量减少有关。

2. 主要表现　大便干结，超过 2d 未排大便。

3. 护理措施

（1）合理饮食：提醒患者饮食要节制，要选择清淡易消化、产气少、无刺激的食物。进食速度不宜过快、少食多餐。

（2）遵医嘱给予大便软化药或缓泻药。

（3）鼓励患者定时排便，安置患者于舒适体位排便。

（4）不习惯于床上排便的患者，应向其讲明病情及需要在床上排便的理由并用屏风遮挡。

（5）告知病患者排便时不要太用力，可用手掌在腹部按乙状结肠走行方向做环形按摩。

（五）潜在并发症：心力衰竭

1. 相关因素　与梗死面积过大、心肌收缩力减弱有关。

2. 主要表现　咳嗽、气短、心悸、发绀，严重者出现肺水肿表现。

3. 护理措施

（1）避免诱发心力衰竭的因素：上感、劳累、情绪激动、感染，不适当的活动。

（2）若突然出现急性左侧心力衰竭，应立即采取急救。

（六）潜在并发症：心源性休克

1. 相关因素　心肌梗死、心排血量减少。

2. 主要表现　血压下降，面色苍白、皮肤湿冷、脉细速、尿少。

3. 护理措施

（1）严密观察神志、意识、血压、脉搏、呼吸、尿量等情况并做好记录。

（2）观察患者末梢循环情况，如皮肤温度、湿度、色泽。

（3）注意保暖。

（4）保持输液通畅，并根据心率、血压、呼吸及用药情况随时调整滴速。

（七）潜在并发症：心律失常

1. 相关因素　与心肌缺血、缺氧、电解质失衡有关。

2. 主要表现　室性期前收缩、快速型心律失常、缓慢型心律失常。

3. 护理措施

（1）给予心电监护，监测患者心律、心率、血压、脉搏、呼吸及心电图改变，并做好记录。

（2）嘱患者尽量避免诱发心律失常的因素，如情绪激动、烟酒、浓茶、咖啡等。

（3）向患者说明心律失常的临床表现及感受，若出现心悸、胸闷、胸痛、心前区不适等症状，应及时告诉医护人员。

（4）遵医嘱应用抗心律失常药物，并观察药物疗效及不良反应。

（5）备好各种抢救药物和仪器。如除颤器、起搏器，抗心律失常药及复苏药。

五、健康教育

（一）心理指导

本病起病急，症状明显，患者因剧烈疼痛而有濒死感，又因担心病情及疾病预后而产生焦虑、紧张等情绪，护士应陪伴在患者身旁，允许患者表达出对死亡的恐惧如呻吟、易怒等，用亲切的态度回答患者提出的问题。解释先进的治疗方法及监护设备的作用。

（二）饮食指导

急性心梗 2～3d 时以流质为主，每天总热能 500～800kcal；控制液体量，减轻心脏负担，口服液体量应控制在 1 000ml/d；用低脂、低胆固醇、低盐、适量蛋白质、高食物纤维饮食，脂肪限制在 40g/d 以内，胆固醇应 <300mg/d；选择容易消化吸收的食物，不宜过热过冷，保持大便通畅，排便时不可用力过猛；病情稳定 3d 后可逐渐改半流质、低脂饮食，总热能 1 000kcal/d 左右。避免食用辛辣或发酵食物，减少便秘和腹胀。康复期低糖、低胆固醇饮食，多吃富含维生素和钾的食物，伴有高血压或心力衰竭者应限制钠盐摄入量。

在食物选择方面，心梗急性期主食可用藕粉、米汤、菜水、去油过筛肉汤、淡茶水、红枣泥汤；选低胆固醇及有降脂作用的食物，可食用的有鱼类、鸡蛋清、瘦肉末、嫩碎蔬菜及水果，降脂食物有山楂、香菇、大蒜、洋葱、海鱼、绿豆等。病情好转后改为半流质，可食用浓米汤、厚藕粉、枣泥汤、去油肉绒、鸡绒汤、薄面糊等。病情稳定后，可逐渐增加或进软食，如面条、面片、馄饨、面包、米粉、粥等。恢复期饮食治疗按冠心病饮食治疗。

禁忌食物：凡胀气、刺激性流质不宜吃，如豆浆、牛奶、浓茶、咖啡等；忌烟酒及刺激性食物和调味品，限制食盐和味精用量。

（三）作息指导

保证睡眠时间，2 次活动间要有充分的休息。急性期后 1～3d 应绝对卧床，第 4～6d 可在床上做上下肢被动运动。1 周后，无并发症的患者可床上坐起活动。每天 3～5 次，每次 20min，动作宜慢。有并发症者，卧床时间延长。第 2 周起开始床边站立→床旁活动→室内活动→完成个人卫生。根据患者对运动的反应，逐渐增加活动量。第 2 周后室外走廊行走，第 3～4 周试着上下 1 层楼梯。

（四）用药指导

常见治疗及用药观察如下。

1. 止痛　使用吗啡或哌替啶止痛，配合观察镇静止痛的效果及有无呼吸抑制，脉搏加快。

2. 溶栓治疗　溶栓过程中应配合监测心率、心律、呼吸、血压，注意胸痛情况和皮肤、牙龈、呕吐物及尿液有无出血现象，发现异常应及时报告医护人员，及时处理。

3. 硝酸酯类药　配合用药时间及用药剂量，使用过程中要注意观察疼痛有无缓解，有无头晕、头痛、血压下降等不良反应。

4. 抑制血小板聚集药物　药物宜餐后服。用药期间注意有无胃部不适，有无皮下、牙龈出血，定期检查血小板数量。

（五）行为指导

1）大便干结时忌用力排便，应用开塞露塞肛或服用缓泻药如口服酚酞等方法保持大便通畅。

2）接受氧气吸入时，要保证氧气吸入的有效浓度以达到改善缺氧状态的效果，同时注意用氧安全，避免明火。

3）病情未稳定时忌随意增加活动量，以免加重心脏负担，诱发或加重心肌梗死。

4）在输液过程中，应遵循医护人员控制的静脉滴注速度，切忌随意加快输液速度。

5）当患者严重气急，大汗，端坐呼吸，应取坐位或半坐卧位，两腿下垂，有条件者立即吸氧。并应注意用氧的安全。

6）当患者出现心脏骤停时，应积极处理。

7）指导患者3个月后性生活技巧。

（1）选择一天中休息最充分的时刻行房事（早晨最好）。避免温度过高或过低时，避免饭后或酒后进行房事。

（2）如需要，可在性生活时吸氧。

（3）如果出现胸部不舒适或呼吸困难，应立即终止。

（六）病情观察指导

注意观察胸痛的性质、部位、程度、持续时间，有无向他处放射；配合监测体温、心率、心律、呼吸及血压及电解质情况，以便及时处理。

（七）出院指导

（1）养成良好的生活方式，生活规律，作息定时，保证充足的睡眠。病情稳定无并发症的急性心肌梗死，6周后可每天步行、打太极拳。8～12周可骑车、洗衣等。3～6个月后可部分或完全恢复工作。但不应继续从事重体力劳动、驾驶员、高空作业或工作量过大。

（2）注意保暖，适当添加衣服。

（3）饮食宜清淡，避免饱餐，忌烟酒及减肥，防止便秘。

（4）坚持按医嘱服药，随身备硝酸甘油，有多种剂型的药物，如片剂、喷雾剂，定期复诊。

（5）心肌梗死最初3个月内不适宜坐飞机及单独外出，原则上不过性生活。

（王庆林）

第四节　心律失常

（一）护理评估

1. 病史评估　详细的病史对判断心律失常的病因、性质、程度可提供有用的线索。询问患者是否患有器质性心脏病及其他全身疾病。了解有无诱发因素，如情绪紧张、过度运动或劳累、吸烟、饮酒或咖啡等。询问有无服用抗心律失常药物及洋地黄等。

2. 身体评估　询问和观察患者有无头晕、乏力、胸闷、心悸和黑矇等症状，严重时可出现晕厥、抽搐或猝死。检查患者的脉搏、心率、心律和心音的变化，部分心律失常的患者依靠体格检查即能确诊，如心房颤动。

3. 心理与社会评估　患者是否因心律失常引起的不适而紧张不安，过于注意自己的脉搏；房颤患者有无因血栓脱落导致栓塞，使患者致残而焦虑；严重心律失常发作时，患者有无恐惧感；了解安装人工心脏起搏器者对手术及自我护理的认识。

（二）护理诊断/问题

1. 活动无耐力　与心律失常致心排血量减少有关。
2. 有受伤的危险　与心律失常引起的头晕、晕厥有关。
3. 潜在并发症　猝死。

（三）护理措施

1. 一般护理

（1）环境：保持病室环境清洁，定时开门窗通风换气，保持适宜的温度和湿度。适当开窗通风，每次 15～30min，每天 2 次，但注意不要让风直接吹向患者。适当限制探视。

（2）休息与活动：保证患者充足的休息和睡眠。无器质性心脏病的患者，鼓励其正常工作和生活，建立健康的生活方式，避免过度劳累。窦性停搏、第二度Ⅱ型或第三度房室传导阻滞、持续性室性心动过速等严重心律失常患者应卧床休息，加强生活护理。指导患者在心律失常发作引起心悸、胸闷、头晕等症状时采取高枕卧位或半卧位，避免左侧卧位，因左侧卧位时患者感觉到心脏搏动而加重不适。有头晕、晕厥发作或曾有跌倒史者应卧床休息，嘱患者避免单独外出，避免剧烈活动、情绪激动或紧张、快速改变体位等，防止意外。一旦有头晕或黑矇等立即平卧，以免跌伤。

（3）饮食：给予富含纤维素的食物，以防便秘；避免饱餐及摄入刺激性食物如咖啡、浓茶等。

2. 病情观察　注意观察患者的生命体征和心电图的变化，防止恶性心律失常的发生。

（1）心电监护：对严重心律失常者，应持续心电监护，严密监测心率、心律和血氧饱和度变化。发现频发、多源、成对的或 R on T 现象的室性期前收缩，阵发性室性心动过速，窦性停搏，第二度Ⅱ型或第三度房室传导阻滞，立即报告医生。安放监护电极前注意清洁皮肤，电极放置部位应避开胸骨右缘及心前区，以免影响做心电图和紧急电复律。电极片松动时及时更换，观察有无皮肤发红、发痒等。

（2）配合抢救：建立静脉通道，准备抢救仪器（如除颤器、心电图机、心电监护仪、临时心脏起搏器等）及各种抗心律失常药物和其他抢救药品，做好抢救准备。及时遵医嘱给予药物治疗，必要时配合临时起搏器或电复律。一旦发生猝死的表现如意识突然丧失、抽搐、大动脉搏动消失，呼吸停止，立即进行心肺复苏。

3. 氧疗的护理　密切观察患者有无缺氧症状，如伴有呼吸困难、发绀时，给予 2～4L/min 氧气吸入，注意观察氧疗的效果。

4. 用药护理　遵医嘱准确、及时应用抗心律失常药物，如心率显著缓慢的患者可予阿托品、异丙肾上腺素等药物或配合人工心脏起搏器治疗。注意观察患者的生命体征和心电图的变化，密切观察药物的效果及不良反应。

5. 健康指导

（1）向患者及家属讲解心律失常的常见病因、诱因及防治知识。说明继续按医嘱服抗心律失常药物的重要性，不可自行减量、停药或擅自改用其他药物。告诉患者药物可能出现的不良反应，嘱其有异常及时就医。

（2）嘱患者注意劳逸结合、生活规律，保证充足的休息和睡眠；保持乐观、稳定的情绪；戒烟酒，避免摄入刺激性食物如咖啡、浓茶等，避免饱食。避免劳累、感染，防止诱发心力衰竭。

（3）嘱患者多食粗纤维食物，保持大便通畅，心动过缓患者避免排便时过度屏气，以免兴奋迷走神经而加重心动过缓。

（4）教会患者自测脉搏的方法以利于自我监测病情。对反复发生严重心律失常，危及生命者，教会家属心肺复苏术以备应急。

（王庆林）

第五节　心脏瓣膜病

心脏瓣膜病（valvular heart disease）是由于炎症、黏液样变性、退行性改变、先天性畸形、缺血性坏死、创伤等原因引起的单个或多个瓣膜（包括瓣环、瓣叶、腱索、乳头肌等）的功能或结构异常导致瓣口狭窄和/或关闭不全。心室扩大和主、肺动脉根部严重扩张，也可以产生相应房室瓣和半月瓣的相对性关闭不全。二尖瓣最常受累，其次为主动脉瓣。

心脏瓣膜病是临床上常见的心脏病之一。由风湿热引起的心脏瓣膜病称为风湿性心脏病，简称风心病，主要累及 40 岁以下人群，女性多于男性。本节主要介绍风心病。

一、二尖瓣狭窄

（一）病因及发病机制

二尖瓣狭窄（mitral stenosis）最常见的病因为风湿热，约半数患者无急性风湿热史，但大多数有反复链球菌扁桃体炎或咽峡炎史。急性风湿热后，至少需要 2 年形成明显二尖瓣狭窄，多次发作急性风湿热较一次发做出现狭窄早。狭窄的二尖瓣呈漏斗状，瓣口显著增厚，呈鱼口状。慢性二尖瓣狭窄可导致左心房扩大、左心房壁钙化、左心房附壁血栓形成和肺血管的闭塞性改变。

二尖瓣狭窄的血流动力学异常是由于舒张期血流流入左心室受阻。正常成人二尖瓣口面积为 $4 \sim 6cm^2$。当瓣口面积减少至 $1.5 \sim 2.0cm^2$ 为轻度狭窄，左心房代偿性扩张及肥厚以增强收缩。当瓣口面积减少至 $1.0 \sim 1.5cm^2$ 为中度狭窄。当瓣口面积减少至 $1cm^2$ 为重度狭窄，患者出现劳力性呼吸困难，进入左房失代偿期。重度肺动脉高压导致右侧心力衰竭，进入右心受累期。

（二）临床表现

1. 症状　一般在二尖瓣中度狭窄时方有明显症状。

1）呼吸困难：为最常见的早期症状。患者首次呼吸困难发作，常以运动、精神紧张、性交、感染、妊娠或心房颤动为诱因，并多先有劳力性呼吸困难，随狭窄加重出现静息时呼吸困难、夜间阵发性呼吸困难和端坐呼吸，甚至发生急性肺水肿。

2）咯血

（1）突然咯大量鲜血：见于严重二尖瓣狭窄，可为首发症状。

（2）夜间阵发性呼吸困难或咳嗽时的血性痰或带血丝痰。

（3）急性肺水肿时咳大量粉红色泡沫状痰。

（4）肺梗死伴咯血，为本病晚期并发慢性心力衰竭时少见的情况。

3）咳嗽：常见，尤其是冬季明显。

4）声嘶：较少见，由于扩大的左心房和肺动脉压迫左喉返神经所致。

2. 体征　重度二尖瓣狭窄常有"二尖瓣面容"，口唇及双颧绀红。心尖部可触及舒张期震颤；心尖部可闻及第一心音亢进和开瓣音，提示瓣膜前叶柔顺、活动度好。典型体征是心尖部可有局限、低调的隆隆样舒张中晚期杂音，不传导。肺动脉瓣区可闻及第二心音亢进或伴分裂，伴右侧心力衰竭时可有颈静脉怒张、肝大、下肢水肿等。

3. 并发症

（1）心房颤动：相对早期的并发症，可能为患者就诊的首发病症，也可为首次呼吸困难发作的诱因和患者体力活动明显受限的开始。

（2）急性肺水肿：为重度二尖瓣狭窄的严重并发症，如不及时救治，可能致死。

（3）血栓栓塞：20% 的人可并发体循环栓塞，大多数为脑动脉栓塞，其余为外周动脉和内脏动脉栓塞。栓子主要来源于左心耳或左心房。

（4）右侧心力衰竭：为晚期常见并发症及主要死亡原因。

（5）其他：如感染性心内膜炎、肺部感染等，但较少见。

（三）实验室及其他检查

1. 心电图　左房扩大，可出现"二尖瓣P波"（P波宽度＞0.12s，伴切迹）和右室肥厚。可表现出各类心律失常，较常见的是心房颤动。

2. X线检查　轻度二尖瓣狭窄时心影可正常或仅见左心耳饱满。中、重度二尖瓣狭窄左房显著扩大时，心影呈梨形，称二尖瓣型心脏，它是肺动脉总干、左心耳和右心室扩大所致。

3. 超声心动图（UCG）　是确定和定量诊断二尖瓣狭窄的可靠方法。M型超声典型表现是二尖瓣前叶活动曲线EF斜率降低、双峰消失，前后叶同向运动，形成"城墙样"图形。

（四）诊断要点

根据心尖部有隆隆样舒张期杂音伴X线或心电图示左心房增大，一般可确立二尖瓣狭窄。超声心动图对诊断具有特异性价值。

二、二尖瓣关闭不全

（一）病因及发病机制

二尖瓣关闭不全（mitral incompetence）是由于风湿性炎症引起瓣叶僵硬、变性、连接处融合及腱索融合缩短使心室收缩时瓣叶不能完全闭合，心室收缩时引起血液反流。包括慢性关闭不全和急性关闭不全。慢性二尖瓣反流使左室及左房容量负荷持续过度增加，左房压和左室舒张末压明显上升，引起肺瘀血，最终导致左心功能衰竭。左侧心力衰竭导致肺动脉高压，引起右侧心力衰竭。常见病因有：

1. 慢性二尖瓣关闭不全

（1）风心病：为我国最常见病因。男性多见。风湿性炎症引起瓣叶纤维化、增厚、僵硬和缩短，若有腱索和乳头肌纤维化、融合或缩短，将加重关闭不全。

（2）二尖瓣脱垂：收缩期中，一或二瓣叶脱垂入左心房，可引起二尖瓣关闭不全。

（3）冠心病：心肌慢性缺血或梗死后纤维化，使乳头肌功能失常，引起收缩期瓣叶脱垂入左心房或被牵拉向下所致。

（4）腱索断裂：多数原因不明，偶可继发于二尖瓣脱垂。

（5）二尖瓣环和环下部钙化：为退行性改变，多见于老年女性。

（6）感染性心内膜炎：赘生物破坏瓣叶边缘，瓣叶穿孔或炎症愈合后瓣叶挛缩畸形。

（7）左心室显著扩大：瓣环扩张和乳头肌侧移引起继发性二尖瓣轻至中度关闭不全。

2. 急性二尖瓣关闭不全　原因有腱索断裂、感染性心内膜炎损伤瓣叶或致腱索断裂、急性心肌梗死致乳头肌急性缺血、坏死或断裂、创伤损害二尖瓣结构、人工瓣膜损坏。

（二）临床表现

1. 症状　轻度关闭不全可终身无症状，严重反流时致心排血量减少。最早出现的突出症状是乏力，肺瘀血的症状如呼吸困难等出现较晚。

2. 体征　心尖搏动增强，呈高动力型，左心室增大时向左下移位。心尖部第一心音减弱。第二心音提前，且分裂增宽。在心尖区可闻及收缩期吹风样高调管型杂音，向左腋下和左肩胛下区传导。

（三）实验室及其他检查

1. 心电图　常有左房肥厚，重症者多有左室肥厚伴劳损图形。急性二尖瓣关闭不全心电图正常，常伴窦性心动过速。

2. X线检查　慢性重度反流常见左房和左室增大，左室衰竭时可见肺瘀血和间质性肺水肿征。

3. 超声心动图　二维超声心动图和M型超声不能确定二尖瓣关闭不全，常用于测量左室容量超负荷改变如左房左室扩大，有助于明确二尖瓣关闭不全的病因。脉冲多普勒超声和彩色多普勒对二尖瓣关闭不全敏感性较高。

4. 其他 可行核素心室造影或心导管检查。

（四）诊断要点

急性患者如突然发生呼吸困难，心尖区出现典型收缩期杂音，X 线心影不大而肺瘀血明显且有病因可寻，则可诊断；慢性患者心尖区有典型杂音伴左心增大，诊断可成立。超声心动图检查可确诊。

三、主动脉瓣狭窄

（一）病因及发病机制

主动脉瓣狭窄（aortic stenosis）指主动脉瓣膜病变使心室收缩时主动脉瓣开放受限、狭窄，导致左室射血受阻。常见病因如下：

1. 风心病 风湿性炎症导致瓣膜交界处粘连融合，瓣叶纤维化、僵硬、钙化和挛缩畸形，因而瓣口狭窄。

2. 先天性畸形 分为先天性二叶瓣钙化性主动脉瓣狭窄和先天性主动脉瓣狭窄。前者为成人孤立性主动脉狭窄的常见原因。

3. 退行性老年钙化性主动脉瓣狭窄 为 65 岁以上老年人单纯性主动脉狭窄的常见原因。

成人主动脉瓣口 ≥3.0cm^2，当瓣口面积减少一半时收缩期仍无明显跨瓣压差，瓣口 ≤1.0cm^2 时，左心室收缩压明显升高时，跨瓣压差显著。主动脉瓣狭窄使左心室射血受阻，左心房后负荷增加，其代偿性肥厚进行性加重，最终由于室壁应力增高、心肌缺血和纤维化等导致左心功能衰竭。严重主动脉狭窄导致冠状动脉灌注和脑动脉供血减少，运动增加心肌耗氧量，心肌缺血缺氧症状加重，表现出一系列的临床症状。

（二）临床表现

1. 症状 呼吸困难、心绞痛和晕厥为典型主动脉狭窄常见的三联征。

（1）呼吸困难：劳力性呼吸困难为晚期肺瘀血引起的常见首发症状，见于 90% 的有症状患者，进而可发生阵发性夜间呼吸困难、端坐呼吸和急性肺水肿。

（2）心绞痛：60% 的患者有该症状。常由运动诱发，休息后缓解。部分患者同时患冠心病，进一步加重心肌缺血。

（3）晕厥：见于 1/3 的有症状患者。多发生于直立、运动中或运动后即刻，少数在休息时发生。均由于体循环动脉压下降，脑循环灌注压降低而出现脑缺血现象。

2. 体征

（1）心音：第一心音正常。由于左心室射血时间延长，第二心音常为单一性，严重狭窄者呈逆分裂。

（2）收缩期喷射性杂音：在第一心音稍后或紧随喷射音开始，止于第二心音前，在胸骨右缘第 2 或左缘第 3 肋间最响，向颈动脉、胸骨左下缘和心尖区传导，常伴震颤。

（三）辅助检查

1. 心电图 左室肥厚伴 ST－T 继发性改变，房室传导和室内传导阻滞较常见。可有心房颤动或室性心律失常。

2. X 线检查 心影可正常或左心轻度增大。晚期右心扩大。

3. 超声心动图 超声心动图为明确诊断和判定狭窄程度的重要方法。可显示瓣叶数目、大小、增厚、钙化，收缩期呈圆拱状的活动度、交界处融合瓣口大小和形状等，还可判断狭窄程度。

（四）诊断要点

根据主动脉瓣区典型收缩期震颤及杂音，结合心电图、X 线检查，可基本确诊。超声心动图和心导管检查具有确诊价值。

四、主动脉瓣关闭不全

（一）病因及发病机制

主动脉瓣关闭不全（aortic incompetence）也包括慢性关闭不全和急性关闭不全。其原因和发病机制如下。

1. 慢性主动脉瓣关闭不全

（1）主动脉瓣疾病：包括风心病、感染性心内膜炎、先天性畸形、主动脉黏液样变性和强直性脊柱炎等。

（2）主动脉根部扩张：包括梅毒性主动脉炎、Marfan 综合征（为遗传性结缔组织病，通常累及骨、关节、眼、心脏和血管）、强直性脊柱炎、特发性升主动脉扩张、严重高血压和动脉粥样硬化。

2. 急性主动脉瓣关闭不全　包括感染性心内膜炎、创伤、主动脉夹层、人工瓣膜破裂。

主动脉瓣关闭不全使心室在舒张期同时接受左心房流入的血液及从主动脉反流的血液，故左心室心搏量增加，发生左心室肥大和扩张，逐渐发展至左侧心力衰竭，最后引起右侧心力衰竭。

（二）临床表现

1. 症状

（1）急性：轻者可无症状，重者出现急性左侧心力衰竭和低血压。

（2）慢性：可多年无症状，甚至可耐受运动。最先出现与心搏量增多有关的心前区不适、心悸、头部强烈搏动感等症状。晚期出现左侧心力衰竭的表现。心绞痛较主动脉狭窄时少见。常有体位性头晕。

2. 体征　收缩压升高，舒张压降低及脉压增大。外周血管征常见，包括随心脏搏动的点头征（即 De Musset 征）、颈动脉及桡动脉扪及水冲脉、毛细血管搏动征、股动脉枪击音等。心尖搏动增强，向左下移动，呈抬举性。重度反流患者心尖区亦可听到一舒张期隆隆样杂音，是由于从主动脉逆流至左心房的血流冲击二尖瓣，使它在舒张期不能很好地开放所致（称 Austin – Flint 杂音）。

3. 并发症　左侧心力衰竭为其主要并发症，亚急性感染性心内膜炎、室性心律失常亦较常见。

（三）实验室及其他检查

1. 心电图　电轴左偏，左心室肥大和劳损，后期可有心室内传导阻滞等改变。

2. X 线检查　可显示不同程度的左心室扩大。心影呈靴形，主动脉弓突出，并有显著搏动。

3. 超声心动图　二维超声示左心室内径及左心室流出道增宽，主动脉根部内径增大；脉冲多普勒和彩色多普勒Ⅲ流显像在主动脉瓣的心室侧可探及全舒张期高速射流，此为最敏感的确定主动脉瓣反流的方法。

4. 主动脉造影　无创技术不能确诊时，可选择主动脉造影确诊。

（四）诊断要点

根据典型的主动脉关闭不全的舒张期杂音、周围血管征、X 线表现及心电图变化可基本诊断。超声心动图和主动脉造影有助确诊。

五、瓣膜疾病的治疗与护理

（一）治疗要点

首先应着重预防和治疗风湿热，使心脏瓣膜免遭损害。一旦瓣膜损害形成，应积极控制和预防风湿活动以免病情加重。

1. 内科治疗

（1）抗风湿治疗，预防风湿热复发。可给予苄星青霉素 120 万单位肌内注射。

（2）无症状、心功能正常者无需特殊治疗，但应定期随诊。

（3）并发心房颤动者应控制心室率，以防诱发心力衰竭或栓塞。心力衰竭者应限制钠盐摄入，使用血管紧张素转换酶抑制剂，利尿剂和洋地黄。

（4）抗凝治疗：华法林适用于慢性心房颤动、有栓塞史或左心房附壁血栓、人工瓣膜置换术后等。

2. 外科治疗　主要有人工瓣膜置换术，另外二尖瓣狭窄者还可以行闭式分离术和直视分离术。

3. 介入治疗　主要针对二尖瓣狭窄、肺动脉瓣狭窄、主动脉瓣狭窄者，可行经皮球囊瓣膜成形术。

（二）护理评估

1. 病史评估　了解患者有无风湿热或反复的链球菌感染史。

2. 身体评估　评估各瓣膜损害的相应临床表现，如二尖瓣狭窄患者有"二尖瓣面容"等。了解患者呼吸困难发作与缓解方式，睡眠情况等。评估水肿部位及程度、患者体重等。评估心脏搏动的速率、节律、强弱，有无奔马律、二尖瓣开放拍击音及病理性杂音等。了解患者活动受限、生活自理的程度。

3. 心理与社会评估　评估患者及家属有无焦虑，对疾病的了解程度。患者家庭经济状况及社会支持系统。

4. 实验室及其他检查的评估　了解实验室检查、X线检查、心电图、超声检查的结果。

（三）护理诊断/问题

1. 体温过高　与风湿活动或并发感染有关。

2. 活动无耐力　与心功能不全致氧的供需失调及心律失常等有关。

3. 潜在并发症　心力衰竭、心绞痛、心律失常、感染性心内膜炎、猝死、栓塞等。

4. 焦虑　与担心疾病预后、工作、生活与前途有关。

5. 家庭应对无效　与长期患病，经济负担过重而产生负面情绪有关。

（四）护理措施

1. 一般护理

（1）环境：保持病室环境清洁，空气流通、温暖、干燥，阳光充足。

（2）休息与活动：症状较重、心功能差者应卧床休息。症状较轻者可适量活动，但应避免过度劳动。出汗后及时更换衣物，保证皮肤清洁干燥。

（3）饮食护理：给予清淡、易消化、高蛋白、高热量、富含维生素的食物，控制钠盐摄入。保证口腔黏膜完整，口腔清洁，餐后、睡前用漱口水漱口。

2. 病情观察

（1）体温过高：每4h测量一次体温，注意热型。观察有无风湿活动的表现，如皮肤环形红斑、皮下结节、关节红肿及疼痛不适等。

（2）心力衰竭：监测生命体征，评估患者有无呼吸困难、乏力、食欲下降、少尿等症状；检查有无肺部湿啰音、肝大、下肢水肿等体征。

（3）栓塞：观察有无栓塞症状及体征，如突发头痛、胸痛、腹痛、腰痛、脑膜刺激征及皮肤颜色、温度及外周动脉搏动异常等情况。

（4）输液护理：准确记录24h出入量，严格控制输液量及滴速，做好详细的护理记录。

3. 用药护理　遵医嘱给予抗生素及抗风湿治疗，观察药物作用与不良反应。服用抗凝剂可减少附壁血栓的形成，注意观察患者有无胃肠道反应及脑出血的症状。应用强心、利尿等药物治疗时应注意观察药物的疗效与不良作用。

4. 症状体征的护理

（1）体温过高：体温超过38.5℃时给予物理降温或遵医嘱给予药物降温，半小时后重测体温并记录降温效果。

（2）密切观察有无栓塞征象。

5. 健康指导

（1）疾病知识指导：向患者及家属提供有关疾病形成的知识，鼓励患者树立信心，做好长期与疾病做斗争以控制病情进展的思想准备。告诉患者坚持按医嘱服药的重要性，并定期门诊复查。有手术适应证者劝患者早日择期手术，提高生活质量，以免失去最佳手术时机。

（2）预防感染：尽可能改善居住环境中潮湿、阴暗等不良条件，保持室内空气流通、温暖、干燥、阳光充足。日常生活中适当锻炼，加强营养，提高机体抵抗力。注意防寒保暖，避免感冒，避免与上呼吸道感染、咽炎患者接触。在拔牙、内镜检查、导尿术、分娩、人工流产等手术操作前应告知医生风心病史，以便预防性使用抗生素，劝告反复发作扁桃体炎者在风湿活动控制后2～4个月手术摘除扁桃体。

（3）避免诱因：避免重体力劳动、剧烈运动或情绪激动。育龄妇女要根据心功能情况在医生指导下选择好妊娠与分娩时机，病情较重者避免妊娠与分娩。

（田欢欢）

第六节　心肌炎

（一）概述

心肌炎（myocarditis）指心肌本身的炎症病变。心肌炎中最常见的是病毒性心肌炎（viral myocarditis，VMC），是指由嗜心肌性病毒感染引起的非特异性间质性炎症为主要病变的心肌炎，约占心肌炎的半数。

（二）病因及发病机制

病毒性心肌炎常由柯萨奇病毒、埃可病毒和脊髓灰质炎病毒引起，尤其以柯萨奇B组病毒最为常见。细菌感染、营养不良、劳累、寒冷、缺氧等引起机体抵抗力下降，容易导致病毒感染而发病。病毒作用于心肌的方式有：①直接侵犯心肌；②由免疫机制引起心肌及微血管损伤。

（三）临床表现

1. 病毒感染症状　在发现心肌炎前1～3周，患者常有发热、全身倦怠感等"感冒"样症状或呕吐、腹泻等消化道症状。

2. 心脏受累症状　常出现心悸、胸闷、呼吸困难、心前区隐痛乏力等表现。严重者甚至出现阿－斯综合征、心源性休克。

3. 主要体征　可见与发热程度不平行的心动过速，各种心律失常，心尖部第一心音减弱，出现第三心音、舒张期奔马律，或出现颈静脉怒张、水肿、肝大及心脏扩大等心力衰竭体征。

（四）实验室及其他检查

1. 实验室检查　白细胞计数可升高，血沉增快，C反应蛋白增加，少数患者肌酸激酶（CK）、天门冬氨酸基转移酶（AST）、乳酸脱氢酶（LDH）增高。

2. X线检查　心影扩大或正常。

3. 心电图　多有ST－T改变，R波降低，病理性Q波以及各种心律失常，特别是房室传导阻滞、期前收缩较为常见。

（五）诊断要点

目前主要采用综合诊断，依据病史、临床表现及心电图、实验室检查等综合分析，排除其他疾病。

（六）治疗要点

（1）急性期卧床休息，给予清淡易消化的食物。

（2）应用营养心肌、促进心肌代谢的药物。

（3）及时处理并发症，治疗病毒感染。

（七）护理评估

1. 病史评估　了解患者有无"感冒"样症状、病毒感染史及消化道症状。

2. 身体评估　评估患者心悸、胸闷、呼吸困难、心前区隐痛乏力等情况，有无心源性休克的表现；

评估患者心率、心律及心音。

3. 心理与社会评估　了解患者的文化程度、对疾病的了解程度、职业、生活方式以及心理状况等。

4. 实验室及其他检查的评估　了解血常规、X 线、心电图等检查结果。

（八）护理诊断/问题

1. 活动无耐力　与心肌炎症损伤致心律失常、心功能不全有关。

2. 体温过高　与病毒感染有关。

3. 潜在并发症　心律失常、心力衰竭。

（九）护理措施

1. 一般护理

（1）环境：保持病室环境清洁，安静，空气流通、阳光充足。

（2）休息与活动：急性期卧床休息到体温下降至正常后 3 ~ 4 周，症状及体征基本消失，心电图恢复正常后逐渐增加活动。如活动中出现胸闷、心悸、呼吸困难、心律失常等，应立即停止活动，卧床休息。限制探视，减少不必要的干扰，保证患者充分的休息和睡眠时间。

（3）饮食护理：给予高蛋白、高维生素、易消化的低盐饮食。嘱患者少量多餐，避免刺激性食物。

2. 病情观察　注意患者心率、心律、心电图波形变化，密切观察生命体征、尿量、意识、皮肤黏膜颜色，有无呼吸困难、咳嗽、颈静脉怒张、水肿、奔马律、肺部湿啰音等表现。备好抢救仪器及药物，一旦发生严重心律失常或心力衰竭，立即配合抢救。

3. 用药护理　遵医嘱准确、及时的用药，观察药物的疗效及不良反应。

4. 心理护理　向患者说明本病的演变过程及预后，使患者安心休养。告诉患者体力恢复需要一段时间，不要急于求成，当活动耐力有所增加时，应及时给予心理疏导，督促患者完成耐力范围内的活动量。

5. 健康指导

（1）饮食：患者应进食高蛋白、高维生素、易消化饮食，尤其是补充富含维生素 C 的食物如新鲜蔬菜、水果，以促进心肌代谢与修复。戒烟酒及刺激性食物。

（2）活动：急性病毒性心肌炎患者出院后需继续休息 3 ~ 6 个月，无并发症者可恢复学习或轻体力劳动，6 个月至 1 年内避免剧烈运动或重体力劳动、妊娠等。

（3）自我保健与监测：指导患者进行适当体育锻炼，增强机体抵抗力。注意防寒保暖，预防病毒性感冒。教会患者及家属自测脉搏，发现异常或有胸闷、心悸等不适及时就诊。

（田欢欢）

第七节　心肌病

心肌病（cardiomyopathy）是指伴有心肌功能障碍的心肌疾病。临床包括：扩张型心肌病、肥厚型心肌病、限制型心肌病、致心律失常型右室心肌病、未分类性心肌病和特异性心肌病。其中，以扩张型心肌病和肥厚型心肌病较常见。

（一）扩张型心肌病

扩张型心肌病（dilated cardiomyopathy，DCM）主要特征是一侧或双侧心腔扩大，心肌收缩功能障碍，产生心力衰竭。本病常伴有心律失常，病死率较高，男女发病比率为 2.5∶1。

1. 病因及发病机制　本病病因尚不完全清楚，除特发性、家族遗传性外，近年来认为病毒感染是其重要原因，病毒对心肌的直接损伤，或体液、细胞免疫反应所致的心肌炎可导致和诱发扩张型心肌病，其病理改变以心腔扩张为主，肉眼可见心室扩张、室壁变薄，常伴有附壁血栓。组织学检测可见非特异性心肌细胞肥大、变性，特别是不同程度的纤维化。

2. 临床表现　本病起病缓慢，多在临床症状明显时才就诊，如有气急甚至端坐呼吸，水肿和肝大等心力衰竭的症状和体征时，才被诊断。部分患者可发生栓塞和猝死。主要体征为心脏扩大，75%的病例可听到第三或第四心音呈奔马律。常并发各种类型的心律失常。

3. 实验室及其他检查

（1）X线检查：心影明显增大，心胸比值增大，可见肺瘀血征。

（2）心电图：可见左心室肥大、各种心律失常及 ST-T 改变。

（3）超声心动图：心脏四腔均增大，以左侧明显，左心室流出道增宽，心室壁运动减弱，提示心肌收缩力下降。

（4）其他：心导管检查、冠状动脉造影、心内膜心肌活检等。

4. 诊断要点　临床上有心界扩大、心力衰竭或心律失常，超声心动图证实心腔扩大和心肌弥漫性搏动减弱而无其他病因可解释时，应考虑本病的诊断。

5. 治疗要点

（1）主要针对心力衰竭和各种心律失常的对症治疗。

（2）选用 β-受体阻滞剂、钙通道阻滞剂、血管扩张剂及血管紧张素转换酶抑制剂等，从小剂量开始，视症状、体征调整用量，长期口服可延缓病情进展。本病易发生洋地黄中毒，应慎用。

（3）条件允许时可考虑心脏移植术。

（二）肥厚性心肌病

肥厚性心肌病（hypertrophic cardiomyopathy，HCM）是以心肌非对称性肥厚、心室腔变小为特征，以左心室血液充盈受阻，舒张期顺应性下降为基本病态的心肌病。根据左心室流出道有无梗阻可分为梗阻性肥厚型和非梗阻性肥厚型心肌病。

1. 病因及发病机制　本病常有明显家族史（约占1/3），目前认为是常染色体显性遗传疾病，肌节收缩蛋白基因（sarcomere contractive protein genes）突变是主要的致病因素。

2. 临床表现

1）症状：部分患者可无自觉症状。梗阻性肥厚型心肌病的患者临床表现类似扩张性心肌病，可有劳力性呼吸困难、心悸、乏力、头晕及晕厥，甚至猝死。突然站立、运动、应用硝酸酯类药物等可使外周阻力降低，加重左心室流出道梗阻。部分患者因肥厚性心肌耗氧增多而致心绞痛，休息和应用硝酸甘油不能使之缓解。

2）体征：心脏轻度增大。部分患者可在胸骨左缘或心尖部听到收缩中、晚期粗糙的吹风样杂音，屏气、剧烈运动、含服硝酸甘油时此杂音可增强。心尖部可闻及第四心音。

3. 实验室及其他检查

1）X线检查：并发心力衰竭者心影明显增大。

2）心电图：最常见左心室肥大，可有 ST-T 改变及病理 Q 波及各种心律失常。

3）超声心动图：对本病有非常重要的诊断意义。可示室间隔的非对称性肥厚，舒张期室间隔厚度与左心室后壁厚度之比≥1.3，间隔运动低下。

4. 诊断要点　典型病例诊断不难，但轻型病例易于漏诊或误诊，对可疑病例行超声心动图检查多可确诊。

5. 治疗要点　目前主张应用 β-受体阻滞剂及钙通道阻滞剂治疗，以减慢心率，减轻流出道肥厚心肌的收缩，缓解流出道梗阻，增加心排血量，并可治疗室上心律失常。对重度梗阻性肥厚型心肌病可做左室流出道心肌切开术，或无水乙醇化学消融。

（三）心肌病患者的护理

1. 护理评估

（1）病史评估：了解患者有无病毒感染、高血压等病史。

（2）身体评估：评估患者心肌缺血、心力衰竭的症状和体征。了解患者心脏大小、心脏病理性杂音等。评估患者有无心律失常及其类型。

（3）心理与社会评估：评估患者的职业、文化程度、对疾病相关知识的了解程度。评估患者的心理状态及社会支持情况。

（4）实验室及其他检查的评估：了解 X 线、心电图、超声心动图等检查的结果。

2. 护理诊断/问题

（1）潜在并发症：心力衰竭、猝死。

（2）气体交换受损：与肺水肿、心力衰竭有关。

（3）焦虑：与并发症、疗程长或病情反复有关。

3. 护理措施

1）一般护理

（1）环境：保持病室内空气新鲜，温度适宜，促进患者的舒适。

（2）休息与活动：限制体力活动，卧床休息。根据病情取半卧位或坐位。

（3）饮食护理：给予高蛋白、高维生素、富含纤维素的清淡饮食。心力衰竭时，低盐饮食，限制含钠量高的食物。

2）病情观察：监测生命体征和周围血管灌注情况，如体温、脉搏、皮肤温度、颜色及毛细血管充盈情况。监测心力衰竭征象，如呼吸困难、心悸、颈静脉怒张、腹腔液积、下肢水肿等。注意观察胸痛诱发因素、部位、时间、性质和程度，注意血压、心率、心律及心电图的变化。注意水电解质平衡，观察出入量。

3）用药护理：遵医嘱应用抗心力衰竭药及抗生素等，观察药物的效果及不良反应。扩张性心肌病患者对洋地黄耐受性差，使用时应警惕发生中毒。严格控制输液量与速度，以免发生急性肺水肿。

4）症状体征的护理：胸痛发作时立即停止活动，卧床休息；安慰患者，解除紧张情绪；遵医嘱使用 β - 受体阻滞剂或钙通道阻滞剂，注意有无心动过缓等不良反应；持续吸氧，氧流量 3 ~ 4L/min。

5）健康指导

（1）疾病知识指导：症状轻者可参加轻体力工作，但要避免劳累。防寒保暖，预防感冒和上呼吸道感染。肥厚型心肌病者应避免情绪激动、持重、屏气及激烈运动如球类比赛等，减少晕厥和猝死的危险。有晕厥病史或猝死家族史者应避免独自外出活动，以免发作时无人在场而发生意外。

（2）用药与随访：告知患者坚持服药的必要性，说明药物的名称、剂量、用法，教会患者及家属观察药物疗效及不良反应。嘱患者定期门诊随访，症状加重时立即就诊，防止病情进展、恶化。

（田欢欢）

第八节　动脉导管未闭

一、概述

动脉导管是胎儿时期肺动脉与主动脉之间的生理性血流通道，适应胎儿时无肺呼吸情况下特殊循环状态。出生后动脉导管随肺血管阻力下降，流经血液减少后功能性关闭，多数婴儿出生后 4 周闭锁，退化为动脉导管韧带。由于各种原因所造成婴儿时动脉导管未能闭锁，即称动脉导管未闭。

动脉导管未闭的发病率与多种因素有关，包括导管壁平滑肌减少，导管壁平滑肌对氧的敏感性降低，血液循环中扩血管性前列腺素增高以及遗传因素等。

动脉导管未闭由于主动脉压明显高于肺动脉压，主动脉内血流通过未闭动脉导管向肺动脉分流，首先增加左心系统负担，左心房左心室扩大。随着长期左向右分流，特别是粗大导管大量分流的影响，肺血管由保护性痉挛至内膜增厚，甚至末梢肺小动脉闭锁，肺动脉压力升高，右心负荷加重，一旦肺动脉压力超过主动脉压力时，肺动脉内未氧合血通过动脉导管逆向流入主动脉内。

二、临床表现

1. 症状　动脉导管未闭患者的症状取决于导管的大小、肺血管阻力、年龄以及有无并发畸形。导管较小患儿多无症状，仅在查体时发现心脏杂音，导管较大患儿平素易患上呼吸道感染，可有活动后心慌、气短等，严重者婴儿期即可出现肺动脉高压和左侧心力衰竭。当右向左分流时临床上出现发绀，表现为口唇、上肢不发绀，下肢发绀，又称分离性发绀。

2. 体征　查体检查胸骨左缘第2肋间可触有收缩期细震颤，并可延伸到舒张期，听诊该部位有连续性机械性杂音，向左锁骨下窝传导。脉压增宽，可有毛细血管搏动，水冲脉和下肢动脉枪击音。

3. 辅助检查

（1）心电图检查：分流量较小者可正常或左心室高电压；分流量较大者可左心室肥厚；有肺动脉高压者可为双室肥厚或右心室肥厚。

（2）X线检查：两肺纹理增多、增粗，心影可有不同程度扩大，主动脉结增宽并有漏斗征；肺动脉段平直或膨隆。

（3）超声心动图检查：可见降主动脉与肺动脉间有管状连接，多普勒看到有血液自主动脉向肺动脉分流。

（4）右心导管检查：可见肺动脉水平血氧增高，并可直接测得肺动脉压力。有时导管可自肺动脉经动脉导管至降主动脉。

（5）升主动脉造影检查：可见降主动脉显影时肺动脉同时显影，并可见动脉导管。

三、治疗原则

1. 结扎法　本法简便易行，适用于较细的导管。

2. 切断缝合法　适用于导管粗大伴肺动脉高压者，用结扎法不易完全闭合导管或可能割裂导管引起致命性大出血者。应在控制性降压后以无伤导管钳钳闭未闭动脉导管的主动脉和肺动脉端，采用边切边缝合。

四、护理评估

了解患者有无生命体征异常，有无心慌、气短、上下肢皮肤发绀等。听诊有无胸骨左缘第2肋间连续性机械性杂音，是否可触及收缩期细震颤，并可延伸到舒张期。有无脉压增宽，有无毛细血管搏动、水冲脉和四肢动脉枪击音。

五、护理措施

1. 出血的护理

（1）密切观察血压，心率的变化，要使血压维持在130（SYS）mmHg（17.29kPa）以下，以防止出血。

（2）术后24h内注意保持胸腔引流管通畅，观察液平面是否随呼吸波动，要间断挤压引流管，每小时记录1次引流量。若短时间有大量液体流出应向医道报告，拔管时注意防止进气。小儿引流量每小时＞30ml，成年人每小时＞50ml要及时汇报。

2. 肺部并发症护理

（1）呼吸机辅助呼吸时，注意呼吸机管道消毒，吸入气体温化湿化，吸痰时注意无菌操作。

（2）拔除气管插管后定时进行雾化吸入，翻身，叩背，促咳。

（3）注意观察呼吸机频率，呼吸幅度，有无呼吸困难等。

（4）早期下床活动，可进行吹瓶锻炼。

3. 高血压的护理

（1）注意连续观察血压，若收缩压大于130mmHg（17.29kPa），可应用扩血管降压药：如硝普钠、硝酸甘油。

（2）维持液体出入量平衡。

4. 喉返神经损伤的护理　拔除气管插管后，让患者发音说话，辨别声音是否嘶哑，如果声音嘶哑注意喝水时防止呛咳。

5. **饮食护理** 提高营养，对营养不良者应给予高蛋白、高纤维素、高热量饮食。

6. **心理护理** 对患者给予同情、理解、关心、帮助，告诉患者不良的心理状态会降低机体的抵抗力，不利于疾病的康复。解除患者的紧张情绪，更好地配合治疗和护理。部分血尿患者可出现紧张和焦虑情绪，应给予疏导。

六、健康教育

（1）心功能恢复较好者一般不需要用强心，利尿药。心功能差的患者按医嘱使用强心，利尿或扩血管药。向患者及其家属详细交代所服药的名称、剂量及服用的时间，可能出现的不良反应及处理方法，不可随意乱服药，以免发生危险。

（2）术后半年内避免重体力劳动，注意劳逸结合，适当进行户外活动和锻炼，以利健康。无特殊病情变化 3~6 个月可以复查后上学，生活要有规律不要过度疲劳。

（3）手术后回到家中饮食除注意补充营养，搭配合理，易消化外，无特殊禁忌，嘱患者少食多餐，食量不可过饱，更不可暴饮暴食，尽量控制零食饮料，以免加重心脏负担。

（4）嘱家属注意纠正患者不正确的姿势，因为动脉导管未闭手术是采用左后外侧切口，切口较长，患者术后左臂不敢活动，怕痛，走路爱斜着身体，左肩低，右肩高，应鼓励患者多活动左臂，走路姿势要端正。

（梁　爽）

第九节　房间隔缺损

一、概述

房间隔缺损是指原始心房间隔在发生吸收和融合时出现异常，左右心房之间仍残留未闭的房间孔。

房间隔缺损病因不明，可能与母体怀孕感染病毒有关。房缺最基本的血流动力学改变是心房水平的左向右分流，由于正常左、右心房之间存在着压力阶差，左心房的氧合血经缺损分流至右心房，体循环血流量减少，可引起患儿发育迟缓，体力活动受到一定限制，部分患者亦可无明显症状。氧合血进入肺循环后可引起肺小血管内膜增生及中层肥厚等病变，导致肺动脉压及肺血管阻力升高，但其进程较缓慢，多出现在成年患者。

二、临床表现

1. **症状** 单纯房间隔缺损较小者多无症状；缺损大或伴其他畸形者可出现劳累后心慌、气短、乏力、胸闷、咳嗽及反复呼吸道感染等。症状随病情发展可分为 3 个阶段。

（1）第一阶段：此阶段无症状，活动量不减少，仅表现为生长缓慢，易患呼吸道感染。

（2）第二阶段：症状逐渐明显，可出现活动后心慌气短，易疲劳，咳嗽等症状。

（3）第三阶段：患者症状加重，可出现活动后晕厥，右侧心力衰竭，咯血，发绀，发展为艾森曼格综合征。

2. **体征** 胸骨左缘第 2、3 肋间可听到 Ⅱ~Ⅲ/6 级收缩期杂音，性质较柔和，为吹风样。

3. **辅助检查**

（1）心电图检查：电轴右偏、右束支传导阻滞或右心室肥厚。

（2）胸部 X 线检查：肺纹增多，右心房、右心室增大，肺动脉段隆突，主动脉结较小。

（3）超声心动图检查：右心房、右心室内经增大，肺动脉内径增宽。房间隔部分回声脱失。

（4）右心导管检查：右心房平均血氧含量高出上、下腔静脉平均血氧含量 1.9% 容积，说明在房间隔水平存在左向右分流。

三、治疗原则

房间隔缺损诊断确立，心电图、胸片显示心脏有改变，右心导管检查肺血流量大于体循环流量1.0~1.5倍，即使患儿无明显症状也应手术治疗。手术应在体外循环下进行，经纵劈胸骨正中切口，打开心包后，行心外探查有无左上腔静脉及异位肺静脉引流。缺损较小，四周有缘可直接缝合。缺损较大或并发肺静脉异位引流应用补片修补缺损并将异位引流的肺静脉开口隔入左心房。

四、护理评估

了解患者有无心慌、气短、上下肢皮肤发绀等。听诊胸骨左缘第2、3肋间是否有 II ~ III/6 级收缩期杂音，性质较柔和，为吹风样。

五、护理措施

1. 病情观察　密切观察生命体征，出现异常及时汇报处理。

2. 呼吸管理　带气管插管期间，做好肺部护理，勤吸痰，拔管后吸氧，嘱其深呼吸，雾化叩背促咳，促进肺部膨胀。伴有肺高压的患者使用呼吸机可适当地调大潮气量，必要时加呼气末正压通气（PEEP）。

3. 引流管的护理　观察引流管是否通畅，并注意引流液的量、颜色及性质。妥善固定引流管。

4. 心律失常的护理　术后72h内持续心电监护，详细记录心律、心率变化，发现异常及时处理。注意保暖，纠正酸碱失衡及电解质紊乱，维持心率成年人60~100/min 小儿100~120/min 最为理想。

5. 急性左侧心力衰竭的监护　预防急性左侧心力衰竭的发生，缺损较大者左心发育差，术后早期限制液体入量和速度；密切观察有无左侧心力衰竭症状；有左侧心力衰竭症状时，及时应用强心利尿、扩血管药物，保持呼吸道通畅，增加氧浓度等。

六、健康教育

（1）避免剧烈活动影响胸骨的愈合，半年内避免重体力劳动，注意劳逸结合，适当进行户外活动和锻炼，以利康复。

（2）心功能恢复较好者一般不需要用强心、利尿药。复杂畸形及重度肺高压或心功能差的患者按医嘱使用强心、利尿或扩血管药。出院前详细告知患者所服药的名称，剂量，服用的时间，可能出现的不良反应及处理方法，不可随意乱服药，以免发生危险。

（3）房缺手术后回到家中饮食除注意补充营养，搭配合理，易消化外，无特殊禁忌，无限制食盐。复杂畸形、心功能差及术后有充血性心力衰竭者应控制盐的摄入，每天控制在2~4g，嘱患者少食多餐，食量不可过饱，更不可暴饮暴食，尽量控制零食饮料，以免加重心脏负担。

（4）出院无特殊病情变化3~6个月可以复查后上学，生活要有规律不要过度疲劳。如出院活动后出现心悸、呼吸困难、发绀等症状及时到医院就诊。

（梁　爽）

第十节　室间隔缺损

一、概述

室间隔缺损是指两个心室的间隔组织完整性遭到破坏，致左右心室之间存在异常交通，是最常见的先天性心脏病之一，占先天性心脏病的23%~30%。室间隔缺损可单独存在，也可与其他畸形并存。心脏外伤及心肌梗死后也可造成室间隔穿孔。

先天性室间隔缺损是由于胚胎期原室间隔发育障碍所形成。室间隔缺损发生的部位、大小、数目变异很大，其引起的左向右分流量取决于缺损的大小及左、右心室的压力阶差，当心室水平有相当量的左向右分流时，肺血流量增加，经肺静脉回至左心房的血量亦增加，引起左心房扩大及左心房压升高，流经二尖瓣孔的血量增加，可产生相对性二尖瓣狭窄，心尖区可听到舒张期杂音。左心室工作量增加，左心室增大，左心房压升高可导致肺间质充血，患儿易患肺部或上呼吸道感染。

二、临床表现

1. 症状　小型室间隔缺损患者可无症状。大型室间隔缺损伴大量左向右分流者，在婴儿时出现生长发育迟缓，易反复发生上呼吸道感染及心力衰竭，到儿童期出现体力活动后心悸、气促。有严重肺动脉高压时可出现中央型发绀及肝、脾大等右侧心力衰竭征象。

2. 体征　患儿心前区可隆起，甚至出现鸡胸畸形。胸骨左缘第3、4肋间隙可扪及收缩期细震颤，并可听到Ⅲ、Ⅳ级收缩期杂音，肺动脉瓣区第二心音亢进分裂，后者在吸气时尤为明显。大量左向右分流者在心尖区可听到舒张期杂音。若伴有严重肺动脉高压，左向右分流量逐渐减少时，收缩期杂音逐渐减轻甚至消失，但肺动脉瓣区第二心音可明显增强，有时可出现肺动脉瓣关闭不全的舒张期杂音。

3. 辅助检查

（1）心电图检查：心电图改变与缺损分流量大小以及肺动脉压升高程度有关。

（2）胸部X线检查：小型缺损X线征可正常。较大缺损伴有大分流者，胸片示肺动脉段隆突，肺门血管影增粗，肺纹增多，左房左室扩大。有严重肺动脉高压时，周围肺血管影可正常，但肺动脉段突出明显，左心房左心室不大而右心室增大。

（3）超声心动图检查：可显示室间隔回声中断，并可确定缺损的大小及部位。

三、治疗原则

（1）小型缺损，心电图、X线正常，患儿无症状，可择期手术治疗。

（2）较大室间隔缺损伴有大量左向右分流者，确定诊断后即应手术治疗，因延迟手术可导致肺血管病变。大型室间隔缺损伴严重肺动脉高压，只要无中央型发绀及杵状指，动脉血氧饱和度正常，以左向右分流为主者应手术治疗，但手术死亡率高。

四、护理评估

了解患者有无心慌、气短、皮肤发绀等，有无易患上呼吸道感染的病史，听诊胸骨左缘第3~4肋间是否有收缩期吹风样杂音。

五、护理措施

1. 心律失常的护理　患者术中由于多种原因可损伤传导束容易造成三度房室传导阻滞，因此应密切观察患者心率及心律的变化，发现心电图上P波和QRS波有无固定关系，心率若常在60/min以下，应考虑房室传导阻滞，一般经复温、静脉滴注碳酸氢钠后可恢复正常。若处理后无改善可应用异丙肾上腺素静脉滴注等。

2. 使用血管活性药的护理　室间隔缺损并发肺动高压患者术后常使用多巴胺、硝酸甘油等血管活性药物，应注意：严格遵医嘱配制，配制浓度应准确，通用单位为每分钟每千克体重多少微克；要有浓度小牌，严格交接班；微量注射泵控制输入；单独一条静脉通路，升压药不得走小静脉，不得在走血管活性药的通路上静脉给药；进行血流动力学监测，严密观察患者的生命体征的变化。

3. 肺部并发症的护理　室间隔缺损患者因肺血较多，术前反复呼吸道感染，术后麻醉使呼吸道分泌物增加，及时吸出气管内的痰液，保持呼吸道通畅；严防低氧血症发生及CO_2潴留，以预防肺血管痉挛。拔除气管插管后，氧气吸入时间应延长3~5d。同时在提高体内胶体渗透压的同时，应严格控制输液、输血速度，防止发生肺水肿。

4. 引流管的护理　术后24h内每15~30min挤压心包引流管1次，密切观察引流液的量和性质；

发现异常及时报告医师，及早进行处理，如开胸止血或行心脏压塞解除术等。

5. 保持电解质和酸碱平衡　定时检测血气及血钾、钠、氯等；一旦发生异常，及时与医师联系处理，以纠正酸碱失衡和电解质紊乱。

六、健康教育

（1）鼓励患者早期下床活动，并按术前指导的康复锻炼方法进行锻炼。

（2）告知患者术后半年内避免重体力劳动，注意劳逸结合，适当进行户外活动和锻炼，以利健康，要减少到人多密集的地方去，预防感冒。

（3）告诉患者及家属遵医嘱按时用药，如有异常及时来院就诊，心功能恢复较好者一般不需要用强心、利尿药。复杂畸形及重度肺高压或心功能差的患者按医嘱使用强心、利尿或扩血管药。告知患者及家属所服药的名称、剂量、服用的时间、可能出现的不良反应及处理方法，不可随意乱服药，以免发生危险。

（4）注意补充营养，搭配合理，心功能差及有充血性心力衰竭者应控制盐的摄入，每天控制在2~4g，嘱患者少食多餐，食量不可过饱，更不可暴饮暴食，尽量控制零食饮料以免加重心脏负担。

（5）嘱患者保持心情舒畅和充足的睡眠，鼓励患者树立信心，保持良好心态。

（6）对于儿童，父母要尽快纠正过于保护和溺爱的亲子行为，帮助孩子从患者角色逐渐转入正常人角色，利用各种方法增加其自信心，鼓励多与同龄人接触，建立正常的人际关系，消除自卑、孤独心理，降低孩子对家人的过分依赖。

（7）嘱患者每半年到医院复查。

（梁　爽）

第十一节　心包疾病患者的护理

心包可因细菌、病毒、自身免疫、物理、化学等因素而发生急性炎性反应和渗液以及心包粘连、增厚、缩窄、钙化等慢性病变。临床上以急性心包炎和慢性缩窄性心包炎最为常见。

一、急性心包炎

急性心包炎（acute pericarditis）为心包脏层和壁层的急性炎症，可由细菌、病毒、自身免疫等因素引起。心包炎常是某种疾病表现的一部分或为其并发症，故常被原发疾病所掩盖，但也可以单独存在。

（一）病因及发病机制

1. 病因

（1）感染性：由病毒、细菌、真菌、寄生虫、立克次体等感染引起。

（2）非感染性：自身免疫性（如风湿热、其他结缔组织病、系统性红斑狼疮、类风湿关节炎）、肿瘤性、内分泌及代谢性（如尿毒症、痛风）、急性非特异性心包炎，急性心肌梗死后综合征、外伤性、放射性心包炎等。

2. 发病机制　心包腔是心包脏层与壁层之间的间隙，正常心包腔有30~50ml浆液，以润滑心脏，减少搏动时的摩擦。心包发生急性炎症反应时，心包壁层和脏层上有纤维蛋白、白细胞及少许内皮细胞的渗出，此时尚无明显液体积聚，为纤维蛋白性心包炎。随着病程发展，心包腔渗出液增多，则转变为渗出性心包炎，常为浆液纤维蛋白性，液体量可由100ml至2 000~3 000ml不等，多为黄而清的液体，可呈血性或脓性。渗出液体也可在较短时间内大量积聚，心包腔内压力迅速上升，导致心室舒张期充盈受限，并使外周静脉压升高，最终导致心排量降低，血压下降，出现急性心脏压塞的临床表现。积液一般在数周至数月内吸收，但也可伴随发生壁层与脏层的粘连、增厚及缩窄。

（二）临床表现

1. 症状

（1）心前区疼痛：为纤维蛋白性心包炎的主要症状，多见于急性非特异性心包炎和感染性心包炎。疼痛可位于心前区，性质尖锐，与呼吸运动有关，常因咳嗽、深呼吸或变换体位而加重。疼痛也可呈压榨性，位于胸骨后，需注意与心肌梗死相鉴别。

（2）呼吸困难：为渗出性心包炎最突出的症状，可能与肺、支气管受压或肺瘀血有关，严重时可有端坐呼吸，伴身体前倾、呼吸浅速、面色苍白或发绀等。

（3）全身症状：可表现为发冷、发热、乏力、烦躁、上腹部痛等，也可因压迫气管、喉返神经、食管而产生干咳，声音嘶哑及吞咽困难。

2. 体征

（1）纤维蛋白性心包炎：心包摩擦音是纤维蛋白性心包炎的典型体征。多位于心前区，以胸骨左缘第3、4肋间最为明显，心包摩擦音可持续数小时或数天、数周。

（2）渗出性心包炎：心尖搏动减弱或消失，心脏叩诊浊音界向两侧扩大，心率增快，心音低而遥远。大量心包积液可使收缩压下降，而舒张压变化不大，故脉压变小。大量渗液可累及静脉回流，出现颈静脉怒张、肝大、下肢水肿及腹腔液积等。

（3）急性心脏压塞：表现为急性循环衰竭、休克等。如积液积聚较慢，可出现亚急性或急性心脏压塞，表现为体循环静脉瘀血、奇脉等。

（三）实验室及其他检查

1. 实验室检查　取决于原发病，感染性者常有外周血白细胞计数增加、红细胞沉降率增快等炎症反应。

2. X线检查　对渗出性心包炎有一定诊断价值，可见心影向两侧增大，而肺部无明显充血现象，是心包积液的有力证据。

3. 心电图　常规导联（除aVR外）普遍ST段抬高呈弓背向下型，一至数天后，ST段回到基线，出现T波低平及倒置，持续数周至数月后T波逐渐恢复正常。渗出性心包炎时可有QRS波群低电压及电交替，无病理性Q波。

4. 超声心动图　对诊断心包积液简单易行，迅速可靠。M型或二维超声心动图中均可见液性暗区。

5. 心包穿刺　心包穿刺的主要指征是心脏压塞和未能明确病因的渗出性心包炎。抽取心包穿刺液进行常规涂片、细菌培养和寻找肿瘤细胞等。

6. 心包镜及心包活检　有助于明确病因。

（四）诊断要点

一般根据临床表现、X线检查、心电图、超声心动图可做出急性心包炎诊断，再结合心包穿刺、心包活检等做出病因学诊断。

（五）治疗要点

治疗上可针对病因，应用抗生素、抗结核药物、化疗药物等治疗。呼吸困难者给予半卧位、吸氧，疼痛者应用镇痛剂。大量渗液引起的压迫症状或心脏压塞者予以心包穿刺。必要时可采取心包切开引流及心包切除术等。

二、缩窄性心包炎

缩窄性心包炎是指心脏被致密厚实的纤维化或钙化心包所包围，使心室舒张期充盈受限而产生一系列循环障碍的病征。

（一）病因及发病机制

1. 病因　缩窄性心包炎继发于急性心包炎。在我国，以结核性心包炎最为常见，其次为化脓性或创伤性心包炎，少数与心包肿瘤、急性非特异性心包炎及放射性心包炎有关。

2. 发病机制　急性心包炎后，渗出液被逐渐吸收使纤维组织增生，心包增厚、粘连、钙化，最终形成坚厚的瘢痕，致使心室舒张期扩张受限，而产生血液循环障碍。心包长期缩窄，心肌可萎缩。

（二）临床表现

心包缩窄多于急性心包炎后 1 年内形成，少数可长达数年。

1. 症状

（1）劳力性呼吸困难：主要与心搏量降低有关。

（2）疲乏、食欲减退、上腹胀满或疼痛。

2. 体征

（1）颈静脉怒张、肝脏肿大、腹腔液积、下肢水肿等。

（2）心率增快，可扪及奇脉。

（3）心脏体检：可见心浊音界正常或稍增大，心尖搏动减弱或消失，心音减低。约有半数患者可在胸骨左缘第 3、4 肋间听到心包叩击音。

（三）实验室及其他检查

X 线检查心影偏小、正常或轻度增大。心电图有 QRS 波群低电压、T 波低平或倒置。超声心动图对其诊断价值较心包积液低，可见心包增厚、室壁活动减弱、室间隔矛盾运动等。右心导管检查血流动力学可有相应改变。

（四）诊断要点

典型缩窄性心包炎根据临床表现及实验室检查可明确诊断，临床上需与肝硬化、心力衰竭及结核性腹膜炎相鉴别。

（五）治疗要点

早期实施心包切除术以避免病情发展而影响手术效果，通常在心包感染被控制、结核活动已静止即应手术，并在术后继续用药 1 年。

三、护理

（一）护理评估

1. 病史评估　询问患者有无结核病、病毒、细菌感染等感染性疾病，有无自身免疫性肿瘤性、内分泌及代谢性、外伤性、放射性等非感染性病史。

2. 心理与社会评估　观察患者有无焦虑、恐惧、抑郁等心理状况及其严重程度。

3. 身体评估　主要观察生命体征，尤其是体温和脉搏，评估有无奇脉；观察疼痛的部位、性质、诱因及严重程度，有无心包摩擦音等。

4. 实验室及其他检查的评估　重点观察胸部超声心动图、X 线检查、血液检查，以判断心包积液量及有无白细胞计数增加等炎症反应。

（二）护理诊断/问题

1. 气体交换受损　与肺瘀血、肺或支气管受压有关。

2. 疼痛　胸痛与心包炎有关。

3. 体液过多　与渗出性、缩窄性心包炎有关。

4. 体温过高　与心包炎症有关。

5. 活动无耐力　与心排量减少有关。

6. 营养失调　低于机体需要量与结核、肿瘤等病因有关。

（三）护理措施

1. 一般护理

（1）环境：保持病室空气新鲜，环境安静，温湿度适宜，限制探视。

（2）休息与活动：指导患者疼痛时卧床休息，减少活动；勿用力咳嗽或突然改变体位使胸痛加重，可采用坐位前倾改善呼吸困难。

（3）饮食护理：指导患者进食高热量、高蛋白、高维生素的易消化饮食，限制钠盐的摄入。

2. 病情观察　观察患者呼吸困难的程度，有无呼吸浅快、发绀，血气分析结果；有无面色苍白、呼吸困难、烦躁不安、发绀、干咳、脉压减小等心包填塞症状，如发现静脉怒张、奇脉、血压下降、心音低钝等症状，立即通知医生，必要时进行心包穿刺。

3. 用药护理　遵医嘱给予解热镇痛剂，注意有无出血反应。应用糖皮质激素、抗结核、抗菌、抗肿瘤药物治疗时，指导患者全程、足量用药。

4. 吸氧的护理　根据缺氧程度给予间断或持续吸氧，观察用氧效果。

5. 症状体征的护理　胸痛发作时指导患者卧床休息，勿用力咳嗽、深呼吸或突然改变体位，以免引起疼痛加重。遵医嘱给予解热镇痛药物，必要时应用吗啡类药物。

6. 健康指导

（1）疾病知识指导：嘱患者注意休息，加强营养，增强抵抗力。注意防寒保暖，积极防治呼吸道感染。

（2）治疗指导：告诉患者坚持足够疗程药物治疗（如抗结核治疗）的重要性，不可自行减药或停药，防止复发；注意药物不良反应；定期随访检查肝肾功能。对缩窄性心包炎的患者讲明心包剥离术的重要性，解除思想顾虑，尽早接受手术治疗。术后患者仍应坚持休息半年左右，加强营养，以利于心功能的恢复。

（沈　娟）

第十二节　冠心病监护病房的护理

冠心病监护病房（CCU）又称加强治疗病房，具有心电和心泵功能同步监测设备并结合血流动力学监测与辅助循环的应用，其目的旨在抢救和护理梗死边缘区缺血心肌和减少梗死面积，并由此发展出特殊治疗措施等，抢救了不少 AMI 伴严重心泵功能衰竭的患者，使得死亡率进一步下降，这是当代CCU 设置的主要目的。

一、CCU 患者的护理特点

三分治疗，七分护理。由于进入 CCU 患者的病情危、重、急、变化快，且在管理上实行无陪客式管理，所以病情观察和治疗护理的工作也极为重要。

（一）心理护理

由于起病急、病程发展迅速，入 CCU 的患者往往伴有恐惧、焦虑或濒死感，所以做好急性期心理疏导工作极为重要。首先护理人员必须用良好的语言、表情、态度及敏捷的动作改变患者的心理状态，告知其成功治愈的病例，尽可能为患者创造有利于治疗和康复的最佳身心状态，以增强患者对治疗的信心，解除患者的焦虑及恐惧心理，尽快落实各项辅助检查及抢救措施，使患者感到在 CCU 有一种安全感。临床和实验观察证明：AMI 早期发生室性心律失常中，除了缺血心肌的心电不稳定因素外，尚有一部分起源于中枢传递性交感神经的刺激。因此及时与患者及家属保持动态联系，请家属留下便捷联络方式或在室外等待，如实反映病情，既不掩盖潜在危险，又不过分夸大病情，并教育家属配合医护人员共同做好患者的心理护理，以解除患者的不安情绪。

（二）迅速建立监护系统

常规 18 导联心电图监测，了解心肌梗死面积及有无扩大。建立心电监护系统，持续血压、血氧饱和度监测，了解心肌收缩力的强弱等。

（三）迅速建立静脉通路

常采用静脉留置针（常规放置于右侧，以便于医生导管治疗时操作在左侧），遵医嘱准确用药。常规留取急诊血标本，包括心功能、电解质、尿素、肌酐、血常规、凝血全套、BNP、心梗三联、ACT、肌钙蛋白（TNT）、纤维蛋白原等。

（四）吸氧

吸氧有利于纠正低氧血症，增加组织氧利用度，缓解心肌缺氧，缩小或控制梗死面积，改善心肌工作效应，改善其他重要器官的氧供，防止多脏器功能衰竭。常规用双鼻通吸氧，氧浓度40%为佳，且吸氧越早越好。

（五）做好急诊手术前准备

口服抗凝药物拜阿司匹林、波力维：常规碘试验、备皮。下腹部备皮范围为：上平脐中线，下至大腿上1/3，剃除会阴部毛发。

（六）保持环境安静、舒适、整洁、室温合适

室温20～24°C，湿度50%～55%。急性期绝对卧床休息，给予口腔护理BID，进食、洗漱、大小便均给予协助，在床上完成，尽量避免增加患者的体力消耗，以后根据病情逐渐增加活动量。对于卧床休息时间较长的患者应定期做肢体被动活动，避免肢体血栓形成。

（七）保持大便通畅

由于卧床及环境、排便方式的改变，患者往往会出现便秘现象。一方面要提醒患者排便时切忌用力过度，因为用力过度会增加心脏负担，导致心脏破裂或引起心律失常和急性左侧心力衰竭。在护理上要疏导患者紧张情绪，每日定时为患者做腹部按摩，以顺时针方向绕脐周按摩，每次30min。饮食易消化，含适量粗纤维和维生素，常规给予缓泻剂软化粪便，若两天以上未解大便，则给予开塞露等通便，以不让患者费力排便为原则。

（八）饮食护理

指导患者饮食以高热量、高蛋白、高维生素、易消化、清淡为主，少食多餐。避免暴饮暴食增加心脏负担，诱发心力衰竭。有心功能不全的患者要限制钠盐的摄入，防止体内水钠潴留，导致水肿和心脏负担的加重。有冠心病、高血压、肥胖的患者宜用低脂及低胆固醇的饮食，严禁烟酒和辛辣刺激性食物。

（九）记录

准确记录24h出入量，必要时留置导尿，观测每小时尿量。

（十）康复指导

（1）积极治疗高血压、高脂血症、糖尿病等疾病。

（2）合理调整饮食，适当控制食量，禁忌刺激性食物及烟、酒，少吃动物脂肪及胆固醇较高的食物。

（3）避免各种诱发性因素，如紧张、劳累、情绪激动、便秘、感染等。

（4）注意劳逸结合，当病程进入康复期后可进行适当的锻炼，锻炼过程中必须注意观察有无胸痛、心悸、呼吸困难、脉搏增快，乃至心律、血压及心电图的改变。

（5）按医嘱服药，随身常备硝酸甘油等扩张冠状动脉的药物，并定期门诊随访。

（6）指导患者及家属，当病情变化的时候应采取简易的急救措施。

二、CCU常见病的护理

（一）急性冠脉综合征的护理

急性冠脉综合征包括急性心肌梗死（AMI）和高危不稳定心绞痛（UAP）。

急性心肌梗死（AMI）是指在冠状动脉粥样硬化的基础上，因冠状动脉血急剧减少或中断，使相应部位心肌持久而严重的缺血，导致心肌坏死的一组临床综合征。临床上有剧烈而持久的胸骨后疼痛、发热、白细胞增多、血清酶活性增高及心电图演变等表现，可伴有心律失常、休克或心力衰竭。

高危不稳定心绞痛（UAP）是介于稳定型心绞痛（SAP）和急性心肌梗死（AMI）之间的状态，包括卧位型心绞痛、变异型心绞痛、中间型综合征、梗死后心绞痛、初发劳力型心绞痛、进行性心绞痛、自发性（静息性）心绞痛。

护理措施：

（1）按 CCU 患者护理特点，进行心理护理，同时做好预后评估。

（2）休息与环境：做好患者心理疏导，应安置于单人抢救室内或心血管监护室内给予床边心电监护、呼吸、血压监护，尤其是前 24h 内必须连续监护。急性心肌梗死的患者应完全卧床 3～7d，一切日常生活由护理人员帮助解决，避免不必要的翻动，并限制探访，避免情绪激动。从第二周起非低血压的患者可鼓励患者在床上轻微活动，防止下肢血栓形成。两周后可扶患者坐起，病情稳定的患者可逐步离床，在室内缓步走动，对有并发症者可适当延长卧床时间。

（3）缓解疼痛：急性心肌梗死时，剧烈的疼痛可使交感神经过度兴奋引起心率加快，血压升高和心排血量增加，从而增加心肌耗氧量，须要及时鉴别可逆性心肌缺血与心肌梗死，进行紧急处理。常用的药物为吗啡和哌替啶，应用吗啡时要注意其不良反应：恶心、呕吐、低血压和呼吸抑制，并发慢性阻塞性肺部疾病患者禁用。

（4）饮食：第一周应给予半量清淡流质或半流质饮食，伴心功能不全者适当限制钠盐。

（5）保持大便通畅。

（6）对 UAP 患者可按 AMI 患者 CCU 护理要求进行护理。强调急性缺血期卧床休息，保持环境安静。UAP 患者易猝死，夜间应加强监护，密切观察心律，心率变化，有复杂或严重心律失常（持续性室速）或出现 ST 段偏移明显应及时报告医生。

（二）恶性心律失常的护理

临床上常见的恶性心律失常包括：室性早搏（多源性、多形性、成对成串、LVEF 降低的频发室早、室性异行性心律、T 波与主波相同、电压较低）、持续性室速、心室扑动和心室颤动、病窦综合征、高度房室传导阻滞、二支或三支传导阻滞。

1）一般护理：对于偶发、无器质性心脏病的心律失常，不需卧床休息，注意劳逸结合，对有血流动力学改变的轻度心律失常患者应适当休息，避免劳累。严重心律失常者应卧床休息，直至病情好转后再起床活动。

2）病情观察

（1）心电图或心电示波监护中发现以下任何一种心律失常，应及时与医师联系，并准备急救处理。①频发室性早搏（每分钟 5 次以上）或室性早搏呈二联律。②连续出现两个以上多源性室性早搏或反复发作的短阵室上性心动过速。③室性早搏落在前一搏动的 T 波上。④心室颤动或不同程度房室传导阻滞。

（2）心率：当听心率、测脉搏 1min 以上发现心音、脉搏消失，心率低于每分钟 40 次或心率大于每分钟 160 次的情况时，应及时报告医师并做出及时处理。

（3）血压：如患者血压低于 10.6kPa，脉压小于 2.6kPa，面色苍白，脉搏细数，出冷汗，神志不清，四肢厥冷，尿量减少，应立即进行抗休克处理。

（4）阿斯综合征：患者意识丧失，昏迷或抽搐，此时大动脉搏动消失，心音消失，血压测不到，呼吸停止或发绀，瞳孔放大。

（5）心跳骤停：突然意识丧失、昏迷或抽搐，此时大动脉搏动消失，心音消失，血压为 0，呼吸停止或发绀，瞳孔放大。

3）对症处理

阿斯综合征抢救配合：

（1）叩击心前区和进行胸外心脏按压，通知医师，并备齐各种抢救药物及用品。

（2）静脉推注异丙肾上腺素或阿托品。

（3）心室颤动时积极配合医师做电击除颤，或安装人工心脏起搏器。

心跳骤停抢救配合：

1）叩击心前区和进行胸外心脏按压，通知医师，并备齐各种抢救药物及用品。

2）保证给氧，保持呼吸道通畅，必要时配合医师行气管插管及应用辅助呼吸器，并做好护理。

3）建立静脉通路，准确、迅速、及时地遵医嘱给药。

4）脑缺氧时间较长者，头部可置冰袋或冰帽。

5）注意保暖，防止并发症。

6）监测 24h 出入量，必要时留置导尿。

7）严密观察病情变化，及时填写特别护理记录单。

（4）药物治疗中的护理：临床上要根据不同抗心律失常药物的作用及不良反应，给予相应的护理。

1）利多卡因属于 I b 类抗心律失常药，可致头晕、嗜睡、视力模糊、抽搐和呼吸抑制，因此静脉用量不宜超过 300mg/2h；使用时静脉推注速度宜慢，严重心动过缓、严重传导阻滞、阿斯综合征、癫痫大发作时禁用。

2）苯妥英钠可引起皮疹，WBC 减少，故用药期间应定期复查 WBC 计数。

3）普罗帕酮（心律平）属 I c 类抗心律失常药，需要稀释使用，静脉推注速度应慢，需要在医生监听下使用，且易导致恶心、口干、头痛等。

4）奎尼丁属 I a 类抗心律失常药，可出现神经系统方面改变，同时可致血压下降、QRS 增宽、Q - T 延长，故给药时须定期测心电图、血压、心率，若血压下降、心率慢或不规则，应暂时停药。

5）胺碘酮属 III 类抗心律失常药，需要稀释使用，静脉推注速度应慢，故给药时须监测心电图、血压、心率，长期用药可考虑间歇使用，发现 Q - T 间期延长应暂时停药。

（5）心脏除颤护理：适用于已去除病因而药物治疗无效的快速性心律失常。常用模式为同步或非同步。

1）清洁粘贴电极处皮肤，擦去油脂。

2）电极板上涂导电膏或包裹以生理盐水浸湿的纱布。

3）配合放置电极板于患者心前区及左肩胛下，充电。

4）按操作规程放电后，观察心电示波是否恢复窦性心律，如不成功可每次递增 50W，间隔 5min，重复电击，但一般不超过 3 次。

5）注意并发症的防治。①皮肤灼伤：发现皮肤发红，及时使用蓝油羟软膏外涂；②心律失常；③低血压；④心肌损害：心肌酶轻度升高，多在数小时后恢复。

（三）重症心力衰竭的护理

心力衰竭是指在静脉回流正常的情况下，由于心排血量绝对或相对不足，不能满足机体代谢需要，而产生的一种临床病理综合征。临床上以肺循环或体循环瘀血和组织灌注不足为主要特征，一般发生左侧心力衰竭，进一步发展为右侧心力衰竭，最后演变为全心力衰竭。

1）一般护理应根据心功能受损程度指导患者活动。心功能 I 级，患者应适当休息，保证睡眠，注意劳逸结合。心功能 II 级，应增加休息，但能起床活动。心功能 III 级，限制活动，增加卧床休息时间。心功能 IV 级，绝对卧床休息，原则上以不出现症状为限。饮食以高维生素、低热量、少盐、少油，富有钾、镁及适量纤维素的食物，宜少食多餐，避免刺激性食物，对少尿者应根据血钾水平决定食物中含钾量。保持室内空气清新，注意保暖，定时翻身拍背，鼓励患者咳痰。

2）注意病情观察

（1）定时测量心率、血压、呼吸，一般为 30 ～ 60min 一次，在使用血管扩张剂过程中需 15 ～ 30min1 次。

（2）输液过程中应根据患者血压、心率、呼吸情况，随时调整药物的浓度和滴数，严格控制补液滴速，每分钟 20 ～ 30 滴。急性肺水肿者应控制在每分钟 15 ～ 16 滴，或采用微量输液泵来控制滴速。

（3）观察并记录24h出入液量，并定期做尿比重测定。

（4）鼓励患者做床上肢体活动或被动运动，当患者肢体远端出现肿胀时，应及时检查及早诊断处理。

（5）当患者出现面色苍白、大汗淋漓、心率增快、乏力、尿量减少，心尖部闻及舒张期奔马律时，考虑急性肺水肿发作，应立即准备配合抢救。①即通知医生，安置患者于监护室，并安慰患者；②给予患者半卧位或两下肢下垂坐位；③30%～50%酒精湿化吸氧；④按医嘱及早、准确地使用镇静、强心、利尿及血管扩张剂；⑤观察并记录患者神志、面色、心率、心律、呼吸、血压、尿量、药物反应情况。

（胡光瑞）

第十三节　感染性心内膜炎的护理

感染性心内膜炎是心内膜面的炎症性病变，常累及心脏瓣膜，也可累及房室间隔缺损处或心内壁内膜。除一般细菌外，真菌、分枝杆菌、立克次体、衣原体、病毒均可引起感染性心内膜炎。寄居在上呼吸道的链球菌、葡萄球菌、肠球菌和厌氧性革兰阴性杆菌是引起该病的主要原因。其感染主要侵犯已有病变的心脏瓣膜，其次为有先天性缺损的心内膜，若感染的毒力很大也可侵犯正常的心脏。

一、护理评估

（一）健康史

（1）有无近期内发生的皮肤及其他器官的感染及感染后服药情况。

（2）最近是否接受过口腔科治疗、其他创伤性检查和治疗。

（3）有无先天性心脏病、其他心脏病史、是否接受过心脏病的手术以及接受手术的时间。

（4）是否有静脉内滥用药物的经历。

（5）是否有周身不适、厌食、倦怠乏力、高热伴寒战的病史，体重是否下降。

（6）以往在就诊时的其他阳性检查结果。

（7）患者的精神压力状况、工作环境及经济状况。

（二）临床表现

1. 发热　急性感染性心内膜炎起病急骤，发热为感染性心内膜炎最常见的症状和体征，特点是体温较高，绝大部分患者因高热而就诊，发热又难以控制。患者可有高热伴寒战、周身不适、盗汗、头痛、食欲不振、体重下降等。但极度衰弱的老年人、已应用了抗生素或激素治疗的患者、伴有严重的充血性心力衰竭或肾功能衰竭的患者可无发热。亚急性心内膜炎时体温较低。

2. 贫血　感染可抑制患者的骨髓造血功能，所以患者会出现贫血，多见于亚急性感染性心内膜炎的患者。早期为中度贫血，随着病情的加重贫血也可呈进行性加重。

3. 皮肤黏膜瘀点　常为毒素作用使毛细血管的通透性增大，脆性增加，破裂出血。也可由毛细血管的微栓塞所致。

4. 心脏杂音　赘生物的发生、脱落以及组织坏死引起心脏瓣膜穿孔或腱索断裂使心脏杂音发生变化或出现新的杂音，是感染性心内膜炎的特征性表现。

5. 有些患者可以出现房室传导阻滞、心包积液，晚期可出现心力衰竭。

6. 栓塞与梗死　栓塞是常见的临床表现。各组织器官均可发生，1/3患者栓塞为首发症状。常见栓塞部位包括脑、肾、脾、肺、冠状动脉、肠系膜动脉及四肢动脉。患者可出现脑脓肿、脑出血、蛛网膜下腔出血、偏瘫、血尿、蛋白尿甚至肾功能衰竭，也可发生脾栓塞、心肌梗死及急腹症等。

7. 其他　25%～60%的病例可见脾大，其质地柔软，一般为轻、中度肿大，可伴有轻度压痛。约1/3病例在晚期可出现杵状指。约1/2病例可出现骨骼压痛、关节痛、腰痛及多发性肌肉疼痛。

（三）心理社会评估

急性感染性心内膜炎患者的起病大多急骤，病情也来势凶猛，在短时间内可出现很多的临床症状，并会出现器官功能衰竭的情况，加上患感染性心内膜炎的患者反复的发热，需要长时间住院接受治疗，患者和家属大多不能接受这种事实。患者比较容易产生悲观甚至是绝望的情绪。临床上往往表现出不合作的状况，他们最大的担心就是自己的生命是否能够延续。对于渡过了急性期，经治疗后能够有机会接受心脏手术的患者来说，绝大部分可以在术后痊愈，重新开始生活。但有个别患者，或是由于手术前已经出现了其他器官功能的损害，或是由于其他原因，即使是接受了心脏手术，在手术后仍会出现其他的问题，如有的患者术后再次出现感染性心内膜炎更容易形成较大的精神压力和对接受再次手术的恐惧，他们会对自己的疾病失去信心。

不能忽视患者的经济问题，一方面是需要治疗的时间长而费用较大，另一方面是手术的费用也较高，在尚未广泛开展医疗保险的情况下是相当一部分患者的实际问题。特别是有些经济极不发达地区的患者，因为经济状况不佳而丧失了手术的机会。

担心自己的生命终结和没有能力支付手术费用构成了两项巨大的精神压力，使得患者的性格也发生变化。有些患者变得性情暴躁，乱发脾气，对谁都产生敌对情绪；有些患者则呈闭塞状态，拒绝与别人交流。这些都给护理工作增加了难度，有时甚至会影响治疗的效果。

二、护理诊断及医护合作性问题

1. 潜在并发症　充血性心力衰竭、房室和室内传导阻滞、体循环栓塞及肺栓塞、细菌性动脉瘤的形成、转移性脓肿及神经系统的病变等。
2. 体温过高　与存在较严重的感染有关。
3. 心排出量减少　与晚期出现心功能衰竭有关。
4. 活动无耐力　与长期高热、感染中毒症状有关。
5. 精神困扰与绝望　与患者病程较长、存在经济问题有关。
6. 营养失调　与体温高、能量消耗大及摄入不足有关。
7. 知识缺乏　与患者的文化水平及医疗知识较少有关。

三、计划与措施

（一）目标

（1）护士要观察和识别患者是否存在潜在并发症，判断患者的心理状况。
（2）患者可以表达对疾病正确的理解并陈述自己疾病治疗的过程。
（3）患者及家属能够有效实行物理降温法。
（4）患者能够复述早期心功能不全的症状。
（5）患者可以说出营养高又易于消化的食物。

（二）计划与实施

总的原则是消除感染、争取手术机会。

1. 病情观察　由于感染性心内膜炎患者的病变主要侵犯心脏瓣膜，晚期可出现多种并发症，而且由于长期高热，使得患者处于一种比较衰竭的状态。护士首先要严密观察患者的体温变化，随时测量体温，除常规时间的体温外，还应将患者每日最高的体温绘制在体温单上，以全面反应患者的体温变化情况。要教会患者如何正确地测量体温，如在饭后 30min 内、饮热水后及出汗时都不要测量体温等，以使医师可以准确地了解病情的变化。观察患者的心功能情况，是否出现不能平卧并伴双下肢水肿。对感染性心内膜炎的患者来说，任何一种并发症都是致命性的。因此，护士还应随时观察患者是否已出现了并发症，为治疗护理提供准确的信息。

2. 一般治疗护理　感染性心内膜炎对患者心脏瓣膜的侵害十分严重，伴随而来的是患者心功能衰竭，很多患者死于心功能不全。因此，在积极控制感染的同时，保护患者的心脏功能尤为重要。如果患者已经出现心脏功能的问题，应让患者卧床休息，并积极进行处置（参见心力衰竭和扩张型心肌病患者护理中有关心力衰竭的治疗）。对于已经出现其他器官并发症的患者，应积极进行相应的治疗。对存在严重贫血的患者，应积极纠正贫血。

3. 抗生素的应用　积极、有效、合理地使用抗生素是治疗感染性心内膜炎的关键，其可以消除感染、降低病死率。给患者施以抗生素之前，应尽可能地找到致病菌及其敏感药物，以指导抗生素的应用。同时，要考虑到所选抗生素杀灭致病菌的能力、药物毒性。

药物治疗的原则：早期应用、用足剂量、选用杀菌药、疗程要长（一般 4～8 周，部分患者需 8 周以上）。对于病原菌不明的感染性心内膜炎应使用对金黄色葡萄球菌、链球菌、革兰阴性杆菌都有效的广谱抗生素进行治疗，如对亚急性感染性心内膜炎的患者宜采用包括对肠球菌在内的大多数链球菌有效的抗生素。若盲目或只凭经验治疗，可能会出现不良效果，如各种医源性并发症、心力衰竭加重、增加感染的复发性及菌群失调等。因为要做好长期接受治疗的准备，注意保护患者的血管。有条件可使用留置针穿刺，既可以减少患者的痛苦，又可以在抗生素注射完毕后进行封管，减少不必要的液体摄入。

4. 手术治疗　手术主要是更换心脏瓣膜，清除赘生物、提高患者的生存率。感染性心内膜炎的手术指征为：顽固性的充血性心力衰竭经内科治疗后效果不理想的患者；虽经抗生素治疗但血培养持续阳性的患者；心脏瓣膜置换术后的感染性心内膜炎所致的严重瓣周脓肿、瘘管形成或瓣膜活动严重受损；患者反复发作大动脉栓塞并经超声心动图证实有 ≥10mm 的赘生物；心脏瓣膜周围的感染有扩展的趋势；在使用了有效的抗生素治疗后又复发的患者；感染所致的主动脉瓣周感染累及传导系统、出现进行性的肾功能衰竭。

5. 饮食护理　感染性心内膜炎患者因高热、贫血，特别是长期高热的患者，都处于营养不良、虚弱无力的状态。若患者尚未出现其他脏器功能障碍，应积极鼓励患者进食高热量、高蛋白易消化的食物，如鸡蛋、牛奶、酸奶、肉等，以补充患者的能量，并注意水分的补充。一旦出现了心功能不全的症状和体征，则应根据患者的具体情况指导患者的入量。

6. 预防　目前，从疾病的病因、发病原理、流行病学角度出发对感染性心内膜炎进行预防已逐渐为人们所重视，主张对感染性心内膜炎的高危患者采用抗生素的预防治疗。具有下列诊断的患者应被列入感染性心内膜炎的预防范围内：接受心脏瓣膜置换手术后的患者，曾经有过感染性心内膜炎病史的患者、发绀型心脏病、主动脉瓣和/或二尖瓣狭窄伴关闭不全、二尖瓣脱垂伴反流、肥厚型心肌病患者。另外，对进行了下述器械检查及手术治疗后的患者，也应进行感染性心内膜炎的预防：可引起牙龈或黏膜出血的口腔科检查及手术操作、扁桃体手术、肠道和呼吸道黏膜的手术、妇科手术、食管静脉曲张的手术、伴有感染的导尿及泌尿科手术等。

7. 健康教育及出院指导

（1）积极对感染性心内膜炎的高危患者做好卫生宣教，特别是高危患者在必须接受有创性检查后更应认真做好预防感染的工作。

（2）对已发生了感染性心内膜炎的患者要注意观察体温的变化。因为体温反映了患者的感染控制情况。教会患者自制一个能够清楚地反映体温变化的体温单。告诉患者不要在饭后、饮热饮后、出汗及活动后立即测量体温，若体温出现升高的趋势，应及时与医师联系进行药物调整。

（3）让患者了解咳嗽、不能平卧、夜间阵发性呼吸困难、双下肢水肿等心功能不全的临床表现，及早就治。

（4）告诉患者用药后的反应，如降温药物和抗生素对胃肠道的刺激，可能会出现恶心呕吐、食欲不振；医师在为患者调整心脏功能时会有尿量增加等。尤其不能忽视患者长期大量使用抗生素可能带来的真菌感染，可让患者经常检查自己口腔的颊部及舌面，观察是否有白色斑块的存在，如出现上述情况应请医师诊治。

（5）告诉患者千万不要擅自停药，以免出现不能挽回的后果。改药、停药应在医师指导下进行。帮助患者了解自己疾病的治疗过程，尤其是抗生素的使用情况及效果。

（6）若因病情所致高热、畏寒，降温后又会出现大汗，应注意做好保暖工作，同时注意皮肤的护理。

（7）行物理降温时，应注意禁止擦拭胸前区及腹部，避免引起反射性的心率加快。

（8）当患者头痛、胸痛、肢体活动有碍时，要高度警惕是否有细菌栓子的脱落。

（9）由于受较长时间疾病的困扰，很多患者都存在一定的心理问题，尤其是当其经济状况不佳时，思想负担也就越重，其家属也会因担心患者的疾病及经济问题而显得忧心忡忡。护士应主动与患者沟通，了解患者的情绪变化情况。

（刘贵琴）

第六章

消化系统疾病护理

第一节 消化科常见症状护理常规

一、恶心与呕吐

恶心（nausea）为上腹部不适、紧迫欲吐的感觉，可伴有迷走神经兴奋的症状，如皮肤苍白、出汗、流涎、血压降低及心动过缓等。呕吐（vomit）是通过胃的强烈收缩迫使胃或部分小肠的内容物经食管、口腔而排出体外的现象。二者均为复杂的反射动作，可单独发生，但多数患者先有恶心，继而呕吐。

引起恶心与呕吐的消化系统常见疾病有：①胃癌、胃炎、消化性溃疡并发幽门梗阻。②肝、胆囊、胆管、胰腺、腹膜的急性炎症。③胃肠功能紊乱引起的功能性呕吐。④肠梗阻。⑤消化系统以外的疾病也可引起呕吐，如脑部疾病（脑出血、脑炎、脑部肿瘤等）、前庭神经病变（梅尼埃病等）、代谢性疾病（甲状腺功能亢进、尿毒症等）。

（一）护理评估

1. 病史　恶心与呕吐发生的时间、频度、原因或诱因，与进食的关系。呕吐的特点及呕吐物的性质、量。呕吐伴随的症状，如是否伴有腹痛、腹泻、发热、头痛、眩晕等。呕吐出现的时间、频度、呕吐物的量与性状因病种而异。上消化道出血时，呕吐物呈咖啡色甚至鲜红色；消化性溃疡并发幽门梗阻时呕吐常在餐后发生，呕吐量大，呕吐物含酸性发酵宿食；低位肠梗阻时呕吐物带粪臭味；急性胰腺炎可出现频繁剧烈的呕吐，吐出胃内容物甚至胆汁。呕吐频繁且量大者，可引起水、电解质紊乱、代谢性碱中毒。长期呕吐伴厌食者可致营养不良。

2. 身体评估　患者的生命体征、神志、营养状况，有无失水表现。有无腹胀、腹肌紧张，有无压痛、反跳痛及其部位、程度，肠鸣音是否正常。

3. 心理-社会资料　长期反复恶心与呕吐，常使患者烦躁、不安，甚至焦虑和恐惧，而不良的心理反应，又可使症状加重。应注意评估患者的精神状态，有无疲乏无力，有无焦虑、抑郁及其程度，呕吐是否与精神因素有关等。

4. 辅助检查　必要时，做呕吐物毒物分析或细菌培养等检查，呕吐物量大者注意有无水、电解质代谢和酸碱平衡失调。

（二）常见护理诊断及医护合作性问题

1. 有体液不足的危险　与大量呕吐导致失水有关。
2. 活动无耐力　与频繁呕吐导致失水、电解质丢失有关。
3. 焦虑　与频繁呕吐、不能进食有关。

（三）护理目标

患者生命体征在正常范围内，不发生水、电解质代谢和酸碱平衡失调。呕吐减轻或停止，逐步恢复进食，活动耐力恢复或有所改善。焦虑程度减轻。

（四）护理措施

1. 体液不足的危险　具体方法如下。

（1）监测生命体征：定时测量和记录生命体征直至稳定。血容量不足时，可发生心动过速、呼吸急促、血压降低，特别是直立性低血压。持续性呕吐致大量胃液丢失，发生代谢性碱中毒时，患者呼吸可浅、慢。

（2）观察患者有无失水征象：准确测量和记录每日的出入量、尿比重、体重。依失水程度不同，患者可出现软弱无力、口渴、皮肤黏膜干燥、弹性减低，尿量减少、尿比重增高，并可有烦躁、神志不清以至昏迷等表现。

（3）严密观察患者呕吐：观察患者呕吐的特点，记录呕吐的次数，呕吐物的性质和量、颜色、气味。动态观察实验室检查结果，例如血清电解质、酸碱平衡状态。

（4）积极补充水分和电解质：剧烈呕吐不能进食或严重水、电解质失衡时，主要通过静脉输液给予纠正。口服补液时，应少量多次饮用，以免引起恶心、呕吐。如口服补液未能达到所需补液量时，仍需静脉输液，以恢复和保持机体的液体平衡状态。

2. 活动无耐力　协助患者活动，患者呕吐时，应帮助其坐起或侧卧，头偏向一侧，以免误吸。吐毕给予漱口，更换污染衣物被褥，开窗通风以去除异味。告诉患者突然起身可能出现头晕、心悸等不适。故坐起时，应动作缓慢，以免发生直立性低血压。及时遵医嘱应用制吐药及其他治疗，促使患者逐步恢复正常饮食和体力。

3. 焦虑　有以下几点。

（1）评估患者的心理状态：关心患者，通过与患者及家属交流，了解其心理状态。

（2）缓解患者焦虑：耐心解答患者及家属提出的问题，向患者解释精神紧张不利于呕吐的缓解，特别是有的呕吐与精神因素有关，紧张、焦虑还会影响食欲和消化功能，而治病的信心及情绪稳定则有利于症状的缓解。

（3）指导患者减轻焦虑的方法：常用深呼吸、转移注意力等放松技术，减少呕吐的发生。①深呼吸法：用鼻吸气，然后张口慢慢呼气，反复进行。②转移注意力：通过与患者交谈、倾听轻快的音乐或阅读喜爱的文章等方法转移患者注意力。

（五）护理评价

患者生命体征稳定在正常范围，无口渴、尿少、皮肤干燥、弹性减退等失水表现，血生化指标正常；呕吐及其引起的不适减轻或消失，逐步耐受及增加进食量；活动耐量增加，活动后无头晕、心悸、气促或直立性低血压出现；能认识自己的焦虑状态并运用适当的应对技术。

二、腹痛

腹痛（abdominal pain）在临床上一般按起病急缓、病程长短分为急性与慢性腹痛。急性腹痛多由腹腔器官急性炎症、空腔脏器阻塞或扩张、腹膜炎症、腹腔内血管阻塞等引起；慢性腹痛的原因常为腹腔脏器的慢性炎症、空腔脏器的张力变化、胃、十二指肠溃疡、腹腔脏器的扭转或梗阻、脏器包膜的牵张等。此外，某些全身性疾病、泌尿生殖系统疾病、腹外脏器疾病，如急性心肌梗死和下叶肺炎等亦可引起腹痛。

（一）护理评估

1. 病史　腹痛发生的原因或诱因，腹痛的部位、性质和程度；腹痛的时间，特别是与进食、活动、体位的关系；腹痛发生时的伴随症状，有无恶心与呕吐、腹泻、发热等；有无缓解的方法。

腹痛可表现为隐痛、钝痛、灼痛、胀痛、刀割样痛、钻痛或绞痛等，可为持续性或阵发性疼痛，其部位、性质和程度常与疾病有关。如胃、十二指肠疾病引起的腹痛多为中上腹部隐痛、灼痛或不适感，伴厌食、恶心、呕吐、嗳气、泛酸等。小肠疾病疼痛多在脐部或脐周，并有腹泻、腹胀等表现。大肠病变所致的腹痛为下腹部一侧或双侧疼痛。急性胰腺炎常出现上腹部剧烈疼痛，为持续性钝痛、钻痛或绞痛，并向腰、背部呈带状放射。急性腹膜炎时，疼痛弥漫全腹，腹肌紧张，有压痛、反跳痛。

2. 身体评估　患者的生命体征、神态、神志、营养状况。有无腹胀、腹肌紧张、压痛、反跳痛及其部位、程度、肠鸣音是否正常。

3. 心理－社会资料　疼痛可使患者精神紧张及焦虑，而紧张、焦虑又可加重疼痛，因此，应注意评估患者有无因疼痛或其他因素而产生的精神紧张、焦虑不安等。

4. 辅助检查　根据病种不同行相应的实验室检查，必要时，需做 X 线钡餐检查、消化道内镜检查等。

（二）常见护理诊断及医护合作性问题

腹痛：与胃肠道炎症、溃疡、肿瘤有关。

（三）护理目标

患者的疼痛逐渐减轻或消失。

（四）护理措施

1. 疼痛监测　严密观察患者腹痛的部位、性质及程度，如果疼痛性质突然发生改变，且经一般对症处理，疼痛不仅不能减轻，反而加重，需警惕某些并发症的出现，如溃疡穿孔、弥漫性腹膜炎等。应立即请医师进行必要的检查，严禁随意使用镇痛药物，以免掩盖症状，延误病情。

2. 教会患者非药物性缓解疼痛的方法　对疼痛，特别是有慢性疼痛的患者，采用非药物性止痛方法，可减轻其焦虑、紧张，提高其疼痛阈值和对疼痛的控制感。常用方法包括：①指导式想象：利用一个人对某特定事物的想象而达到特定正向效果，如回忆一些有趣的往事可转移注意力，从而减轻疼痛。②局部热疗法：除急腹症外，对疼痛局部可应用热水袋进行热敷，从而解除痉挛而达到止痛效果。③气功疗法：指导患者通过自我意识，集中注意力，使全身各部分肌肉放松，进而增强对疼痛的耐受力。④其他：指导患者应用深呼吸法和转移注意力，有助于其减轻疼痛。

3. 针灸止痛　根据不同疾病、不同疼痛部位采取不同穴位针疗。

4. 药物止痛　镇痛药物的种类甚多，应根据病情、疼痛性质和程度选择性给药。癌性疼痛应遵循按需给药的原则，有效控制患者的疼痛。疼痛缓解或消失后，及时停药，防止药物不良反应及患者对药物的耐药性和成瘾性。急性剧烈腹痛诊断未明时，不可随意使用镇痛药物，以免掩盖症状，延误病情。

（五）护理评价

患者疼痛减轻或消失。

三、腹泻

腹泻（diarrhea）是指排便的次数多于平日习惯的频率，粪质稀薄。腹泻多由于肠道疾病引起，其他原因有药物、全身性疾病、过敏和心理因素等。发生机制为肠蠕动亢进、肠分泌增多或吸收障碍。

（一）护理评估

1. 病史　腹泻发生的时间、起病原因或诱因、病程长短；粪便的性状、次数和量、气味和颜色；有无腹痛及疼痛的部位，有无里急后重、恶心与呕吐、发热等伴随症状；有无口渴、疲乏无力等失水表现。

2. 身体评估　急性严重腹泻时，应注意评估患者的生命体征、神志、尿量、皮肤弹性等，注意患者有无水、电解质紊乱、酸碱失衡、血容量减少。慢性腹泻时，应注意患者的营养状况，有无消瘦、贫血的体征。评估患者有无腹胀、腹部包块、压痛，肠鸣音有无异常。有无因排便频繁及粪便刺激，引起肛周皮肤糜烂。

小肠病变引起的腹泻粪便呈糊状或水样，可含有未完全消化的食物成分，大量水泻易导致脱水和电解质丢失，部分慢性腹泻患者可发生营养不良。大肠病变引起的腹泻粪便可含脓、血、黏液，病变累及直肠时，可出现里急后重。

3. 心理－社会资料 频繁腹泻常影响患者正常的工作和社会活动，使患者产生自卑心理。应注意评估患者有无自卑、忧虑、紧张等心理反应，患者的腹泻是否与其心理精神反应有关。

4. 辅助检查 正确采集新鲜粪便标本做显微镜检查，必要时，做细菌学检查。急性腹泻者，注意监测血清电解质、酸碱平衡状况。

（二）常见护理诊断及医护合作性问题

1. 腹泻 与肠道疾病或全身性疾病有关。

2. 营养失调：低于机体需要量 与严重腹泻导致水、电解质紊乱有关。

3. 有体液不足的危险 与大量腹泻引起失水有关。

（三）护理目标

患者的腹泻及其不适减轻或消失，能保证机体所需水分、电解质和营养素的摄入，生命体征、尿量、血生化指标在正常范围。

（四）护理措施

1. 腹泻

（1）病情监测：包括排便情况、伴随症状、全身情况及血生化指标的监测。

（2）饮食选择：饮食以少渣、易消化食物为主，避免生冷、多纤维、味道浓烈的刺激性食物。急性腹泻，应根据病情和医嘱，给予禁食、流质、半流质或软食。

（3）指导患者活动和减轻腹泻：急性起病，全身症状明显的患者，应卧床休息，注意腹部保暖。可用暖水袋腹部热敷，以减弱肠道运动，减少排便次数，并有利于减轻腹痛等症状。慢性、轻症者，可适当活动。

（4）加强肛周皮肤的护理：排便频繁时，因粪便的刺激，可使肛周皮肤损伤，引起糜烂及感染。排便后，应用温水清洗肛周，保持清洁干燥，涂无菌凡士林或抗生素软膏，以保护肛周皮肤，促进损伤处愈合。

（5）心理护理：慢性腹泻治疗效果不明显时，患者往往对预后感到担忧，纤维结肠内镜等检查有一定痛苦，某些腹泻，如肠易激综合征与精神因素有关，故应注意患者心理状况的评估和护理，通过解释、鼓励来提高患者配合检查和治疗的认识，稳定患者情绪。

2. 营养失调

（1）饮食护理：可经口服者，注意饮食选择，以少渣、易消化食物为主，避免生冷、多纤维、味道浓烈的刺激性食物。严重腹泻，伴恶心与呕吐者，积极静脉补充营养。注意输液速度的调节。因老年人易因腹泻发生脱水，也易因输液速度过快引起循环衰竭，故尤应及时补液，并注意输液速度。

（2）营养评价：观察并记录患者每日进餐次数、量、品种，以了解其摄入营养能否满足机体需要。定期测量体重，监测有关营养指标的变化，如血红蛋白浓度、人血清蛋白等。

3. 有体液不足的危险 动态观察患者的液体平衡状态，按医嘱补充水分和电解质。具体措施见本节恶心与呕吐的相关护理措施。

（五）护理评价

患者的腹泻及其伴随症状减轻或消失；机体获得足够的热量、水、电解质和各种营养物质，营养状态改善；生命体征正常，无失水、电解质紊乱的表现。

（郑黎明）

第二节 胃炎

胃炎（gastritis）是指不同病因所致的胃黏膜炎性病变，常伴有上皮损伤和细胞再生，是最常见的消化道疾病之一。按临床发病的缓急和病程的长短，一般将胃炎分为急性和慢性两大类型。

一、急性胃炎患者的护理

急性胃炎（acute gastritis）是指由多种病因引起的急性胃黏膜炎症。临床上急性发病，常表现为上腹部症状。其主要病理改变为胃黏膜充血、水肿、糜烂和出血，病变可局限于胃窦、胃体或弥漫分布于全胃。

急性胃炎主要包括：①幽门螺杆菌（Helicobacter pylori，简称 H. pylori）感染引起的急性胃炎。健康志愿者吞服幽门螺杆菌后的临床表现、胃镜所见及胃黏膜活检组织病理学，均显示急性胃炎的特征。但临床很难诊断幽门螺杆菌感染引起的急性胃炎，因为一过性的上腹部症状多不为患者注意，如不予抗菌治疗，幽门螺杆菌可长期存在并发展为慢性胃炎。②除幽门螺杆菌之外的病原体急性感染引起的急性胃炎。由于胃酸的强力抑菌作用，除幽门螺杆菌外的细菌很难在胃内存活而感染胃黏膜，但在机体抵抗力下降时，可发生各种细菌、真菌、病毒所引起的急性感染性胃炎。③急性糜烂出血性胃炎。本病是由各种病因引起的、以胃黏膜多发性糜烂为特征的急性胃黏膜病变，常伴有胃黏膜出血，可伴有一过性浅溃疡形成。本病临床常见，重点讨论如下。

（一）病因及发病机制

1. 药物 最常引起胃黏膜炎症的药物有非甾体抗炎药（non - steroid antiinflammatory drug，NSAID），如阿司匹林、吲哚美辛等，以及某些抗生素、铁剂、氯化钾口服液及抗肿瘤药等。这些药物可直接损伤胃黏膜上皮质。其中，NSAID 可能是通过抑制前列腺素的合成，削弱后者对胃黏膜的保护作用。

2. 急性应激 可由各种严重的脏器疾病、严重创伤、大面积烧伤、大手术、颅脑病变和休克，甚至精神心理因素引起，如烧伤所致者称 Curling 溃疡，中枢神经系统病变所致者称 Cushing 溃疡。虽然急性应激引起的急性胃炎发病机制未完全明确，但多数认为在上述情况下，应激的生理性代偿功能不足以维持胃黏膜微循环正常运行，使胃黏膜缺血、缺氧、黏液分泌减少和局部前列腺素合成不足，导致胃黏膜屏障破坏和 H^+ 反弥散进入黏膜，引起胃黏膜糜烂和出血。

3. 乙醇 主要由于其亲脂和溶脂性能，破坏胃黏膜屏障，引起上皮细胞损害、黏膜出血和糜烂。

（二）临床表现

由于病因不同，临床表现不尽一致。轻者大多无明显症状或仅有上腹部不适、隐痛、腹胀、食欲减退等表现。上消化道出血一般为少量、间歇性，可自行停止。临床上，急性糜烂出血性胃炎患者，多以突发的呕血和/或黑便就诊，占上消化道出血的 10% ~25%，是上消化道出血的常见病因之一。持续少量出血可导致贫血。体检时上腹部可有不同程度的压痛。

（三）辅助检查

1. 粪便检查 大便隐血试验阳性。

2. 纤维胃镜检查 一般应在大出血后 24 ~48h 内进行，因病变（特别是 NSAID 或乙醇引起者）可在短期内消失。镜下可见胃黏膜多发性糜烂、出血和水肿，表面附有黏液和炎性渗出物。本病的确诊有赖于纤维胃镜检查。

（四）处理要点

针对病因和原发疾病采取防治措施。药物引起者，应立即停止用药，并服用抑酸剂，如 H_2 受体拮抗剂以抑制胃酸分泌，硫糖铝和米索前列醇等胃黏膜保护剂亦有效。有急性应激者，在积极治疗原发病的同时，可使用抑制胃酸分泌的药物，以预防急性胃黏膜损害的发生。若发生大出血时，应积极进行处理。

（五）常见护理诊断及医护合作性问题

1. 知识缺乏　缺乏有关本病的病因及防治知识。

2. 潜在并发症　上消化道大量出血。

（六）护理措施

1. 一般护理　具体如下。

（1）休息与活动：患者应注意休息，减少活动，避免紧张劳累，保证充足的睡眠。急性应激造成者，应卧床休息。

（2）饮食注意：饮食卫生，进食应定时、有规律，不可暴饮暴食。一般进少渣、温凉、半流质饮食，少量多餐，每日 5~7 次。如有少量出血，可给牛奶、米汤等流质饮食，以中和胃酸，有利于胃黏膜的修复。急性大出血或呕吐频繁时，应禁食。

2. 病情观察　观察有无上腹部不适、腹胀、食欲减退等消化不良的表现。密切注意上消化道出血的征象，如有无呕血和/或黑便等，同时监测粪便隐血检查，以便及时发现病情变化。

3. 上消化道大量出血的护理　见相关内容。

4. 用药护理　禁用或慎用阿司匹林、吲哚美辛等对胃黏膜有刺激的药物。指导患者正确服用抑酸剂、胃黏膜保护剂等药物，用药护理见本章"消化性溃疡患者的护理"。

5. 心理护理　患者常因起病急，且有上腹部不适或有呕血和/或黑便，使其及家属紧张不安，尤其是严重疾病引起的急性应激导致出血的患者，常出现焦虑、恐惧的心理反应，而患者的消极情绪反应，又可加重病情，不利于疾病的康复。护理人员应向患者解释有关急性胃炎的基本知识，说明及时治疗和护理能获得满意的疗效。同时，应向患者说明紧张、焦虑可使血管收缩、血压增高，诱发和加重病情，使其认识到消除紧张、焦虑心理，保持轻松、愉快心情对疾病康复的重要性。此外，护理人员应经常巡视、关心、安慰患者，及时清除血迹、污物，以减少对患者的不良刺激，增加其安全感，从而安心配合治疗，减轻紧张、焦虑心理，利于疾病的康复。

6. 健康指导　有以下两点。

（1）疾病知识指导：向患者及家属介绍急性胃炎的有关知识、预防方法和自我护理措施。

（2）生活指导：根据患者的病因、具体情况进行指导，如避免使用对胃黏膜有刺激的药物，必须使用时，应同时服用抑酸剂。进食要有规律，避免过冷、过热、辛辣等刺激性食物及浓茶、咖啡等饮料。嗜酒者应戒酒，防止乙醇损伤胃黏膜。注意饮食卫生，生活要有规律，保持轻松愉快的心情，积极配合治疗。

二、慢性胃炎患者的护理

慢性胃炎（chronic gastritis）是由多种病因引起的胃黏膜慢性炎症。慢性胃炎的分类方法很多，我国目前采用国际上新悉尼系统（Update Sydney System）的分类方法，将慢性胃炎分为浅表性（又称非萎缩性）、萎缩性和特殊类型三大类。慢性萎缩性胃炎又可再分为多灶萎缩性胃炎和自身免疫性胃炎两类。特殊类型胃炎种类很多，由不同病因所致，临床上较少见。以下重点介绍前两大类胃炎。

（一）病因及发病机制

1. 幽门螺杆菌感染　目前认为幽门螺杆菌感染是慢性浅表性胃炎最主要的病因。其机制是：幽门螺杆菌具有鞭毛结构，可在胃内黏液层中自由活动，并依靠其黏附素与胃黏膜上皮细胞紧密接触；幽门螺杆菌分泌高活性的尿素酶，可分解尿素产生 NH_3，中和胃酸，既形成了有利于幽门螺杆菌定居和繁殖的中性环境，又损伤了上皮细胞膜；幽门螺杆菌分泌的空泡毒素蛋白可使上皮细胞受损，细胞毒素相关基因蛋白能引起强烈的炎症反应；幽门螺杆菌菌体胞壁可作为抗原，产生免疫反应。这些因素的长期存在导致胃黏膜的慢性炎症。

长期的幽门螺杆菌感染，有部分患者可发展为慢性多灶萎缩性胃炎。但幽门螺杆菌感染者慢性胃炎的发生率存在很大的地区差异，如印度、非洲、东南亚等地人群幽门螺杆菌感染率与日本、韩国、哥伦比亚等国相当，甚至更高，但前者慢性胃炎的发生率却远低于后者。这说明幽门螺杆菌感染本身可能不足以导致慢性浅表性胃炎发展为慢性萎缩性胃炎，但却增加了胃黏膜对环境因素的易感性。

2. 饮食 流行病学资料显示，饮食中高盐和缺乏新鲜蔬菜水果与慢性胃炎的发生密切相关。

3. 自身免疫 自身免疫性胃炎患者，血液中存在壁细胞抗体和内因子抗体，可破坏壁细胞，使胃酸分泌减少乃至缺失，还可影响维生素 B_{12} 的吸收而导致恶性贫血。

4. 物理及化学因素 长期饮浓茶、酒、咖啡，食用过热、过冷、过于粗糙的食物，服用大量 NSAID 以及各种原因引起的十二指肠液反流等，均会削弱胃黏膜的屏障功能而损伤胃黏膜。

（二）临床表现

1. 观察临床症状 主要表现为消化系统症状，腹痛时多为局限性左上腹或下上部阵痛，重症可出现持续性腹痛。患者可出现上腹胃部不适、腹胀，严重时，会出现食欲不振、泛酸、嗳气、恶心、呕吐症状。对慢性胃炎患者的病情应进行严密的观察，有无腹部疼痛的症状、腹痛持续时间等，观察患者有无恶心、呕吐、黑便、便血或者贫血的症状。对于消化不良导致的慢性胃炎患者，还要严密观察患者每天进食的量以及进食的种类，并详细做好记录，了解患者的体重变化，能够检测机体的各项营养指标等情况。及时发现患者的病情，病情出现异常时，应及时采取有效的处理措施。

2. 反流性胃炎 主要是碱性十二指肠液和胆汁反流入胃内，破坏了胃黏膜的屏障保护作用所导致的。患者出现此项并发症主要表现为上腹部或者胸骨后灼痛进餐后加重，使用抑酸剂无效，出现呕吐胆汁样液体，呕吐后疼痛不缓解，体重减轻或者贫血。一般治疗选用胃黏膜保护剂、胃动力药以及胆汁酸结合药物治疗，药物治疗无效症状较重者，选择手术治疗。

（三）辅助检查

1. 纤维胃镜及胃黏膜活组织检查 此法是最可靠的诊断方法。通过胃镜在直视下观察黏膜病损，在充分活组织检查基础上，以组织病理学诊断明确病变类型，并可检测幽门螺杆菌。

2. 幽门螺杆菌检测

3. 血清学检查 自身免疫性胃炎时，抗壁细胞抗体和抗内因子抗体可呈阳性，血清促胃泌素水平明显升高。多灶萎缩性胃炎时，血清促胃泌素水平正常或偏低。

4. 胃液分析 自身免疫性胃炎时，胃酸缺乏；多灶萎缩性胃炎时，胃酸分泌正常或偏低。

（四）处理要点

1. 根除幽门螺杆菌感染 对于有明显异常、有胃癌家族史、伴有糜烂性十二指肠炎、消化不良症状经常规治疗疗效差的幽门螺杆菌感染的慢性胃炎患者，可采取根除幽门螺杆菌的治疗，见"消化性溃疡患者的护理"。

2. 对因治疗 若因 NSAID 引起者，应停服药并给予抗酸剂或硫糖铝；若因十二指肠液反流，可应用吸附胆汁药物。如硫糖铝、碳酸镁或考来烯胺等；若是自身免疫性胃炎，尚无特异治疗有恶性贫血者，可肌内注射维生素 B_{12}。

3. 对症处理 有胃动力学改变者，可应用促胃肠动力药如多潘立酮、莫沙必利等；对于胃酸缺乏者，可应用胃蛋白酶合剂；对胃酸增高者，可应用抑酸剂或抗酸剂。

4. 手术治疗 对于肯定的重度异型增生，宜予预防性手术治疗，目前多采用纤维胃镜下胃黏膜切除术。

（五）常见护理诊断及医护合作性问题

1. 疼痛：腹痛 与胃黏膜炎性病变有关。

2. 营养失调：低于机体需要量 与厌食、消化吸收不良等有关。

3. 焦虑 与病情反复、病程迁延有关。

（六）护理措施

1. 药物治疗及营养支持的护理 胃炎的患者在用药保守治疗的过程中，应该严格遵医嘱进行用药，护理人员对于患者服药后，必须观察患者的用药的作用以及不良反应，且督促并鼓励患者按时，按量服用药物，向患者讲解用药的作用以及如何进行药物减量，减药时注意速度需慢，以免快速减药出现药物的反跳作用，反而造成患者的病情反复，适得其反。当患者的病情严重时，患者需禁食一段时间，并在这段时间给予肠内营养支持治疗，必要时，配置肠外营养治疗。为患者选择要素饮食，选择的营养液都是残渣少而且易吸收的肠内高质量营养制剂，有效的肠内营养治疗可提供患者的总体热量和必需的营养要素支持。

2. 腹痛的护理 慢性胃炎患者会出现上腹隐痛的症状，为减轻患者上腹部不适症状，指导患者卧床休息，并且采取深呼吸的方式或者转移注意力的方式来舒缓紧张的情绪，能够达到有效缓解腹痛的目的。也可以采取局部热敷的方式来减轻患者的腹痛症状，在患者热敷时，协助患者取仰卧位，将热水袋放置于胃部的正上方，能够降低腹部痛感，在腹部热敷时，应注意避免发生烫伤。当患者腹痛不耐受时，可以遵医嘱正确使用止痛药物。同时要密切观察患者的疼痛症状是否规律，有无恶心、呕血以及黑便等症状，对上呼吸道出血的症状及时发现，若发现病情异常，及时通知医务人员进行有效的处理。

3. 防止十二指肠炎的复发 在胃炎的患者用药治疗及护理的过程中。护理人要对患者长期进行生活护理，此病仅靠药物治疗是不能全部康复的，应从以下几方面督促患者，将会对疗效更有益。

4. 生活规律 必须保证患者良好的生活习惯，有些患者在出院后经常不能坚持按医嘱正确的服药，生活不规律、患者出现用药的遗忘，可缩短缓解期或引起急性复发。

5. 保持良好心态 胃炎的患者具有孤独、保守、严谨、焦虑、紧张、抑郁、悲观等不良心理状态，出现精神创伤（例如伤心、情绪急躁、发怒等）或有其他心理障碍的患者。因此护理人员应该不断的鼓励患者，与患者家属进行协作，共同为患者减轻心理的负担，帮助患者树立起战胜病魔的信心。

6. 饮食指导 指导患者合理的饮食，在进食注意避免刺激性食物，多食高纤维、高热量的饮食。患者出现急性发作时，可给予无蛋白质的要素膳，迅速的进行补充液体和电解质，待患者的病情达到缓解期时，可给患者优质的蛋白、富含营养、易消化的食物。

7. 避免受凉 此病患者对冷、湿极为敏感，受凉可诱此病的加重或者复发，因此，在寒冷地区的患者减药速度要适当缓慢，注意加强治疗时间。

（郑黎明）

第三节 胃食管反流病

胃食管反流病（gastro esophageal reflux disease，GERD）是一种因胃和/或十二指肠内容物反流入食管引起胃灼热、反流、胸痛等症状和/或组织损害的综合征，包括食管综合征和食管外综合征。食管综合征有典型反流综合征、反流胸痛综合征及伴食管黏膜损伤的综合征，如反流性食管炎（reflux esophagitis，RE）、反流性狭窄、Barrett食管（barrett's esophagus，BE）及食管腺癌。食管外综合征有反流性咳嗽综合征、反流性喉炎综合征、反流性哮喘综合征及反流性蛀牙综合征，还可能有咽炎、鼻窦炎、特发性肺纤维化及复发性中耳炎。

根据内镜下表现的不同，GERD可分为非糜烂性反流病（nonerosive reflux disease，NERD）、RE及BE，我国60%~70%的GERD表现为NERD。

一、病因和发病机制

与GERD发生有关的机制，包括抗反流防御机制的削弱、食管黏膜屏障的完整性破坏及胃十二指肠内容物反流对食管黏膜的刺激等。

（一）抗反流机制的削弱

抗反流机制的削弱是GERD的发病基础，包括下食管括约肌（lower esophageal sphincter，LES）功能失调、食管廓清功能下降、食管组织抵抗力损伤、胃排空延迟等。

1. LES 功能失调　LES 功能失调在 GERD 发病中起重要作用，其中 LES 压力降低、一过性下食管括约肌松弛（transient lower esophageal sphincter relaxation，TLESR）及裂孔疝是引起 GERD 的三个重要因素。

LES 正常长 3~4cm，维持 10~30mmHg（1.33~3.99kpa）的静息压，是重要的抗反流屏障。当 LES 压力 <6mmHg 时，即易出现胃食管反流。即使 LES 压力正常，也不一定就没有胃食管反流。近来的研究表明，TLESR 在 GERD 的发病中有重要作用。TLESR 是指非吞咽情况下 LES 发生自发性松弛，可持续 8~10s，长于吞咽时 LES 松弛，并常伴胃食管反流。TLESR 是正常人生理性胃食管反流的主要原因，目前认为 TLESR 是小儿胃食管反流的最主要因素，胃扩张（餐后、胃排空异常、空气吞入）是引发 TLESR 的主要刺激因素。裂孔疝破坏了正常抗反流机制的解剖和生理，使 LES 压力降低并缩短了 LES 长度，削弱了膈肌的作用，并使食管蠕动减弱，故食管裂孔疝是胃食管反流重要的病理、生理因素。

2. 食管、胃功能下降　具体如下。

（1）食管：健康人食管借助正常蠕动可有效清除反流入食管的胃内容物。GERD 患者由于食管原发和继发蠕动减弱，无效食管运动发生率高，有如硬皮病样食管，致食管廓清功能障碍，不能有效廓清反流入食管的胃内容物。

（2）胃：胃轻瘫或胃排空功能减弱、胃内容物大量潴留、胃内压增加，导致胃食管反流。

（二）食管黏膜屏障

食管黏膜屏障是食管黏膜上皮抵抗反流物对其损伤的重要结构，包括食管上皮前（黏液层、静水层和黏膜表面 HCO_3^- 所构成的物理化学屏障）、上皮（紧密排列的多层鳞状上皮及上皮内所含负离子蛋白和 HCO_3^- 可阻挡和中和 H^+）及上皮后（黏膜下毛细血管提供 HCO_3^- 中和 H^+）屏障。当屏障功能受损时，即使是正常反流，亦可致食管炎。

（三）胃十二指肠内容物反流

胃食管反流时，含胃酸、胃蛋白酶的胃内容物，甚至十二指肠内容物反流入食管，引起胃灼热、反流、胸痛等症状，甚至导致食管黏膜损伤。难治性 GERD 常伴有严重的胃食管反流。Vaezi 等发现，混合反流可导致较单纯反流更为严重的黏膜损伤，两者可能存在协同作用。

二、流行病学

GERD 是一种常见病，在世界各地的发病率不同，欧美发病率为 10%~20%，在南美约为 10%，亚洲发病率约为 6%。无论在西方还是在亚洲，GERD 的发病率均呈上升趋势。

三、病理

RE 的病理改变主要有食管鳞状上皮增生，黏膜固有层乳头向表面延伸，浅层毛细血管扩张、充血和/或出血，上皮质内中性粒细胞和淋巴细胞浸润，严重者可有黏膜糜烂或溃疡形成。慢性病变可有肉芽组织形成、纤维化以及 Barrett 食管改变。

四、临床表现

GERD 的主要临床表现包括以下内容。

（一）食管表现

1. 胃灼热　胃灼热是指胸骨后的烧灼样感觉，胃灼热是 GERD 最常见的症状。胃灼热的严重程度不一定与病变的轻重程度一致。

2. 反流　反流指胃内容物反流入口中或下咽部的感觉，此症状多在胃灼热、胸痛之前发生。

3. 胸痛　胸痛作为 GERD 的常见症状，日渐受到临床的重视。可酷似心绞痛，对此有时单从临床很难做出鉴别。胸痛的程度与食管炎的轻重程度无平行关系。

4. 吞咽困难　吞咽困难指患者能感觉到食物从口腔到胃的过程发生障碍，吞咽困难可能与咽喉部的发胀感同时存在。引起吞咽困难的原因很多，包括与反流有关的食管痉挛、食管运动功能障碍、食管瘢痕狭窄及食管癌等。

5. 上腹痛　上腹痛也可以是 GERD 的主要症状。

（二）食管外表现

1. 咽喉部表现　如慢性喉炎、慢性声嘶、发音困难、声带肉芽肿、咽喉痛、流涎过多、癔球症、颈部疼痛、牙周炎等。

2. 肺部表现　如支气管炎、慢性咳嗽、慢性哮喘、吸入性肺炎、支气管扩张、肺脓肿、肺不张、咯血及肺纤维化等。

五、相关检查

（一）上消化道内镜

对 GERD 患者，内镜检查可确定是否有 RE 及病变的形态、范围与程度；同时可取活体组织进行病理学检查，明确有无 BE、食管腺癌；还可进行有关的治疗。但内镜检查不能观察反流本身，内镜下的食管炎也不一定都由反流引起。

洛杉矶分级是目前国际上最为广泛应用的内镜 RE 分级方案，根据内镜下食管黏膜破损的范围和形状，将 RE 划分为 A ~ D 级（图 6 - 1）。

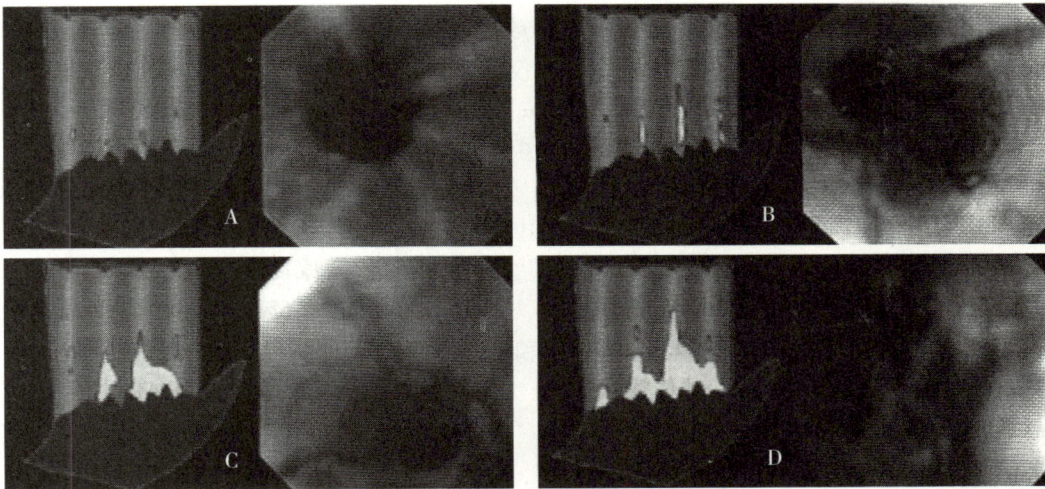

分级	内镜特征
A	一处或几处≤5mm的食管黏膜破损，病变之间无融合
B	一处或几处＞5mm的食管黏膜破损，病变之间无融合
C	一处或几处食管黏膜破损，病变之间相互融合，但未超过食管环周的75%
D	一处或几处食管黏膜破损，病变之间相互融合，至少累及食管环周的75%

附加描述项目：有无食管狭窄、食管溃疡及BE

图 6 - 1　GERD 内镜分级

（二）其他检查

1. 24h 食管 pH 监测　24h 食管 pH 监测是最好的定量监测胃食管反流的方法，已作为 GERD 诊断的金标准。最常使用的指标是 pH＜4 总时间（％）。该方法有助于判断反流的有无及其和症状的关系，以及疗效不佳的原因。其敏感性与特异性分别为 79％ ~ 90％ 和 86％ ~ 100％。该检查前 3 ~ 5d，停用改变食管压力的药物（胃肠动力剂、抗胆碱能药物、钙通道阻断剂、硝酸盐类药物、肌肉松弛剂等）、抑制胃酸的药物（PPI、H_2RA、抑酸药）。

近年，无绳食管 pH 胶囊（bravo 胶囊）的应用，使食管 pH 监测更为方便，易于接受，且可行食管多部位（远端、近端及下咽部等）及更长时间（48～72h）的监测。

2. 食管测压　可记录 LES 压力、显示频繁的 TLESR 和评价食管体部的功能。单纯用食管压力来诊断胃食管反流并不十分准确，其敏感性约 58%，特异性约 84%。因此，并非所有的 GERD 患者均需做食管压力测定，仅用于不典型的胸痛患者或内科治疗失败，考虑用外科手术抗反流者。

3. 食管阻抗监测　通过监测食管腔内阻抗值的变化来确定是液体或气体反流。目前食管腔内阻抗导管均带有 pH 监测通道，可根据 pH 和阻抗变化进一步区分酸反流（pH<4）、弱酸反流（pH 在 4～7）以及弱碱反流（pH>7），用于 GERD 的诊断，尤其有助于对非酸反流为主的 NERD 患者的诊断、抗反流手术前和术后的评估、难治性 GERD 病因的寻找、不典型反流症状的 GERD 患者的诊断以及确诊功能性胃灼热患者。

4. 食管胆汁反流测定　用胆汁监测仪（bilitec 2000）测定食管内胆红素含量，从而了解有无十二指肠胃食管反流。现有的 24h 胆汁监测仪可得到胆汁反流次数、长时间反流次数、最长反流时间和吸收值≥0.14 的总时间及其百分比，从而对胃食管反流做出正确的评价。因采用比色法检测，必须限制饮食中的有色物质。

5. 上胃肠道 X 线钡餐　对观察有无反流及食管炎均有一定的帮助，还有助于排除其他疾病和发现有无解剖异常，如膈疝。有时，上胃肠道钡餐检查还可发现内镜检查没有发现的，轻的食管狭窄，但钡餐检查的阳性率不高。

6. 胃-食管放射性核素闪烁显像　此为服用含放射性核素流食后，以 γ 照相机检测放射活性反流的技术。本技术有 90% 的高敏感性，但特异性低，仅为 36%。

7. GERD 诊断问卷　让疑似 GERD 患者回顾过去 4 周的症状以及症状发作的频率，并将症状由轻到重分为 0～5 级，评估症状程度，总分超过 12 分即可诊断为 GERD。

8. 质子泵抑制剂（proton pump inhibitors，PPI）试验　对疑似 GERD 的患者，可服用标准剂量 PPI，每天 2 次，用药时间为 1～2 周。患者服药后 3～7d，若症状消失或显著好转，本病诊断可成立。其敏感性和特异性均可达 60% 以上。但本试验不能鉴别恶性疾病，且可因用 PPI 而掩盖内镜所见。

9. 超声诊断　超声诊断直观性好，诊断敏感性高，并且对患者的损伤性小。B 超诊断 GER 标准为至少在 2 次不同时间内观察到反流物充满食管下段和胃与食管间液体来回移动，可诊断为 GER。

六、诊断

由于 GERD 临床表现多种多样，症状轻重不一，有的患者可能有典型的反流症状，但内镜及胃食管反流检测无异常，而有的患者以其他器官系统的症状为主要表现，给 GERD 的诊断造成一定的困难。因此，GERD 的诊断应结合患者的症状及实验室检查综合判断。

1. RE 的诊断　有胃食管反流的症状，内镜可见累及食管远端的食管炎，排除其他原因所致的食管炎。

2. NERD 的诊断　有胃食管反流的症状，内镜无食管炎改变，但实验室检查有胃食管反流的证据，如：①24h 食管 pH 监测阳性。②食管阻抗监测、食管胆汁反流测定、静息放射性核素检查或钡餐检查显示胃食管反流。③食管测压示 LES 压力降低或 TLESR，或食管体部蠕动波幅降低。

七、治疗

胃食管反流病的治疗目标为充分缓解症状、治愈食管炎、维持症状和胃镜检查的缓解、治疗或预防并发症。

1. GERD 的非药物治疗　非药物治疗指生活方式的指导，避免一切引起胃食管反流的因素等。如要求患者饮食不宜过饱；忌烟、酒、咖啡、巧克力、酸食和过多脂肪；避免餐后立即平卧。对仰卧位反流，抬高床头 10cm 就可减轻症状。对于立位反流，有时只要患者穿宽松衣服，避免牵拉、上举或弯腰就可减轻。超重者在减肥后，症状会有所改善。某些药物能降低 LES 的压力，导致反流或使其加重，如抗胆碱能药物、钙通道阻断剂、硝酸盐类药物、肌肉松弛剂等，对 GERD 患者尽量避免使用这些药物。

2. GERD 的药物治疗　具体方法如下。

1）抑酸药：抑酸药是治疗 GERD 的主要药物，主要包括 PPI 和 H_2 受体拮抗剂（histamine2 receptor antagonist，H_2RA），PPI 症状缓解最快，对食管炎的治愈率最高。虽然 H_2RA 疗效低于 PPI，但在一些病情不是很严重的 GERD 患者中，采用 H_2RA 仍是有效的。

2）促动力药：促动力药可用于经过选择的患者，特别是作为酸抑制治疗的一种辅助药物。对大多数 GERD 患者，目前应用的促动力药不是理想的单一治疗药物。

（1）多巴胺受体拮抗剂：此类药物能促进食管、胃的排空，增加 LES 的张力。此类药物包括甲氧氯普胺（metoclopramide）和多潘立酮（domperidone），常用剂量为 10mg，每天 3～4 次，睡前和餐前服用。前者如剂量过大或长期服用，可导致锥体外系神经症状，故老年患者慎用，后者长期服用亦可致高催乳素血症，产生乳腺增生、泌乳和闭经等不良反应。

（2）非选择性 5－HT_4 受体激动剂：此类药能促进肠肌丛节后神经释放乙酰胆碱，而促进食管、胃的蠕动和排空，从而减轻胃食管反流。目前常用的为莫沙必利（mosapride），常用剂量为 5mg，每天 3～4 次，饭前 15～30min 服用。

（3）伊托必利（itopride）：此类药可通过阻断多巴胺 D_2 受体和抑制胆碱酯酶的双重功能，起到加速胃排空、改善胃张力和敏感性、促进胃肠道动力的作用。该药消化道特异性高，对心脏、中枢神经系统、泌乳素分泌的影响小，在 GERD 治疗方面具有长远的优势。常用剂量为 50mg，每天 3～4 次，饭前 15～30min 服用。

3）黏膜保护剂：对控制症状和治疗反流性食管炎有一定疗效。常用的药物有硫糖铝 1g，每天 3～4 次，饭前 1h 及睡前服用。铝碳酸镁 1g，每天 3～4 次，饭前 1h 及睡前服用，具有独特的网状结构，既可中和胃酸，又可在酸性环境下结合胆汁酸，对于十二指肠胃食管反流有较好的治疗效果。枸橼酸铋钾盐（tripotassium dicitrato bismuthate，TDB），480mg/d，分 2～4 次于饭前及睡前服用。

4）γ－氨基丁酸（GABA）受体抑制剂：由于 TLESR 是发生胃食管反流的主要机制，因此 TLESR 成为治疗的有效靶点。对动物及人类研究显示，GABA 受体抑制剂巴氯芬（baclofen）可抑制 TLESR，可能是通过抑制脑干反射而起作用的。巴氯芬对 GERD 患者既有短期作用，又有长期作用，可显著减少反流次数和缩短食管酸暴露时间，还可明显改善十二指肠胃食管反流及其相关的反流症状，是目前控制 TLESR 发生率最有前景的药物。

5）维持治疗：因为 GERD 是一种慢性疾病，持续治疗对控制症状及防止并发症是适当的。

3. GERD 的内镜抗反流治疗　为了避免 GERD 患者长期需要药物治疗及手术治疗风险大的缺点，内镜医师在过去的几年中，在内镜治疗 GERD 方面做出了不懈的努力，通过这种方法改善 LES 的屏障功能，发挥其治疗作用。

（1）胃镜下腔内折叠术：该方法是将一种缝合器安装在胃镜前端，于直视下，在齿状线下缝合胃壁组织，形成褶皱，增加贲门口附近紧张度、延长腹内食管长度及形成皱褶，以阻挡胃肠内容物的反流。包括黏膜折叠方法或全层折叠方法。

（2）食管下端注射法：食管下端注射法指内镜直视下环贲门口或食管下括约肌肌层注射无活性低黏度膨胀物质，增加 LES 的功能。

（3）内镜下射频治疗：该方法是将射频治疗针经活检孔道送达齿状线附近，刺入食管下端的肌层进行热烧灼，使肌层"纤维化"，增加食管下端张力。

内镜治疗 GERD 的安全性及可能性已经由多中心研究所证明，且显示大部分患者可终止药物治疗，但目前仍缺乏严格的大样本多中心对照研究。

4. GERD 的外科手术治疗　对 GERD 患者行外科手术治疗时，必须掌握严格的适应证，主要包括：①需长期用药维持，且用药后症状仍然严重者。②出现严重并发症，如出血、穿孔、狭窄等，经药物或内镜治疗无效者。③伴有严重的食管外并发症，如反复并发肺炎、反复发作的、难以控制的哮喘、咽喉炎，经药物或内镜治疗无效者。④疑有恶变倾向的 BE。⑤严重的胃食管反流而不愿终生服药者。⑥仅对大剂量质子泵抑制剂起效的年轻患者，如有严重并发症（出血、狭窄、BE）。

临床应用过的抗反流手术方法较多。目前治疗 GERD 的手术常用 Nissen 胃底折叠术、Belsey 胃底部分折叠术。各种抗反流手术治疗的效果均应通过食管 24h 的 pH 测定、内镜及临床表现进行综合评价。

近十几年来，腹腔镜抗反流手术得到了长足的发展。腹腔镜胃底折叠术是治疗 GERD 疗效确切的方法，是治疗 GERD 的主要选择之一，尤其对于年轻、药物治疗效果不佳、伴有裂孔疝的患者。与常规开放手术相比较，腹腔镜手术具有创伤小、术后疼痛轻和患者恢复快的优点，特别适用于年老体弱、心肺不佳的患者。但最近的研究显示，术后并发症高达 30%，包括吞咽困难、不能打嗝、腹泻及肛门排气等。约 62% 的患者，在接受抗反流手术 10 年后，仍需服用 PPI 治疗。因此，内科医师在建议 GERD 患者行腹腔镜胃底折叠术前，应注意这些并发症，严格选择患者。

5. 并发症的治疗　主要有以下几点。

1）食管狭窄的治疗：早期给予有效的药物治疗是预防 GERD 患者食管狭窄的重要手段。内镜扩张疗法是治疗食管狭窄所致吞咽困难的有效方法。扩张疗法所需食管扩张器有各型探条、气囊、水囊及汞橡胶扩张器等。常将食管直径扩张至 14mm 或 44F。患者行有效的扩张食管治疗后，应用 PPI 或 H_2RA 维持治疗，避免食管再次狭窄。手术是治疗食管狭窄的有效手段。常在抗反流术前或术中同时使用食管扩张疗法。

2）BE 的治疗

（1）药物治疗：长期 PPI 治疗不能缩短 BE 的病变长度，但可促进部分患者鳞状上皮再生，降低食管腺癌发生率。选择性 COX-2 抑制剂，有助于减少患食管癌，尤其是腺癌的风险。

（2）内镜治疗：目前常采用的内镜治疗方法有各种方式的内镜消融治疗和内镜下黏膜切除术等。适应证为伴有异型增生和黏膜内癌的 BE 患者，超声内镜检查有助于了解病变的深度，有助于治疗方式的选择。

（3）手术治疗：对已证实有癌变的 BE 患者，原则上应手术治疗。手术方法同食管癌切除术，胃肠道重建多用残胃或结肠，少数用空肠。

（4）抗反流手术：包括外科手术和内镜下抗反流手术。虽然能在一定程度上改善 BE 患者的反流症状，但不能影响其自然病程，远期疗效有待证实。

八、护理评估

（一）健康史

询问患者症状出现的时间、频率和严重程度；了解患者饮食习惯，如有无进食高脂食物、含咖啡因饮料等，有无烟酒嗜好、有无肥胖及其他疾病、是否服用对下食管括约肌压力有影响的药物等。

（二）身体评估

胃食管反流病的临床表现多样，轻重不一。

1. 反流症状　泛酸、反食、嗳气等。常于餐后特别是饱餐后、平卧时发生，有酸性液体或食物从胃及食管反流到口咽部。泛酸常伴胃灼热，是胃食管反流病最常见的症状。

2. 反流物刺激食管引起的症状　胃灼热、胸痛、吞咽痛等。胃灼热是一种胸骨后发热、烧灼样不适，常于餐后（尤其是饱食或脂肪餐）1h 出现，躯体前屈或用力屏气时加重，站立或坐位时或服用抗酸药物后可缓解。一般认为是由于酸性反流物刺激食管上皮下的感觉神经末梢所致。反流物也可刺激机械感受器，引起食管痉挛性疼痛，严重者可放射到颈部、后背、胸部，有时酷似心绞痛症状。部分患者可有吞咽痛和吞咽困难，常为间歇性发作，是食管动力异常所致，晚期可呈持续性、进行性加重，常提示食管狭窄。

3. 食管以外刺激的临床表现　如咽部异物感、咳嗽、咽喉痛、声音嘶哑等。部分患者以咳嗽、哮端为主要症状，是因反流物吸入呼吸道，刺激支气管黏膜引起炎症和痉挛，或因反流物刺激食管黏膜感受器，通过迷走神经反射性引起支气管痉挛所致。

4. 并发症

（1）上消化道出血：由于食管黏膜炎症、糜烂和溃疡所致，多表现为黑便，呕血较少。

（2）食管狭窄：重度反流性食管炎可因食管黏膜糜烂、溃疡，使纤维组织增生，瘢痕形成致食管狭窄，患者表现为渐进性吞咽困难，尤以进食固体食物时明显。

（3）Barrett 食管：食管黏膜因受反流物的慢性刺激，食管与胃交界处的齿状线 2cm 以上的鳞状上皮被化生的柱状上皮替代，称为 Barrett 食管，是食管腺癌的主要癌前病变。

（三）辅助检查

1. 内镜检查　内镜检查是诊断反流性食管炎的最准确方法，并能判断反流性食管炎的严重程度和有无并发症。内镜下可见食管下段黏膜充血、水肿、糜烂，伴有浅表性溃疡和渗出物，晚期可见瘢痕形成和狭窄。

2. 食管 X 线钡餐检查　检查可见食管蠕动变弱，食管下段黏膜皱襞粗乱，有时可见小龛影及狭窄现象，头低位时，可显示胃内钡剂反流入食管。其对胃食管反流病诊断的敏感性及特异性均较内镜检查低。

3. 24h 食管 pH 监测　监测有助于明确在生理活动状态下有无过多的胃食管反流，且有助于明确患者的症状是否与酸反流有关，也可以用来监测正在治疗中的患者酸反流的控制情况。目前常用的观察指标是 24h 食管内 pH<4 的百分比、pH<4 的次数、持续 5min 以上的反流次数以及最长反流持续时间。胆汁反流可用 24h 胆汁监测仪（Bilitec-2000）测定。

4. 食管内测压　正常人下食管括约肌压力 10~30mmHg（1.33~3.99kPa），下食管括约肌压力低于 10mmHg（1.33kPa）提示可能出现胃食管反流。

5. 质子泵抑制剂（PPI）试验性治疗　PPI 试验是应用较高剂量 PPI 在较短时间内对怀疑胃食管反流病的患者进行诊断性治疗。PPI 试验的敏感性与 pH 监测相似，可达 80%。

（四）心理社会评估

重点评估患者的心理状况、工作及生活中的压力及其对生理心理状况的影响。如有无严重的焦虑或抑郁，对疾病知识的了解程度等。精神紧张、情绪变化和抑郁等均可影响食管动力和感觉功能，并影响患者对症状和疾病行为的感知能力，从而表现出焦虑、抑郁和躯体化精神症状。

九、护理措施

（一）指导患者改变不良生活方式和饮食习惯

（1）卧位时将床头抬高 10~20cm，避免餐后平卧和睡前 2h 进食。

（2）少量多餐，避免过饱；食物以高蛋白、高纤维、低脂肪、易消化为主，应细嚼慢咽；避免进食可使下食管括约肌压降低的食物，如高脂肪、巧克力、咖啡、浓茶等；戒烟酒。

（3）避免剧烈运动，以及使腹压升高的因素，如肥胖、紧身衣、束腰带等。

（4）避免使用使下食管括约肌压降低的药物，如 β 肾上腺素能激动剂、α 肾上腺素能受体阻断剂、抗胆碱能制剂、钙离子通道阻滞剂、茶碱等。

（二）用药指导

抑制胃酸是胃食管反流病治疗的主要手段，根据医嘱给患者进行药物治疗，注意观察疗效及不良反应。常用药物有：

1. 抑制胃酸药物　质子泵抑制剂（如奥美拉唑 20mg bid，兰索拉唑 30mg qd，泮托拉唑 40mg bid，雷贝拉唑 10mg bid 或埃索美拉唑 40mg bid）可有效抑制胃酸分泌，最快速地缓解症状。一天一次应用 PPI 的患者应该在早餐前服用，而睡前服用 PPI，可更好控制夜间酸分泌，通常疗程在 8 周以上，部分患者需要长期服药。也可选用 H_2 受体阻断剂，如西咪替丁、雷尼替丁、法莫替丁等，疗程 8~12 周。适用于轻、中症患者。

2. 促动力药物 促动力药物可增加下食管括约肌压力，改善食管蠕动功能，促进胃排空，减少胃食管反流，改善患者症状，可作为抑酸剂的辅助用药。常用药物有甲氧氯普胺或多潘立酮，餐前半小时服用，服药期间，注意观察有无腹泻、便秘、腹痛、恶心等不良反应。

3. 黏膜保护剂 可以在食管黏膜表面形成保护性屏障，吸附胆盐和胆汁酸，阻止胃酸、胃蛋白酶的侵蚀，防止其对食管黏膜的进一步损伤。常用药物包括硫糖铝、铋剂、铝碳酸镁等。硫糖铝片需嚼碎后成糊状，餐前半小时用少量温开水冲服，但长期使用可抑制磷的吸收，而致骨质疏松。

（三）手术治疗患者的护理

手术治疗的目的是使食管下段形成一个高压带，提高下食管括约肌的压力，阻止胃内容物的反流。适应证包括：①由于不良反应，患者不能耐受长期 PPI 治疗。②PPI 疗效不佳。③患者因不愿长期服药要求手术。④并发出血、狭窄、Barrett 食管等。⑤反流引起严重呼吸道疾病等。通常采用胃底折叠术，近年来，开展了腹腔镜下胃底折叠术和内镜下贲门黏膜缝扎术，均取得较好的近期疗效。

1. 术前护理 术前评估患者的生命体征和临床症状、营养状态、心理状态及患者手术有关的知识和术后配合的知识的了解程度；讲解手术操作方法、各项检查目的、配合方法，使患者树立战胜疾病的信心，更好地配合治疗。

2. 术后护理 指导患者深呼吸、有效咳嗽，避免呼吸道并发症。密切观察病情，若观察到胸骨后及上腹部剧烈疼痛、发热等情况，考虑手术并发症的可能，应及时与医师联系。

（四）心理护理

关心、体贴患者，告知疾病与治疗有关知识，消除患者紧张情绪，避免一些加重本病的刺激因素，使患者主动配合治疗，保持情绪稳定。

（余 玲）

第四节 消化性溃疡

消化性溃疡（peptic ulcer，PU）是一种消化道的常见病，多发病。由于溃疡的发生与胃酸及胃蛋白酶的消化作用有关，故而定名为 PU。PU 可发生在胃肠道与胃酸、胃蛋白酶能接触的任何一个部位，如食管下端、胃、十二指肠、胃空肠吻合术后的空肠和具有异位胃黏膜的 Meckel 憩室等，但以胃、十二指肠最为多见，约占 98%。具体分为胃溃疡（gastric ulcer，GU）与十二指肠溃疡（duodenal ulcer，DU），以后者多见。

一、病因及发病机制

消化性溃疡的发病机制已经清楚，近代观点认为，消化性溃疡存在多种病因，它们通过不同的发病机制增强对黏膜的攻击因子或减弱黏膜的防御因子，而正常黏膜屏障的维持，依赖于攻击因子与防御因子的相对平衡，当胃肠道黏膜的攻击因子超过防御因子时，就会发生消化性溃疡。

（一）攻击因子

1. 幽门螺杆菌（Helicobacter pylori，Hp） 1983 年，Marshall 和 Warren 在微需氧条件下，从人体胃黏膜活检标本中找到 Hp，从而使人们对消化性溃疡认识发生了重大改变，现已明确 Hp 是消化性溃疡，尤其是十二指肠溃疡的重要致病因子。Hp 寄居在胃黏膜上皮细胞表面，有时可深入到胃小凹内，通过分泌毒素、酶类，对胃黏膜起侵袭作用，从而破坏胃和十二指肠黏膜屏障的完整性。

2. 非甾体抗炎药（NSAIDs） 随着 NSAIDs 应用的日益普遍，NSAIDs 已成为消化性溃疡的第二大病因。常用药物有：保泰松、吲哚美辛、阿司匹林等。其造成 PU 的机制包括：①非甾体抗炎药对胃肠道黏膜有直接的毒性作用。当黏膜接触这类药物后，黏膜细胞线粒体氧化磷酸化功能受到抑制，ATP 产生减少，能量代谢障碍。②通过抑制环氧合酶活性而抑制前列腺素的合成与释放，并能降低黏膜的血流量，使局部微循环发生障碍。③抑制黏膜上皮细胞再生，影响黏膜损伤后的恢复功能。

3. 胃酸分泌过多　胃酸是由胃壁细胞分泌的，正常人的胃黏膜内大约有 10 亿个壁细胞，平均每小时分泌盐酸 22mmol。DU 患者的壁细胞总数增多，每小时分泌盐酸约 42mmol，是正常人的 2 倍左右。因此临床上采用的减少胃酸或抑制其分泌的各种疗法，在大多数十二指肠溃疡患者可促进溃疡愈合。胃溃疡患者，当胃黏膜屏障破坏时，氢离子逆扩散而形成溃疡时，仍属于胃酸作用，但其重要性低于十二指肠溃疡。

4. 促溃疡形成介质　促溃疡形成介质具有促进溃疡发生、参与溃疡形成和抑制溃疡修复等方面的作用。随着研究的深入，一些新的促溃疡形成介质不断被发现，主要有氧自由基、血小板活化因子、白细胞三烯、血栓素、内皮素等。

（二）防御因子

胃黏膜的防御作用通过防御因子来完成。所谓黏膜防御是指允许胃或十二指肠黏膜长期暴露于腔内，受到 pH、渗透压和温度的变化而不受损伤的因素。广义的说来，黏膜防御不仅包含黏膜及其相关的解剖结构对损伤的天然抵抗机制，而且包括一旦损伤发生，黏膜能迅速修复损伤，从而维护黏膜的完整性，还包括调节黏膜防御能力的神经、体液、血管机制。主要的防御因子有：黏膜屏障、黏液/重碳酸盐屏障、胃黏膜血流量、细胞更新、损伤的急性愈合、前列腺素和表皮生长因子等。

（三）其他因素

遗传因素、身心因素、饮食因素、吸烟、环境、季节、不良生活习惯等。

二、临床表现与诊断

（一）临床表现

消化性溃疡的临床表现不一，部分患者可无症状或以出血、穿孔等并发症作为首发症状。上腹部疼痛是本病的主要症状，可被进食或服用抗酸药所缓解。

1. 症状　主要如下。

（1）上腹部疼痛：典型的无并发症的胃、十二指肠溃疡的疼痛，具有以下特点。①慢性，多缓慢起病，并有反复发作的过程，病史可达数年或数十年。②节律性，疼痛的发生与进食有一定的关系。胃溃疡疼痛常在饭后 0.5 ~ 2.0h 发作，称"餐后痛"，其规律为进食→疼痛→舒适。幽门前区的胃溃疡及十二指肠溃疡多在空腹时疼痛，一般在饭后 3 ~ 4h 发生，称"饥饿痛"，不少患者夜间痛醒，其规律为进食→舒适→疼痛。③周期性，消化性溃疡的发作多与季节因素有关，秋末冬初是发病最多的季节，其次为春季，夏季最少。

（2）其他症状：有嗳气、泛酸、恶心、呕吐等，可伴随疼痛出现。

2. 体征　缓解期几乎无明显体征，发作期可仅有上腹部压痛，压痛部位与溃疡的位置基本相符。

（二）诊断

1. X 线钡剂检查　检查多采用钡剂和空气双重对比造影。溃疡的 X 线征象有直接和间接两种，前者是诊断本病的可靠依据，而后者的诊断无特异性。龛影是溃疡的直接征象；局部痉挛、激惹现象、球部畸形和局部压痛等是溃疡的间接征象。现 X 线检查已逐渐被更可靠的胃镜检查取代。

2. 内镜检查　内镜检查是诊断消化性溃疡的首选方法。不仅可以直接观察胃、十二指肠黏膜，还可以进行病理组织学检查。对于消化性溃疡的诊断和良、恶性溃疡的鉴别诊断，准确性高于钡剂检查。

3. 实验室检查　有以下两点。

（1）Hp 检测：Hp 感染的诊断方法分为侵入性和非侵入性两大类，前者需要做胃镜检查和胃黏膜活检，优点是可以同时确定有无胃十二指肠疾病，后者仅提供有无 Hp 感染的信息，为开展 Hp 治疗提供依据。

（2）血清促胃液素测定：消化性溃疡患者的血清促胃液素较正常人稍高，但诊断意义不大，故不列为常规。如怀疑有胃泌素瘤，应做此项测定。

三、治疗原则

（一）药物治疗

消化性溃疡的药物治疗方法按其作用机制可分为三大类：抑制胃酸分泌、根除 Hp 和保护胃黏膜治疗。

1. 抑制胃酸分泌治疗　治疗方法如下。

（1）质子泵抑制药（PPI）：其抑制胃酸分泌作用比 H_2 受体拮抗药更强，而且作用持久，不良反应小，是治疗消化性溃疡的首选药物。常用药物有奥美拉唑、兰索拉唑、泮托拉唑、雷贝拉唑等。

（2）H_2 受体拮抗药：有法莫替丁、雷尼替丁、西咪替丁、尼扎替丁等，疗效稳定。

（3）制酸药：制酸药为弱碱药物，口服后能与胃酸反应，形成水和盐，使胃液 pH 升高，有效缓解疼痛，现已少用。有碳酸氢钠、碳酸钙、氧化镁、氢氧化铝、氢氧化镁等。

2. 根除 Hp 治疗　因为大多数抗生素在胃低 pH 环境中活性降低和不能穿透黏膜层作用到细菌。迄今为止，尚无单一抗生素能够有效地根除 Hp。因而发展了将抗内分泌、抗生素或起协同作用的铋剂联合应用的多种药物治疗方案。其治疗方案为在质子泵抑制药（PPI）或铋剂的基础上加上克拉霉素、阿莫西林、甲硝唑（或替硝唑或呋喃唑酮）3 种抗生素中的 2 种组成三联疗法。

3. 保护胃黏膜治疗　目前常用的胃黏膜保护剂主要有三种，硫糖铝、铋剂和前列腺素类药物米索前列醇。

（二）手术治疗

大多数 PU 经过内科积极治疗后，症状缓解，溃疡愈合。对下列患者应手术治疗：①急性溃疡穿孔。②穿透性溃疡。③大量或反复出血，内科治疗无效。④器质性幽门梗阻。⑤GU 癌变或癌变不能除外。⑥顽固性或难治性溃疡，如幽门管溃疡、球后溃疡等。

四、常见护理问题

（一）腹痛

1. 相关因素　胃酸直接作用于溃疡面引起化学性炎症，胃酸的直接刺激或炎症、水肿造成组织张力增加，刺激溃疡边缘和基底部神经末梢引起疼痛。胃肠动力异常，如蠕动增强或胃内压增高，虽不能直接引起疼痛，但可以使疼痛明显增加。

2. 临床表现　表现如下。

（1）疼痛部位：胃溃疡疼痛部位常在剑突下或上腹部中线偏左；十二指肠溃疡则在剑突下偏右。

（2）疼痛性质：消化性溃疡的疼痛多为持续性钝痛、灼痛或饥饿痛，程度较轻，多能忍受，可持续出现半小时或数小时，疼痛的强度与溃疡的大小、胃酸水平无关。主要和患者的痛阈和对疼痛的反应性相关，存在明显的个体差异。

3. 护理措施　有以下几点。

1）疼痛发生时，患者应卧床休息。

2）向患者及家属讲解疼痛的原因，消除患者的紧张心理，可采用交谈、听音乐等方法分散患者的注意力。

3）用药护理：注意观察药效及其不良反应。

（1）抗酸分泌药物：质子泵抑制药，服用时间为早餐前 1h 或晚睡前，服用时应整粒吞服，不可咀嚼。少数患者可出现腹泻、便秘或腹胀。

H_2 受体拮抗药：服用时间为餐前，少数患者用药期间可出现一过性肝功能损害和粒细胞缺乏，可出现头痛、嗜睡等反应。此外，法莫替丁可使茶碱类药物的毒性增加。

制酸药：此类药品已较少使用，在餐前或疼痛时，咀嚼后服用。常见不良反应为便秘。

（2）抗 Hp 药物：抗生素均于餐后服用。阿莫西林使用前应做皮肤试验，并注意观察有无迟发性变态反应的出现，如皮疹等。甲硝唑可引起恶心、呕吐等胃肠道反应，可根据医嘱适当用甲氧氯普胺、维生素 B_6 拮抗，甲硝唑的代谢产物可使尿液呈深红色。

（3）保护胃黏膜药物

硫糖铝：有硫糖铝片和硫糖铝混悬液，只在酸性条件下有效。其与制酸药物及多酶片同服，可降低硫糖铝的药效；如为片剂应嚼服，在餐前 1h 服用；本药含糖量较高，故糖尿病患者应慎用；可有口干、恶心、便秘等不良反应。

铋剂：枸橼酸铋钾因其在酸性环境中方起作用，故应餐前服用；不得与强制酸药物同时服用；服药期间大便可呈黑色；还应注意不得与牛奶同服。

米索前列醇：本品不常用，也要求空腹服用；腹泻是其主要不良反应；前列腺素可引起子宫收缩，孕妇忌服。

4）帮助患者减少或去除加重或诱发疼痛的因素：①对服用非甾体抗炎药者，应更换其他类药物或停药。②避免食用刺激性食物，以免加重对黏膜的刺激。③对嗜烟、酒者，劝其戒除。因为酒精可刺激黏膜引起损伤，烟中的尼古丁不仅能损伤黏膜、刺激壁细胞增生和胃酸分泌，还可降低幽门括约肌张力，使胆汁反流入胃，并抑制胰腺分泌 HCO_3^-，削弱十二指肠腔内对胃酸的中和能力。帮助患者制订切实可行的戒烟、酒的计划，避免突然戒烟引起焦虑、烦躁，反过来刺激胃酸分泌。

5）注意观察及详细了解患者疼痛的性质、部位及持续的时间，认真做好疼痛评估，根据疼痛的规律和特点，进行干预：①十二指肠溃疡疼痛表现为空腹痛或午夜痛，指导患者准备能中和胃酸的食物，如苏打饼干等，在疼痛前进食。②嘱患者定时进餐，每餐不宜过饱，以免胃窦部过度扩张而刺激胃酸分泌。③注意饮食结构，由于蛋白质食物具有中和胃酸作用，可适量摄取脱脂牛奶，宜安排在两餐之间饮用，但不宜多饮，因为钙质吸收会反过来刺激胃酸分泌。

（二）潜在并发症：上消化道出血

1. 相关因素　溃疡侵蚀血管及黏膜，引起出血。

2. 临床表现　消化性溃疡出血的临床表现由出血的部位、速度和出血量决定。十二指肠后壁溃疡易穿透十二指肠动脉，导致急性上消化道大出血，而通常溃疡面渗血，则出血速度慢，出血量小。消化道大出血可表现为呕血、黑便或柏油样便，甚至可出现失血性休克。小量上消化道出血可表现为低红色素性小红细胞性贫血及粪便隐血阳性。一般出血量达到 5ml 即可发现隐血阳性，50～100ml 可出现黑便，1 000ml 以上可出现循环功能改变，短时间内出血超过 1 500ml 常导致休克。

3. 护理措施　根据患者的血压、脉搏、呕血、黑便等临床表现，综合判断患者的出血量。视出血量的多少，积极采取相应的措施。

（1）出血量不大，无呕血，仅有黑便或大便隐血阳性时，可进食冷流质，逐渐过渡到半流质。出血停止后，可逐渐增加活动量。

（2）出血量较大，有呕血、黑便时：①立即协助患者绝对卧床休息，头偏向一侧，以防呕吐引起窒息。建立静脉通道，备血。②按医嘱给予止血、制酸、补充血容量、输血等治疗。③安慰患者，避免因过度紧张而加重出血。④内镜下查找出血原因及止血治疗。

（三）潜在并发症：穿孔

1. 相关因素　溃疡深达浆膜层时，可发生穿孔。

2. 临床表现　在饮酒、劳累、服用阿司匹林等诱因存在时，可出现突发的上腹部剧烈疼痛，大汗淋漓，烦躁不安，服用制酸药不能缓解疼痛。当炎症迅速波及全腹时，即表现出急性弥漫性腹膜炎的特征，部分患者可出现休克。此为急性穿孔的特征性表现。如果出现腹痛规律改变，疼痛顽固而持久向腰、背部放射，则可能为慢性穿孔。腹部 X 线检查可发现膈下有游离气体。

3. 护理措施　主要如下。

（1）急性小的穿孔可内科保守治疗：①卧床休息，禁食。②密切观察病情，监测生命体征。③持续胃肠减压及抗酸治疗，以减少胃、十二指肠分泌液，阻止其继续流入腹腔；维持水、电解质及酸碱平衡，联合应用广谱抗生素，防止腹腔感染。

（2）大的穿孔应尽快手术治疗，在积极抗休克、充分扩充血容量的基础上，做好术前的准备工作，如备皮、青霉素皮试、普鲁卡因皮试、血型交叉备血等。

（四）潜在并发症：幽门梗阻

1. 相关因素　由于溃疡活动期，溃疡周围组织炎症性充血、水肿或反射性地引起幽门痉挛，此类梗阻为暂时性的。另一类属于永久性的梗阻，非外科手术不能缓解，是由于复发性溃疡，造成局部瘢痕形成、瘢痕组织收缩或与周围组织粘连，致使幽门狭窄。

2. 临床表现　典型的幽门梗阻表现为胃潴留，其主要表现为呕吐，常间隔 1~2d 发生 1 次，1 次呕吐量可超过 1L，呕吐物呈酸腐味的宿食。还伴有上腹部疼痛、饱胀不适、食欲减退、嗳气、泛酸等，病情严重者可出现明显体重减轻，水、电解质紊乱。体征于空腹时，可见胃型蠕动波、上腹部振水音。

3. 护理措施　①禁食。②持续胃肠减压及抗酸治疗，以减少胃内潴留、抑制胃液分泌，使溃疡迅速消肿、愈合，观察胃液引流的颜色、性质、量。③维持水、电解质平衡。④定期监测血生化。⑤准确记录出入量。⑥禁用抗胆碱能药物，如阿托品、山莨菪碱等，因为此类药物会延迟胃排空，加重胃潴留。

五、健康教育

（一）心理指导

消化性溃疡属于典型的心身疾病范畴，心理社会因素对发病起重要作用，因此乐观的情绪、避免过度紧张，无论在本病的发作期或缓解期均很重要。

（二）饮食指导

1. 急性发作期饮食指导　饮食的原则是严格限制对胃黏膜有化学性和物理性刺激的食物及减少胃的负担。食物应易于消化、富含蛋白质和维生素、低脂、少量多餐。可选择少渣半流饮食，如白米粥、蛋花粥、小馄饨、细面条、鱼丸等。这一阶段，控制饮食的时间较长，往往容易产生饮食单调，所以制备食物应变换花样，注意色、香、味的调配，待病情稳定后，进入缓解期饮食。

2. 缓解期饮食指导　为巩固疗效，在病情稳定的情况下，可采用少渣软食，同时要注意蛋白质的补充。患者经过急性期一段时间的饮食限制，容易造成营养素的缺乏，因此，应根据患者个人的耐受力，可增加食物内容，并多样化，使营养达到充分的平衡。可增加一些容易消化的、含少量膳食纤维的蔬菜，如冬瓜、西红柿，主食可逐渐吃一些馒头、肉包等。

3. 恢复期饮食指导　此期饮食应营养均衡，以促进溃疡的愈合，防止溃疡复发。改变传统的溃疡饮食习惯（如少量多餐、只吃细软食物、防止进食刺激性食物），提倡正常饮食和高纤维素饮食，这是因为：①少吃多餐可导致饮食无规律，不仅不能减轻溃疡病的症状，反而会加重病情。因为食物进入胃内，虽然能中和一部分胃酸，但食物又会刺激胃酸，不利于溃疡愈合。因此，现在主张一般在有效的抗酸治疗条件下，大多数患者可进行正常饮食，不必过多限制，但应避免辛辣、过咸食物及浓茶、咖啡等。②高纤维饮食中存在一种脂溶性保护因子，而且含有较多的营养因子，这些因子具有防止溃疡发生和复发作用。同时高纤维饮食可使口腔充分咀嚼，唾液充分的分泌，不仅能帮助消化，而且有中和胃酸和提高胃黏膜屏障的作用，而细软的食物在口腔中咀嚼时间短，唾液不能充分分泌。

（三）作息指导

鼓励患者生活自理，适当活动，如散步等。但不能剧烈或过度地运动，以免引起疲劳。疼痛时，可卧床休息，减少活动。

（四）家庭防护指导

Hp 可通过粪－口和/或口－口途径在人与人之间传播，病员应与家人分餐，餐具进行消毒。

（五）出院指导

（1）秋末冬初、冬春之交，一般容易复发，尤其注意休养，以免复发。

（2）按时服药、坚持服药。H_2 受体拮抗药或质子泵抑制药溃疡的疗程一般为十二指肠溃疡 4～6 周，胃溃疡 6～8 周。

（3）避免使用致溃疡药物，吲哚美辛、阿司匹林等，必须使用时，应尽量采用肠溶剂型或小剂量间断应用或选用不良反应小者，同时必须进行充分的抗酸治疗和加强黏膜保护治疗。

（4）纠正不良的饮食习惯，如避免两餐间吃零食，睡前进食，暴饮暴食；戒烟、酒。

（5）门诊随访，出院后 3 个月需复查胃镜，当出现腹痛节律变化并加重、黑便等症状时，应及时就诊。

（余　玲）

第五节　肝硬化

肝硬化（cirrhosis of liver）是一种常见的由一种或多种病因长期或反复作用引起的肝脏慢性、进行性、弥漫性病变。其特点是在肝细胞坏死基础上发生纤维化，并形成异常的再生结节和假小叶。临床早期可无症状，晚期可累及多系统，以肝功能损害和门静脉高压为主要表现，常出现消化道出血、肝性脑病和继发感染等严重并发症。

一、病因

引起肝硬化的病因很多，且具有地区差异性。亚洲和非洲以乙肝后肝硬化为多见，而美国、欧洲以酒精性肝硬化多见。部分肝硬化可能是多种致病因素共同作用的结果。

（一）病毒性肝炎

在我国，病毒性肝炎是导致肝硬化的主要原因，可以由乙型、丙型、丁型肝炎病毒重叠感染后演变而来，甲型和戊型肝炎不发展成肝硬化。多数表现为大结节或大小结节混合性肝硬化。

（二）慢性酒精中毒

慢性酒精中毒为西方国家及地区肝硬化的常见病因，我国近年来有上升趋势。其发病机制主要是长期大量饮酒（每日摄入乙醇量男性 40g，女性 20g，>5 年）时，乙醇及其中间代谢产物乙醛对肝脏直接损害，形成脂肪肝、酒精性肝炎，严重时发展为酒精性肝硬化。乙醇量换算公式为：乙醇量（g）＝饮酒量（ml）×乙醇含量（%）×0.8。

（三）长期胆汁淤积

长期胆汁淤积，由于胆酸及胆红素的作用，引起肝细胞变性、坏死及纤维组织增生，最终可以发展为胆汁性肝硬化。与自身免疫有关者，称为原发性胆汁性肝硬化，继发于肝外胆管阻塞者，称为继发性胆汁性肝硬化。

（四）遗传和代谢疾病

由遗传性和代谢性疾病导致某些物质因代谢障碍而沉积于肝脏，引起肝细胞变性坏死、结缔组织增生而逐渐发展成的肝硬化称为代谢性肝硬化。主要有以下几种：①血色病。铁代谢障碍，肝组织中铁沉积过多引起的肝硬化。②肝豆状核变性（又称 wilson 病）。由于先天性铜代谢异常，导致铜过量沉积于肝脏、脑基底节及角膜，临床上表现为肝硬化、铜蓝蛋白降低、精神障碍等。③半乳糖血症。半乳糖代谢缺陷以致大量半乳糖和半乳糖－1－磷酸堆积在肝细胞，在数月和数年后可发展为肝硬化。④α_1 抗胰蛋白酶缺乏症。α_1 抗胰蛋白酶基因异常导致 α_1 抗胰蛋白酶缺乏引起的先天性代谢病。婴幼儿 15%～20% 的肝脏疾病可由 α_1 抗胰蛋白酶缺乏所致，成人 α_1 抗胰蛋白酶缺乏常表现为无症状性肝硬化，可伴肝癌。⑤糖原贮积症Ⅳ型（又称 Anderson 病）。因分支酶缺陷导致糖原在肝细胞内聚集，引起进行性肝脏肿大，肝功能损害逐渐加重，引起肝硬化。⑥肝脏淀粉样变性。由于淀粉样物质浸润于肝细胞之间或沉积于网状纤维支架所致，常伴其他脏器淀粉样变。临床表现多样，最突出表现为巨肝，肝功能轻度异常。⑦遗传性果糖不耐受症。由于缺乏磷酸果糖醛缩酶，使机体不能使用果糖，果糖的副产物果糖－1－磷酸半乳糖在体内累积，可引起肝硬化。⑧其他。如纤维性囊肿病、先天性酪氨酸血症，也可引起肝硬化。

（五）肝静脉回流受阻

长期肝静脉回流受阻，导致肝脏被动充血。病理特点为肝细胞肿胀、肝脏肿大、肝小叶中心性坏死及纤维化；外观为槟榔肝。常见病因有：①慢性充血性心力衰竭和慢性缩窄性心包炎。病程较长，往往 > 10 年，肝脏肿大且质地中等硬度，也称为心源性肝硬化。②Budd － Chiari 综合征。原发性肝静脉狭窄，多见于日本女性，其病理特点为肝静脉内膜下微血栓形成、血管壁增厚。目前认为，其可能与口服避孕药及抗肿瘤药、X 线放射治疗有关。另外，本症有先天性的痕迹，如血管蹼、膜状闭锁、狭窄两端对位不良等。但由于本病发病多在 20 ~ 40 岁，所以推测多由先天性的胚胎遗迹在生长发育过程中不断增长所致。③肝静脉或下腔静脉血栓。临床多见。常见病因有骨髓增生异常疾病，如真性红细胞增多症、镰状细胞贫血、阵发性血红蛋白尿症、正常凝血抑制物（如抗血栓素、蛋白 C、蛋白 S、FVLeidin）的遗传缺陷、腹部外伤、化脓性肝内病灶、肝静脉内肿瘤，特别是原发性肝癌和肾细胞癌等。

（六）化学毒物或药物

由于吸入、摄入或静脉给予许多药物及化学制剂，如甲基多巴、双醋酚酊、四环素、磷、砷、四氯化碳等引起的中毒性肝炎，最后可演变为肝硬化。

（七）免疫紊乱

自身免疫性肝炎可进展为肝硬化。其病因和发病机制仍不十分清楚，临床上以女性多见，肝功能损害较轻。伴有其他系统自身免疫病，如系统性红斑狼疮，可出现多种自身抗体及异常免疫球蛋白血症等。

（八）隐源性肝硬化

并不是一种特殊类型的肝硬化，而是限于诊断技术，一时难以确定发病原因的肝硬化。病毒性肝炎和儿童脂肪性肝炎可能是隐源性肝硬化的重要原因。随着诊断技术的进步，隐源性肝硬化所占的比例将逐渐减少。

（九）其他

长期食物中缺乏蛋白质、维生素等，可降低肝细胞对其他致病因素的抵抗力，成为肝硬化的间接病因。长期或反复感染血吸虫病者，虫卵在门静脉分支中沉积，引起纤维组织增生，导致窦前性门静脉高压，在此基础上发展为血吸虫性肝硬化。

有的患者可同时具有以上几种病因，由混合病因引起者，病程进展较快。

二、病理

在大体形态上，由于肝脏硬化失去原有的形态，体积变小，重量减轻，边缘变薄、变锐，外观由暗红色变为棕黄或灰褐色，肝左、右叶间裂隙增大，表面有大小不等的结节形成，肝包膜变厚。切面可见肝正常小叶被散在的圆形或不规则状大小不等的岛屿状再生结节取代，结节周围有灰白色结缔组织包绕。

病理特点是在肝细胞炎症坏死的基础上，小叶结构塌陷，发生弥漫性纤维化，再生肝细胞结节形成，由纤维组织包绕形成假小叶。以肝再生结节形态和大小作为分类标准，可分为 3 类。

（一）小结节性肝硬化

酒精性肝硬化常属此型。结节大小均匀，直径 < 3mm，结节间有纤细的灰白色纤维组织间隔。中央静脉位置和数目不规则，可有两三个中央静脉或一个偏在一边的中央静脉，或无中央静脉。

（二）大结节性肝硬化

病毒性肝炎导致的肝硬化常属此型。结节粗大，大小不均，直径 >3mm，也可达 5cm 甚至更大，结节间的纤维组织间隔一般较宽。结缔组织增生导致汇管区显著增宽，常见程度不等的炎症细胞浸润和假胆管增生。

（三）大小结节混合性肝硬化

以上两型的混合，肝内同时存在大、小结节两种病理形态。肝炎后肝硬化也可属此型。

值得注意的是，肝硬化再生结节的大小与病因并非绝对相关。慢性持续的少量肝细胞坏死，其再生结节往往是小结节；而较大范围的肝细胞大量坏死，其再生结节一般是大结节。即一种病因可导致不同病理类型的肝硬化，不同的病因也可发展为同一种类型的肝硬化。

三、临床表现

起病常隐匿，早期可无明显的症状、体征，当病程进展至超过肝脏的代偿范围时，将出现明显的临床表现和并发症。据此，将肝硬化分为代偿期和失代偿期。

（一）代偿期肝硬化

全身症状一般无异常，少部分患者可表现为轻度乏力和食欲不振等非特异性消化道症状，部分患者面色灰暗，亦可见肝掌和/或蜘蛛痣。肝功能正常或轻度异常，肝脏不肿大或轻度肿大，脾脏轻、中度肿大。人血清蛋白常在正常下限，球蛋白可偏高。此阶段肝硬化的确诊，需肝穿刺组织学诊断。

（二）失代偿期肝硬化

症状显著且突出，可分为肝功能减退和门静脉高压症两大类。

1. 肝功能减退的临床表现　主要有以下几点。

（1）全身症状：患者一般情况较差，体重减轻，面色灰暗，皮肤干枯，可有不同程度的色素沉着，部分患者可有口角炎、水肿。主要症状包括：①不同程度的乏力感，可由轻度乏力发展为卧床不起，常与肝病严重程度相一致，可能由于食欲减退、电解质紊乱、营养物质代谢障碍等。②不规则低热，主要原因为肝细胞炎症反应、内毒素血症、肝脏对某些致热物质的灭活减少等，少部分患者可因并发肝癌而导致癌性发热。持续高热常提示感染。③体重下降，这与胃肠道功能障碍、组织分解代谢增强有关。水肿和腹腔液积有时会使体重减轻不明显。

（2）消化道症状：消化道症状为较早出现且较为突出的症状，包括食欲不振甚至厌食，伴有恶心、呕吐、腹胀、腹痛、腹泻等症状。主要原因有：①肝硬化门静脉高压性胃病，肝硬化门静脉高压引起消化道黏膜充血、水肿，导致胃肠功能障碍，影响对食物的消化、吸收。②肠道菌群失调，肝硬化患者肠道球/杆菌比值异常，细菌毒素刺激胃肠蠕动，引起腹泻。③肝脏对激素代谢异常，导致胃肠激素分泌障碍，影响胃肠蠕动及消化功能。④胰腺外分泌功能减退，胰酶分泌减少。⑤电解质紊乱，尤其是低钾、低钠均可加重胃肠道症状。⑥腹腔液积量 >200ml 可出现腹胀。

呕血和便血也是肝硬化较常见且特异的消化道症状，其主要原因为：①食管胃底静脉曲张破裂出血，为最多见，也最为凶险，出血量大且不易止，是肝硬化患者死亡的主要原因，胃镜检查是唯一可靠的诊断方法。②消化性溃疡出血，在肝硬化患者较正常人更为常见，可能原因为肝脏解毒功能下降，一些促胃液分泌的物质，如组胺、5-羟色胺等不经肝脏灭活直接进入体循环，刺激胃酸分泌增加引起溃疡。③门静脉高压性胃病出血，门静脉高压性胃炎多为浅表性，伴有糜烂时，可引起上消化道出血，出血量较少。④肝硬化患者并发反流性食管炎、胆系感染、食管癌、胃癌等，亦可引起出血。

（3）血液系统表现：出血倾向及贫血是其重要的临床表现之一，有时是肝硬化患者就诊的首发症状。临床常表现为头晕、乏力、牙龈出血、鼻出血、皮肤黏膜出血点或瘀斑、女性月经过多等。主要为脾功能亢进、凝血因子合成减少、毛细血管脆性增加、肠道吸收障碍、胃肠失血等因素引起。

（4）内分泌系统表现：患者面部、颈部、上胸部、肩背等在静脉引流区出现蜘蛛痣。手掌大、小鱼际部位有红斑，称为开掌。男性患者常有性欲减退、睾丸萎缩、毛发脱落、乳房发育等女性化特征。女性患者有月经失调甚至闭经、不孕等。主要原因是肝功能减退对雌激素灭活作用减弱，致使雌激素在体内堆积，通过负反馈抑制腺垂体的分泌功能，影响垂体－性腺轴、垂体－肾上腺皮质轴的功能，致使雄激素和糖皮质激素减少，雌激素有扩张血管作用，形成蜘蛛痣和肝掌。近年来，有研究认为这种表现可能还与肝硬化患者血循环中舒血管因子增加有关。肝功能减退对醛固酮和抗利尿激素灭活减少，导致水钠潴留，对腹腔液积的形成起到重要的促进作用。

2. 门静脉高压症的临床表现　门静脉压力由肝静脉楔嵌压和游离肝静脉压的差异估计而得。肝硬化时，门静脉阻力增加是发生门静脉高压的始动因素，而门静脉血流量的增加是促进门静脉高压发展的重要因素。肝硬化引起的门静脉高压是窦性的。脾大、侧支循环形成、腹腔液积是门静脉高压的三大临床表现。

（1）脾大：脾脏因被动充血而肿大，上消化道出血时，脾脏可暂时缩小。脾脏肿大伴红细胞、白细胞、血小板减少称为脾亢；血吸虫性肝硬化可表现为巨脾，肝功能损害程度反而较轻。

（2）侧支循环形成：当门静脉压力增高到 10～12mmHg（1.33～1.60kPa），门静脉与体循环之间的侧支循环建立和开放，主要有：①腹壁静脉曲张，为脐静脉开放与副脐静脉、腹壁静脉相连接而形成。血流方向为脐以上向上，脐以下向下。腹壁静脉曲张显著者，可呈海蛇头状改变。②食管胃底静脉曲张，被认为是反映肝硬化门静脉高压症最客观的指标，由胃冠状静脉与食管静脉丛吻合形成。食管静脉曲张是肝硬化患者发生上消化道大出血的主要原因。③痔静脉丛扩张，是由直肠上静脉与直肠中、下静脉沟通而形成，可扩张形成痔核。极少部分肝硬化患者以痔破裂出血为首发症状。

（3）腹腔液积：肝硬化出现门静脉高压症时，腹腔内液体的形成速度超过重吸收速度，常导致腹腔液积的发生。腹腔液积发生的机制复杂，主要与门静脉压力升高、低蛋白血症、淋巴液生成过多、继发性醛固酮和抗利尿激素生成增多等因素有关。总的来说，腹腔液积主要来自细胞外液的渗出。腹腔液积可突然或逐渐发生。前者常有诱因，如上消化道大出血、感染、酗酒等，导致肝功能迅速恶化，去除诱因后，腹腔液积较易消除。后者常无明显诱因，腹腔液积发生前，往往先有腹胀，腹腔液积量呈持续增加且不易消除。少量腹腔液积仅有轻微腹胀，随腹腔液积量的增多出现腹壁膨隆、腹胀加重、行走困难、呼吸困难甚至心功能障碍。部分患者伴有右侧胸腔积液，是腹腔液积通过膈淋巴管进入胸腔所致。

四、治疗

肝硬化目前尚无特效治疗，主要是一般支持治疗及预防、治疗各种并发症。

（一）一般治疗

1. 休息　在肝硬化代偿期应动静结合，可参加轻体力活动，但均以不引起疲乏感为原则。肝功能明显异常，并发有肝硬化并发症时，则应以卧床休息为主。

2. 饮食治疗　肝硬化患者以高热量、高蛋白、高维生素及适量脂肪饮食为原则。出现肝性脑病前兆的患者，应少用甚至不用蛋白质。出现腹腔液积时，应严格控制水分和盐的摄入量。禁用损害肝功能的药物。

3. 支持治疗　失代偿期患者，可静脉补充葡萄糖、维生素和氯化钾等营养物质，补液应特别注意维持水、电解质和酸碱平衡，清蛋白严重降低时，可静脉补充清蛋白。

（二）药物治疗

病毒复制活跃的患者应根据情况选择干扰素或核苷类似物，给予抗病毒治疗。秋水仙碱有分解胶原和抗炎症作用，剂量为 1mg/d，分 2 次服用，每周 5d。水飞蓟宾可保护肝细胞膜，促进肝细胞再生，每次 2 片，每日 3 次。可适量补充维生素，维生素 C 有促进代谢和解毒作用，维生素 E 有抗氧化和保护肝细胞作用，有凝血障碍者，可注射维生素 K_1，B 族维生素有防止脂肪肝和保护肝细胞作用。甘草酸制剂是肝炎及肝硬化最常用的治疗药物，具有较好的保肝降酶、抗纤维化作用，采用异甘草酸镁注射液治疗失代偿期肝硬化，取得了较好的疗效。

（三）腹腔液积的治疗

1. 钠、水的摄入　腹腔液积患者必须限钠，给予低盐饮食，每日钠摄入量应控制在 <90mmol/d（5.2g/d）。对于有低钠血症的患者，血钠在 126～135mmol/L 且血清肌酐正常者，可继续利尿疗法，无需限水；血钠在 121～125mmol/L 且血清肌酐正常者，应停止利尿。血钠在 121～125mmol/L 且血清肌酐升高 >150μmol/L者，应停止利尿，给予扩容疗法；血钠≤120mmol/L 者，应停止利尿，用胶体物质或盐类给予扩容，但应控制血钠升高速度，避免每 24h 血钠升高 >12mmol/L。

2. 应用利尿剂　首选螺内酯，剂量可由 100mg/d 增加至 400mg/d。如效果不佳，可加用呋塞米，最大可用 160mg/d。使用螺内酯和呋塞米的剂量比例为 100mg：40mg，同时密切检测临床和生化指标。

3. 治疗性腹腔穿刺术　此方法是治疗大量腹腔液积或顽固性腹腔液积的首选治疗方法。抽吸腹腔液积量 <5L 时，应补充血浆扩容剂，如 150～200ml 琥珀酰明胶（佳乐施）或尿素交联明胶，不需要用清蛋白扩容。抽吸大量腹腔液积时，应补充清蛋白 8g/L 扩容，即 20% 清蛋白 100ml/3L 腹腔液积。

4. 经颈静脉肝内门-体分流术（TIPS）　TIPS 是一种治疗难治性腹腔液积很有效的方法，在很大程度上代替了门-腔分流术。TIPS 可使肾素-血管紧张素-醛固酮系统功能继发性降低，从而增加钠和水的排出。行 TIPS 后，有大约 25% 患者发生肝性脑病，60 岁以上患者发生率更高。需要频繁行穿刺术的患者（一般在每月 3 次以上）可考虑 TIPS 治疗。还有研究表明，TIPS 可使 60%～70% 患者的胸腔积液消退。

5. 肝移植　所有肝硬化腹腔液积患者都应考虑肝移植。

（四）并发症的治疗

1. 上消化道出血　根据症状及体征估计出血量，迅速恢复血容量（静脉补液或输血），并密切检测生命体征，采取有效止血措施，并预防肝性脑病、肝肾综合征等严重并发症。止血措施可根据实际情况，采用内镜下注硬化剂至曲张的静脉或用皮圈套扎曲张静脉，或两种方法同时使用。药物止血治疗，如食管胃底静脉曲张破裂出血，可使用垂体后叶素、血管加压素等降低门静脉压力的药物；如消化性溃疡所致出血，可使用抑制胃酸分泌的药物。

2. 自发性细菌性腹膜炎　腹腔液积中性粒细胞计数 $>2.5×10^8/L$ 的患者，可经验性地使用抗生素治疗。无症状、有肠鸣音的患者可使用口服抗生素治疗，第三代头孢菌素已被证明为有效。如抗生素治疗 2d 后，腹腔液积中性粒细胞计数比治疗前降低不到 25%，应考虑治疗失败，应高度怀疑继发性腹膜炎。SBP 患者，如出现肾功能不全的体征，应输注清蛋白，前 6h 为 1.5g/kg，然后 1g/kg，用 3d。所有 SBP 患者都应考虑肝移植。

3. 肝性脑病　目前尚无特效疗法，需采取综合措施。去除诱发肝性脑病的诱因，如上消化道出血、感染等，纠正低钾低氯性碱中毒等代谢紊乱，促进氨等毒性物质的清除，清洁肠道、控制肠道菌群及降低肠道 pH。

4. 肝肾综合征　无有效治疗方法。可采取以下措施：去除诱因，如上消化道出血、感染等；限制水、钠摄入，保持水、电解质平衡；输注右旋糖酐 40、清蛋白或腹腔液积回输等方法，对低排高阻型肝肾综合征有疗效；使用八肽加压素、多巴胺舒张肾血管，增加肾皮质血流量，提高肾小球滤过率。

（五）肝移植

肝移植是目前治疗肝硬化及其并发症最有效的方法。

五、护理措施

（一）一般护理

（1）失代偿期应卧床休息，尽量取平卧位，以增加肝肾血流量。卧床期间注意保护皮肤。

（2）给予高热量、高维生素、易消化、无刺激的软食，选用优质蛋白。适量脂肪，限制动物脂肪的摄入。有肝性脑病先兆时，应暂禁蛋白质摄入，有腹腔液积者，应给低盐或无盐饮食。必要时，遵医嘱给予静脉补充营养。

（3）黄疸可致皮肤瘙痒，应避免搔抓皮肤，定时翻身，使用温水或性质柔和的护肤品清洁皮肤。

（4）指导患者遵医嘱按时、按量服药，片剂口服药应研碎服用。肝功能不全或肝性脑病前期症状出现时，不能随意应用镇静剂、麻醉剂。便秘者给予缓泻剂，保持大便通畅。

（5）观察患者生命体征、意识及尿量变化，定期监测生化指标。

（6）肝硬化病程漫长，患者常有消极悲观情绪，应给予精神上安慰和支持，保持愉快心情，安心休养，有助于病情缓解。

（二）症状护理

腹腔液积及水肿的护理：

（1）大量腹腔液积时取半卧位，以利呼吸。抬高下肢，以减轻下肢水肿。男性患者出现阴囊水肿时，可用吊带将阴囊托起。

（2）根据病情给予低盐或无盐饮食，每日液体摄入量不超过 1 000ml。

（3）保持床铺干燥平整，经常更换体位，避免局部长期受压。

（4）观察患者腹腔液积消退情况，注意有无呼吸困难和心悸表现，准确记录每日出入量，定期测量腹围和体重，协助医师做好腹腔穿刺的护理。

六、健康教育

（1）合理安排作息时间，保证充足睡眠。防止便秘，减少有害物质的产生。

（2）禁止饮酒、吸烟。指导正确饮食。

（3）注意保暖，保持居住环境卫生，防止感染。

（4）避免食管静脉曲张破裂的诱发因素，如粗糙食物、剧烈咳嗽、腹压增高等。

（5）教会患者正确记录尿量、腹围、体重的方法。

（6）严格遵医嘱服药，尽量避免使用对肝脏有损害的药物，学会识别药物的不良反应及肝性脑病的前期症状，定期门诊随访。

（周志敏）

第六节　肝性脑病

肝性脑病（hepatic encephalopathy，HE），过去称为肝性昏迷（hepatic coma），是由严重肝病引起的、以代谢紊乱为基础、中枢神经系统功能失调的综合征。其主要临床表现是意识障碍、行为失常和昏迷。门体分流性脑病（proto - systemic encephalopathy，PSE）强调门静脉高压，肝门静脉与腔静脉间有侧支循环存在，从而使大量门静脉血绕过肝脏流入体循环，是脑病发生的主要机制。

（一）病因与发病机制

1. 病因　大部分肝性脑病是由各型肝硬化（病毒性肝炎、肝硬化最多见）引起，也可由为改善门静脉高压的门体分流手术引起，如经颈静脉肝内门体分流术（TIPS），如果连轻微肝性脑病也计算在内，则肝硬化发生肝性脑病者可达 70%。小部分肝性脑病见于重症病毒性肝炎、中毒性肝炎和药物性肝性脑病的急性或暴发性肝功能衰竭阶段。更少见的病因有原发性肝癌、妊娠期急性脂肪肝、严重胆管感染等。

肝性脑病特别是门体分流性脑病常有明显的诱因，常见的有上消化道出血、大量排钾利尿、放腹腔液积、高蛋白饮食、催眠镇静药、麻醉药、便秘、尿毒症、外科手术、感染等。

2. 发病机制　肝性脑病的发病机制迄今尚未完全明确。一般认为本病的病理、生理基础是由于肝细胞功能衰竭和门 - 腔静脉之间有手术造成或自然形成的侧支循环，使来自肠道的许多毒性代谢产物，未被肝解毒和清除，便经侧支进入体循环，透过血 - 脑屏障而至脑部，引起大脑功能紊乱。

（二）临床表现

肝性脑病发生在严重肝病和/或广泛门体分流的基础上，临床上主要表现为高级神经中枢功能紊乱

（如性格改变、智力下降、行为失常、意识障碍等）以及运动和反射异常（如扑翼样震颤、肌阵挛、反射亢进和病理反射等）。根据意识障碍程度、神经系统体征和脑电图改变，可将肝性脑病的临床过程分为4期。

1. 一期（前驱期）　焦虑、欣快激动、淡漠、睡眠倒错、健忘等轻度精神异常，可有扑翼样震颤（flapping tremor）。此期临床表现不明显，易被忽略。

2. 二期（昏迷前期）　嗜睡、行为异常（如衣冠不整或随地大小便）、言语不清、书写障碍及定向力障碍。有腱反射亢进、肌张力增高、踝阵挛及Babinski征阳性等神经体征，有扑翼样震颤。

3. 三期（昏睡期）　昏睡，但可唤醒，各种神经体征持续或加重，有扑翼样震颤、肌张力高、腱反射亢进、锥体束征常阳性。

4. 四期（昏迷期）　昏迷，不能唤醒。由于患者不能合作，扑翼样震颤无法引出。浅昏迷时；腱反射和肌张力仍亢进，深昏迷时，各种反射消失，肌张力降低。

（三）辅助检查

1. 血氨　慢性肝性脑病尤其是门体分流性脑病患者，多有血氨升高，急性肝性脑病患者血氨可以正常。

2. 脑电图　脑电图是大脑细胞活动时所发出的电活动，正常人的脑电图呈a波，每秒8～13次。肝性脑病患者的脑电图表现为节律变慢。

3. 诱发电位（evoked potentiais）　诱发电位是大脑皮质或皮质下层接受到由各种感觉器官受刺激的信息后所产生的电位，其有别于脑电图所记录的大脑自发性电活动。可用于轻微肝性脑病的诊断和研究。

4. 心理智能测验　适合于肝性脑病的诊断和轻微肝性脑病的筛选。

5. 影像学检查　急性肝性脑病患者行头部CT或MRI检查可发现脑水肿。

6. 临界视觉闪烁频率　可辅助诊断HE，用于检测轻微肝性脑病。

（四）治疗原则

去除HE发作的诱因，保护肝脏功能免受进一步损伤，治疗氨中毒及调节神经递质是治疗HE的主要措施。

1. 及早识别及去除HE发作的诱因　有以下几点。

（1）慎用镇静药及损伤肝功能的药物：镇静、催眠、镇痛药及麻醉剂可诱发肝性脑病，在肝硬化特别是有严重肝功能减退时，应尽量避免使用。

（2）纠正电解质和酸碱平衡紊乱：低钾性碱中毒是肝硬化患者在进食量减少、利尿过度及大量排放腹腔液积后的内环境紊乱，是诱发或加重肝性脑病的常见原因之一。因此，应重视患者的营养支持，利尿药的剂量不宜过大，大量排放腹腔液积时，应静脉输入足量的清蛋白以维持有效血容量和防止电解质紊乱。

（3）止血和清除肠道积血：上消化道出血是肝性脑病的重要诱因之一。清除肠道积血可采取以下措施：乳果糖、乳梨醇或25%硫酸镁口服或鼻饲导泻，生理盐水或弱酸液（如稀醋酸溶液）清洁灌肠。

（4）预防和控制感染：失代偿期肝硬化患者容易并发感染，特别是对肝硬化大量腹腔液积或并发曲张静脉出血者应高度警惕，必要时，予抗生素预防性治疗。一旦发现感染，应积极控制感染，选用对肝损害小的广谱抗生素静脉给药。

（5）注意防治便秘：门体分流对蛋白不耐受者，应避免大量蛋白质饮食，警惕低血糖并及时纠正。

2. 减少肠内氨源性毒物的生成与吸收　有以下三点。

（1）饮食：开始数天内禁食蛋白质。食物以糖类为主，每天供给足量的热量和维生素。

（2）灌肠或导泻：清除肠内积食、积血或其他含氮物。可用生理盐水或弱酸性溶液灌肠，或口服硫酸镁导泻。

（3）抑制肠道细菌生长：遵医嘱口服新霉素或甲硝唑，也可口服福昔明。

3. 促进有毒物质的代谢清除　如应用降氨药物、GABA/BZ复合受体拮抗药。

4. 对症治疗　纠正水电解质和酸碱失衡，每天入液总量不超过 2 500ml 为宜，肝硬化腹腔液积患者一般以尿量加 1 000ml 为标准控制入液量，以免血液稀释，血钠过低而加重昏迷，注意纠正低钾和碱中毒，及时补充氯化钾或静滴精氨酸溶液。保护脑细胞功能：可用冰帽降低颅内温度。保持呼吸道通畅：深昏迷者，应做气管切开排痰给氧。防止脑水肿：静脉滴注高渗葡萄糖、甘露醇等脱水药。

5. 其他治疗　对于门体分流性难治性肝性脑病，可采用介入方法，用钢圈或气囊栓塞有关的门静脉系统减少分流或肝移植。

（五）护理

1. 护理评估　一般状况与营养状况：一般身体状况，饮食及食物种类，日常休息及活动量、活动耐力；评估患者意识状态情况；评估患者对相关疾病知识的知晓程度。

2. 护理要点及措施　具体如下。

（1）严密观察病情变化，监测并记录患者的血压、脉搏、呼吸、体温及瞳孔变化。

（2）提供情感支持，尽量安排专人护理，训练患者的定向力；保持患者舒适、床单位整洁。

（3）安全护理：保证患者的安全，防止患者自伤或伤害别人，对烦躁的患者应注意护理，可加床栏，必要时，使用约束带，防止发生坠床及撞伤等意外。

（4）用药护理：长期服用新霉素的患者中少数可出现听力或肾功能损害，故服用新霉素不宜超过 1 个月，用药期间注意监测听力和肾功能。应用谷氨酸钾和谷氨酸钠、精氨酸时，谷氨酸钾、谷氨酸钠应根据血钾、血钠浓度和病情而定，且注意观察有无外渗、输液部位有无红肿；精氨酸的滴入速度不宜过快，否则可出现流涎、呕吐、面色潮红等反应。精氨酸呈酸性，含氯离子，不宜与碱性溶液配伍使用。乳果糖因在肠内产气较多，可引起腹胀、腹绞痛、恶心、呕吐及电解质紊乱等，应从小剂量开始。

（5）昏迷患者的护理：患者取仰卧位，头略偏一侧，以防舌后坠阻塞呼吸道。保持呼吸道通畅，深昏迷患者必要时做气管切开以排痰，保证氧气的供给；做好口腔、眼的护理，对眼睑闭合不全、角膜外露的患者，可用生理盐水纱布覆盖眼部。保持床褥干燥、平整，定时协助患者翻身，按摩受压部位，防止压疮。尿潴留患者，给予留置尿管，并详细记录尿的颜色、性质、量及气味；给患者做肢体的被动运动，防止静脉血栓形成及肌肉萎缩。

（6）饮食护理：发病开始数天内禁食蛋白质，每天供给足够的热量和维生素，以糖类为主，昏迷患者禁食，可以鼻饲或静脉供给足够的热量。患者神志清楚后，逐步增加蛋白质饮食，以植物蛋白为宜。因植物蛋白含支链氨基酸较多，而含蛋氨酸、芳香族氨基酸较少，且能增加粪氮排泄。此外，植物蛋白含非吸收性纤维，被肠菌酵解产酸有利于氨的清除，并有利于通便。

3. 健康教育　主要有以下几点。

（1）疾病知识指导：向患者及家属介绍肝脏疾病和肝性脑病的有关知识，指导其认识肝性脑病的各种诱发因素，要求患者自觉避免诱发因素，如限制蛋白质的摄入，不滥用对肝有损害的药物，保持排便通畅，避免各种感染，戒烟、酒等。

（2）用药指导：指导患者按医嘱规定的剂量、用法服药，了解药物的主要不良反应，并定期随访。

（3）照顾者指导：使患者家属了解肝性脑病的早期征象，以便患者发生肝性脑病时能及时被发现，及时得到诊治。家属要给予患者精神支持和生活照顾，帮助患者树立战胜疾病的信心。

（周志敏）

第七节　急性胰腺炎

急性胰腺炎（acute pancreatitis，AP）是多种病因导致胰酶在胰腺内被激活后，引起胰腺组织自身消化、水肿、出血，甚至坏死的炎症反应。病变程度轻重不等，轻者以胰腺水肿为主，临床多见，病情常呈自限性，预后良好，又称为轻症急性胰腺炎（mild acute pancreatitis，MAP）。少数重者的胰腺出血坏死，常继发感染、腹膜炎和休克等多种并发症，病死率高，称为重症急性胰腺炎（severe acute pancreatitis，SAP）。

（一）常见病因与发病机制

临床上常见的病因有胆石症、酗酒，占病因的80%，其他还有如创伤、暴饮暴食、代谢异常、感染、药物等。

发病机制迄今未完全明确，正常情况下，胰腺腺泡细胞内酶蛋白的形成与分泌过程处于与细胞质隔绝状态，胰腺各种蛋白酶进入十二指肠前，均处于无活性或微活性的酶原状态，上述各种病因导致胰胆管梗阻，十二指肠液反流，胰胆管内压力增高，均可在胰腺内激活各种胰酶原形成急性胰腺炎。当激活的胰酶进入全身血液循环时，引起远处脏器和全身酶系统损伤，产生大量炎症介质和细胞因子，引起全身炎症反应综合征。

（二）临床表现

AP的临床表现的轻重与其病因、病情的严重程度、治疗是否及时等因素有关。

1. 症状

（1）腹痛：95%的患者有腹痛，多呈突然发作，与饱餐和酗酒有关，为持续性刀割样痛，疼痛部位多在上腹，可向左背部放射，疼痛时，蜷屈体位和前倾体位可使疼痛缓解。

（2）发热：多为中度发热，持续3~5d。若发热不退或逐日升高、尤其持续发热2~3周者，要警惕胰腺脓肿可能。

（3）恶心、呕吐：多在起病后出现，呕吐物为胃内容物，重者混有胆汁，呕吐后，患者无舒适感。

（4）黄疸：病情较轻的可无黄疸。不同原因的黄疸持续时间也不一样。

2. 体征

（1）轻症急性胰腺炎患者有腹部的深压痛，重症急性胰腺炎患者，可出现腹肌紧张、压痛、反跳痛等腹膜刺激征三联征。

（2）腹块：常为急性胰腺假囊肿或胰腺脓肿，一般见于起病后4周或4周以上。

（3）皮下瘀斑：皮下瘀斑是血性液体渗透至皮下形成，出现在两肋部者，称Grey - Tuner征；出现在脐部者称Cullen征。

（4）其他：如手足搐搦、气急，胸腔积液及腹腔液积等。

（三）并发症

1. 局部并发症　急性液体积聚、胰腺坏死、胰腺假囊肿、胰腺脓肿。

2. 全身并发症　低血压及休克、消化道出血、细菌及真菌感染、糖尿病、代谢异常、心肾呼吸功能不全或衰竭、胰性脑病等，通常见于重症急性胰腺炎。

（四）辅助检查

1. 血清淀粉酶、血清脂肪酶测定　AP起病6h后，血清淀粉酶超过>500IU/L，血清脂肪酶在AP早期就有升高，在诊断AP时，其敏感性和特异性均可达100%。

2. 血常规　白细胞总数及分类均增高。

3. 血钙　血钙值的明显下降提示胰腺有广泛的脂肪坏死，当<1.75mmol/L时提示患者预后不良。

4. C反应蛋白（CRP）　CRP是组织损伤和炎症的非特异性标志物，有助于评估与监测急性胰腺炎的严重性，在胰腺坏死时，CRP明显升高。

5. 影像学检查　有以下几种。

（1）X线：胸、腹部X线片对有无胸腔积液、肠梗阻有帮助。

（2）腹部B超：可用于有无胆管结石和胰腺水肿、坏死的判断。

（3）腹部CT：增强CT扫描能确切地显示胰腺的解剖结构，可确定急性胰腺炎是否存在及其严重程度，以及有无局部并发症，鉴别囊性或实质性病变，判断有无出血坏死，评价炎症浸润的范围。

（4）MRI：对胰腺炎的诊断相似于CT，还可通过MRCP判断有无胆胰管梗阻。

（五）治疗原则

1. MAP 以内科治疗为主

（1）抑制胰液分泌：①禁食及胃肠减压，可减少胰腺分泌；②胆碱能受体阻滞药，山莨菪碱为最常用；③质子泵抑制药，抑制胃酸以保护胃黏膜及减少胰腺分泌；④生长抑素及类似物：具有多种内分泌活性，在 AP 早期，能迅速控制病情、缓解临床症状，使血淀粉酶快速下降并减少并发症，提高治愈率。

（2）抑制胰酶活性，减少胰酶合成：乌司他丁为一种蛋白酶抑制药，可以抑制各种胰酶，此外，还可抑制炎性介质的释放。

（3）镇痛：腹痛时，遵医嘱给予山莨菪碱或哌替啶注射液，一般不用吗啡。

（4）抗生素的应用：可选氨基糖苷类、喹诺酮类、头孢菌素类药物。

2. SAP

1）内科治疗

（1）禁食及胃肠减压：可减少胰腺分泌，减少胃酸的刺激及减轻肠胀气和肠麻痹，在 SAP 中，禁食至少 2 周，过早进食会导致胰腺假性囊肿的发生。

（2）肠内营养：是将鼻饲营养管放置在屈氏韧带以下的空肠给予要素饮食。对于不能耐受肠内营养的患者应考虑使用胃肠外营养。

（3）应用广谱高效抗生素：SAP 患者的死亡原因 80% 为感染，应及早应用抗生素治疗且至少维持 14 天。

（4）生长抑素及类似物：应注意出现高血糖等不良反应。

（5）抗休克：应及时补足血液循环量，纠正水、电解质及酸碱平衡紊乱。

（6）中药。

2）手术：胆管梗阻且病程 <3d、胰腺脓肿或假囊肿、疑有穿孔或肠坏死等适应证。

3）内镜治疗：对疑有胆源性胰腺炎的患者实行早期（发病后 24～72h）ERCP 检查及治疗。

4）其他脏器衰竭处理（见其他相关章节）。

（六）护理

1. 评估

（1）一般情况：患者的年龄、性别、职业、婚姻状况、健康史、既往史、心理、自理能力等。

（2）身体评估：①消化系统症状：腹痛、腹胀、恶心、呕吐、排气排便等情况；②全身情况：生命体征，神志、精神状态，有无发热、呼吸困难、呼吸窘迫等情况。

2. 护理要点及措施

（1）腹痛护理：耐心倾听患者对疼痛的主诉，评估患者的疼痛部位、性质、伴随症状，协助患者变换卧位，可弯曲膝盖靠近胸部，以缓解疼痛。必要时，遵医嘱合理、反复使用盐酸哌替啶等镇痛药、抗胰酶药物。

（2）引流管的护理：因各种引流管较多，应贴上标签，以便区分每根导管的名称、位置和作用。正确连接相应引流装置，防止引流管滑脱、扭曲、受压和堵塞，保持引流通畅。分别记录各种引流液的颜色、性质和量。

（3）防治并发症：密切观察生命体征、神志、皮肤黏膜温度和色泽。准确记录 24h 出入量和水、电解质平衡状况。早期要迅速补充液体和电解质，根据脱水程度、心功能、年龄调节输液速度。建立留置针或大静脉置管。

（4）控制感染，降低体温：观察体温和血白细胞变化，遵医嘱给予抗生素治疗，并评估效果。协助和鼓励患者多翻身、深呼吸、有效咳嗽和排痰，预防肺部感染。加强口腔和尿道口护理，预防发生口腔和尿道口感染。发热时，给予补充适量液体、物理降温等措施，必要时，给予药物降温、出汗多时及时，擦干汗液，更衣保暖。

（5）饮食营养：①急性期要保证患者处于绝对禁食状态，这样可以减少胰腺的分泌，有利于降低胰管内的压力，要对患者强调禁食的重要性，等病情进一步好转后，可由纯糖流质渐过渡到纯素饮食，少量多餐。②疾病恢复期时，要严格禁食肉、鸡、奶类等高脂肪的食物，绝对禁酒，注意饮食的循序渐进，防止病情反复。

（6）做好心理支持：与患者建立互相信赖的护患关系，做好患者和家属的解释和安慰工作，稳定患者情绪，允许家属陪护，以给予亲情支持。收集患者的相关信息，观察患者的情绪反应，了解患者对急性胰腺炎的恐惧程度，给予患者同情、理解和关心，积极地影响患者的心理活动。向患者和家属讲解有关急性胰腺炎的理论知识、手术和药物治疗大致过程，使其了解急性胰腺炎的预后，稳定情绪，主动配合治疗和护理。

3. 健康指导

（1）向患者及家属讲解饮食管理的重要性，近期进食低脂饮食，少量多餐，严格限制烹调油及食肉量；烹调方法多选蒸、煮、烩、炖等。

（2）避免暴饮暴食及饱食，饮食要适量，有规律，绝对禁酒、戒烟。

（3）遵医嘱服用药物及按时复查。

（4）积极治疗胆管疾病，降血脂。

（5）家属积极配合，预防胰腺炎反复发作。

（6）随访：定期复查胰腺 CT，门诊随诊。

（守 丹）

第八节 上消化道大量出血

上消化道出血（upper gastrointestinal hemorrhage）是指屈氏韧带以上的消化道，包括食管、胃、十二指肠、胰、胆管病变引起的出血，以及胃空肠吻合术后的空肠病变出血。上消化道大量出血一般指在数小时内失血量超过 1 000ml 或循环血容量的 20%，是常见的临床急症。

一、病因

上消化道出血的病因很多，其中常见的有消化性溃疡、食管胃底静脉曲张破裂、急性糜烂出血性胃炎和胃癌。食管贲门黏膜撕裂综合征引起的出血亦不少见。少部分由胰、胆管病变引起，如胆囊或胆管结石或癌症、胰腺癌等。某些全身性疾病亦可引起出血，如白血病、血友病、尿毒症、应激性溃疡等。

二、临床表现

上消化道大量出血的临床表现取决于出血病变的性质、部位、出血量与速度，并与患者出血前的全身状况如有无贫血及心、肾、肝功能有关。

（一）呕血与黑便

呕血与黑便是上消化道出血的特征性表现。出血部位在幽门以上者，常有呕血和黑便，在幽门以下者，可仅表现为黑便。但出血量少而速度慢的幽门以上病变亦可仅见黑便，而出血量大、速度快的幽门以下病变可因血液反流入胃，引起呕血。呕血与黑便的颜色、性质亦与出血量和速度有关。呕血呈鲜红色或血块提示出血量大且速度快，血液在胃内停留时间短，未经胃酸充分混合即呕出；如呕血呈棕褐色咖啡渣样，则表明血液在胃内停留时间长，经胃酸作用形成正铁血红素所致。柏油样黑便，黏稠而发亮，是因血红蛋白中铁与肠内硫化物作用形成硫化铁所致；当出血量大且速度快时，血液在肠内推进快，粪便可呈暗红甚至鲜红色，需与下消化道出血鉴别；反之，空肠、回肠的出血，如出血量不大，在肠内停留时间较长，也可表现为黑便，需与上消化道出血鉴别。

（二）失血性周围循环衰竭

上消化道大量出血时，由于循环血容量急剧减少，静脉回心血量相应不足，导致心排血量降低，常发生急性周围循环衰竭，其程度轻重因出血量大小和失血速度快慢而异。患者可出现头昏、心悸、乏力、出汗、口渴、晕厥等一系列组织缺血的表现。出血性休克早期体征有脉搏细速、脉压变小，血压可因机体代偿作用而正常，甚至一时偏高，此时应特别注意血压波动，尤其脉压。呈现休克状态时，患者表现为面色苍白、口唇发绀、呼吸急促，皮肤湿冷，呈灰白色或紫灰花斑，体表静脉塌陷；精神萎靡、烦躁不安，重者反应迟钝、意识模糊；收缩压降至 80mmHg（10.64kPa）以下，脉压小于 25mmHg（3.33kpa），心率加快至 120 次/min 以上。休克时尿量减少，若补足血容量后，仍少尿或无尿，应考虑并发急性肾功能衰竭。

（三）发热

大量出血后，多数患者在 24h 内出现发热，一般不超过 38.5℃，可持续 3~5d。发热机制可能与循环血容量减少，急性周围循环衰竭，导致体温调节中枢功能障碍有关，失血性贫血亦为影响因素之一。

（四）氮质血症

上消化道大量出血后，肠道中血液的蛋白质消化产物被吸收，引起血中尿素氮浓度增高，称为肠性氮质血症。血尿素氮多在一次出血后数小时上升，24~48h 达到高峰，3~4d 降到正常。

三、辅助检查

1. 实验室检查　测定红细胞、白细胞和血小板计数，血红蛋白浓度、血细胞比容、肝功能、肾功能、大便隐血等，有助于估计失血量及动态观察有无活动性出血，判断治疗效果及协助病因诊断。

2. 内镜检查　出血后 24~48h 内行急诊内镜检查，可以直接观察出血部位，明确出血的病因诊断，同时对出血灶进行止血治疗。

3. X 线钡剂检查　检查宜在出血停止且病情基本稳定数日后进行。

4. 其他　选择性动脉造影，如腹腔动脉、肠系膜上动脉造影帮助确定出血部位。

四、处理要点

应采取积极措施进行抢救：迅速补充血容量，纠正水、电解质失衡，预防和治疗失血性休克，给予止血治疗，同时积极进行病因诊断和治疗。

（一）补充血容量

立即配血，可先输入平衡液或葡萄糖盐水、右旋糖酐或其他血浆代用品，尽早输入全血，以尽快恢复和维持血容量及有效循环，最好保持血红蛋白不低于 90g/L。输液量可根据估计的失血量来确定。

（二）止血措施

1. 非食管胃底静脉曲张破裂出血的止血措施　病因中以消化性溃疡出血最常见。

（1）药物止血：①抑制胃酸分泌药：临床常用 H_2 受体拮抗剂或质子泵阻滞剂，常用药物有西咪替丁、雷尼替丁、奥美拉唑等，急性出血期均应静脉给药。②口服药物止血：如去甲肾上腺素 8mg 加入 100ml 水中分次口服，也可经胃管滴注入胃，可使出血的小动脉收缩而止血。其他有效的止血剂有凝血酶、巴曲酶等。

（2）内镜直视下止血：适用于有活动性出血或暴露血管的溃疡出血，治疗方法包括激光光凝、高频电凝、微波、热探头及注射疗法等。

2. 食管胃底静脉曲张破裂出血的止血措施　本病往往出血量大、出血速度快、再出血率和死亡率高，治疗措施上亦有其特殊性。

（1）药物止血：①血管加压素：血管加压素为常用药物，其作用机制是收缩内脏血管，从而减少门静脉血流量，降低门静脉及其侧支循环的压力。用法为血管加压素 0.2IU/min 持续静滴，视治疗反应，可逐渐增加至 0.4IU/min。同时用硝酸甘油静滴或舌下含服，可减轻大剂量用血管加压素的不良反应，并且硝酸甘油有协同降低门静脉压力的作用。②生长抑素：研究证明，该药能明显减少内脏血流量，并见奇静脉血流量明显减少，目前用于临床的 14 肽天然生长抑素，生长抑素的人工合成制剂奥曲肽。

（2）三腔或四腔气囊管压迫止血：宜用于药物不能控制出血时暂时使用，以争取时间准备其他治疗措施（图6-2）。

（3）内镜直视下止血：注射硬化剂至曲张的食管静脉，可用无水乙醇、鱼肝油酸钠、乙氧硬化醇等硬化剂；亦可用圈套结扎曲张静脉；或同时使用两种方法。

（4）经颈静脉肝内门体静脉分流术。

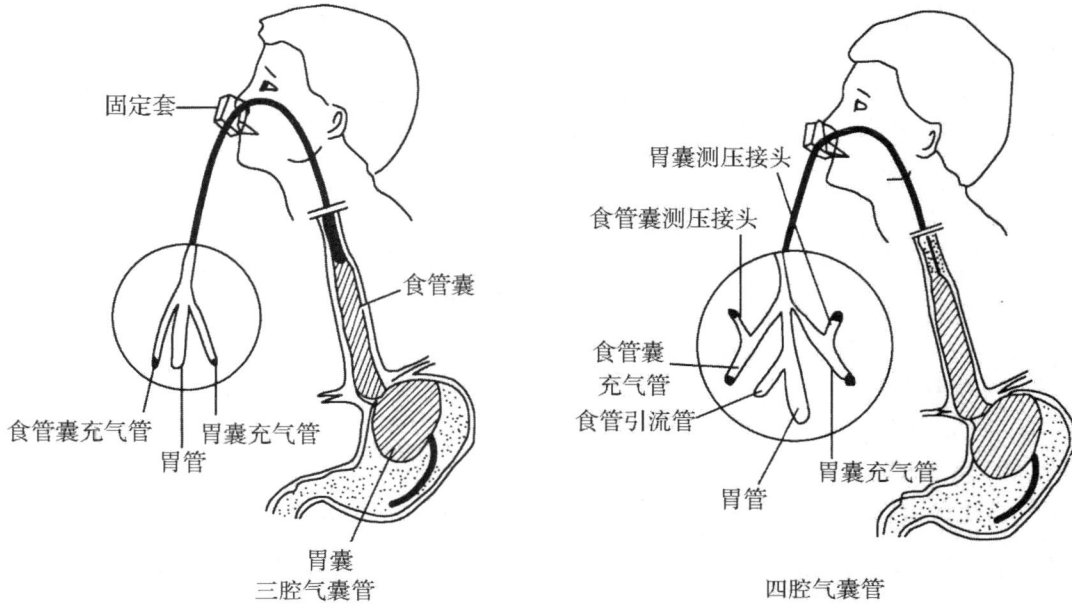

图6-2 三（四）腔气囊管的应用

五、护理评估

根据引起上消化道大量出血的病因，应询问患者是否有：①慢性、周期性、节律性上腹痛；出血以冬、春季节多见，出血前有营养失调、劳累或精神紧张、受寒等诱因。②有服用阿司匹林、吲哚美辛、保泰松、肾上腺糖皮质激素等损伤胃黏膜的药物史或酗酒史，有创伤、颅脑手术、休克、严重感染等应激史。③病毒性肝炎、血吸虫病、慢性酒精中毒等引起肝硬化的病因，且有肝硬化门静脉高压的临床表现；④为40岁以上男性，有渐进性食欲不振、腹胀、上腹持续疼痛、进行性贫血、体重减轻、上腹部肿块，出血后上腹痛无明显缓解。此外，还应注意评估患者有无紧张、恐惧或悲观、沮丧等心理反应，特别是慢性病或全身性疾病致反复出血者，有无对治疗失去信心，不合作。患者及其亲属对疾病和治疗的认识程度如何。

六、常见护理诊断及医护合作性问题

1. 体液不足　与上消化道大量出血有关。

2. 活动无耐力　与失血性周围循环衰竭有关。

3. 有受伤的危险：创伤、窒息、误吸　与食管胃底黏膜长时间受压、囊管阻塞气道、血液或分泌物反流入气管有关。

七、护理目标

患者无继续出血的征象，血容量不足得到纠正，生命体征稳定；能够获得足够休息，活动耐力逐渐增加，能叙述活动时保证安全的要点；患者呼吸道通畅，无窒息、误吸，食管胃底黏膜未因受气囊压迫而损伤。

八、护理措施

（一）一般护理

1. 休息与体位　大出血时，患者应绝对卧床休息，取平卧位并将下肢略抬高，以保证脑部供血。呕吐时头偏向一侧，防止窒息或误吸；必要时，用负压吸引器清除气道内的分泌物、血液或呕吐物，保持呼吸道通畅。给予吸氧。

2. 饮食护理　食管胃底静脉曲张破裂出血、急性大出血伴恶心、呕吐者应禁食。少量出血无呕吐者，可进温凉、清淡流质。出血停止后改为营养丰富、易消化、无刺激性半流质、软食，少量多餐，逐步过渡到正常饮食。食管胃底静脉曲张破裂出血的患者，止血后 1～2d 可进高热量、高维生素流质，限制钠和蛋白质摄入，避免粗糙、坚硬、刺激性食物，且应细嚼慢咽，防止损伤曲张静脉而再次出血。

（二）病情观察

上消化道大量出血在短期内出现休克症状，为临床常见的急症，应做好病情的观察。

1. 出血量的估计　详细询问呕血和/或黑便的发生时间、次数、量及性状，以便估计出血量和速度。一般说来，大便隐血试验阳性提示每日出血量 >5ml；出现黑便表明出血量在 50ml 以上，一次出血后黑便持续时间取决于患者排便次数，如每日排便一次，粪便色泽约在 3d 后恢复正常；胃内积血量达 250～300ml 时可引起呕血；一次出血量在 400ml 以下时，一般不引起全身症状；如出血量达 400～500ml，可出现头晕、心悸、乏力等症状；如超过 1 000ml，临床即出现急性周围循环衰竭的表现，严重者引起失血性休克。周围循环衰竭的临床表现是估计出血量的重要标准，应动态观察患者的心率、血压。可采用改变体位测量心率、血压并观察症状和体征来估计出血量：先测平卧时的心率与血压，然后测半卧位时的心率与血压，如半卧位即出现心率增快 10 次/min 以上、血压下降幅度 >15mmHg（1.20kPa）、头晕、出汗甚至晕厥，则表示出血量大，血容量已明显不足，是紧急输血的指征。如收缩压低于 90mmHg（11.97kPa）、心率大于 120 次/min，伴有面色苍白、四肢湿冷、烦躁不安或神志不清，则已进入休克状态，属严重大量出血，需紧急抢救。

2. 继续或再次出血的判断　观察中出现下列迹象，提示有活动性出血或再次出血：①反复呕血，甚至呕吐物由咖啡色转为鲜红色。②黑便次数增多且粪质稀薄，色泽转为暗红色，伴肠鸣音亢进。③周围循环衰竭的表现经补液、输血而未改善或好转后又恶化，血压波动，中心静脉压不稳定。④红细胞计数、血细胞比容、血红蛋白测定不断下降，网织红细胞计数持续增高。⑤在补液足量、尿量正常的情况下，血尿素氮持续或再次增高。⑥原有脾大门静脉高压的患者，在出血后常暂时缩小，如不见脾恢复肿大亦提示出血未止。

3. 出血性休克的观察　大出血时，严密监测患者的心率、血压、呼吸和神志变化，必要时，进行心电监护。准确记录出入量，疑有休克时，留置导尿管，测每小时尿量，应保持尿量 >30ml/h。注意症状体征的观察，如患者烦躁不安、面色苍白、皮肤湿冷、四肢湿冷，提示微循环血液灌注不足；而皮肤逐渐转暖、出汗停止则提示血液灌注好转。

（三）用药护理

立即建立静脉通道。配合医师迅速、准确地实施输血、输液、各种止血治疗及用药等抢救措施，并观察治疗效果及不良反应。输液开始应快，必要时，测定中心静脉压作为调整输液量和速度的依据。避免因输液、输血过多、过快而引起急性肺水肿，对老年患者和心肺功能不全者尤应注意。肝病患者忌用吗啡、巴比妥类药物；应输新鲜血，因库存血含氨量高，易诱发肝性脑病。血管加压素可引起腹痛、血压升高、心律失常、心肌缺血，甚至发生心肌梗死，故滴注速度应遵医嘱准确无误，并严密观察不良反应。患有冠心病的患者忌用血管加压素。

（四）三（四）腔气囊管的护理

熟练的操作和插管后的密切观察及细致护理是达到预期止血效果的关键。插管前仔细检查，确保食管引流管、胃管、食管囊管、胃囊管通畅并分别做好标记，检查两气囊无漏气后，抽尽囊内气体，备用。协助医师为患者做鼻腔、咽喉部局麻，经鼻腔或口腔插管至胃内。将食管引流管、胃管连接负压吸引器或定时抽吸，观察出血是否停止，并记录引流液的性状、颜色及量；经胃管冲洗胃腔，以清除积血，可减少氨在肠道的吸收，以免血氨增高而诱发肝性脑病。出血停止后，放松牵引，放出囊内气体，保留管道继续观察24h，未再出血可考虑拔管，对昏迷患者，可继续留置管道用于注入流质食物和药液。拔管前口服液体石蜡20~30ml，润滑黏膜和管、囊外壁，抽尽囊内气体，以缓慢、轻巧的动作拔管。气囊压迫一般以3~4d为限，继续出血者可适当延长。

留置管道期间应注意的事项：①定时做好鼻腔、口腔的清洁，用液状石蜡润滑鼻腔、口唇。②定时测量气囊内压力，以防压力不足而致未能止血或压力过高而引起组织坏死。气囊充气加压12~24h应放松牵引，放气15~30min，如出血未止，再注气加压，以免食管胃底黏膜受压过久而致糜烂、坏死。③当胃囊充气不足或破裂时，食管囊可向上移动，阻塞于喉部而引起窒息，一旦发生，应立即抽出食管囊内气体，拔出管道。对昏迷患者尤应密切观察有无突然发生的呼吸困难或窒息表现。必要时，约束患者双手，以防因烦躁或神志不清试图拔管而发生窒息等意外。④应用四腔管时，可经食管引流管抽出食管内积聚的液体，以防误吸引起吸入性肺炎；三腔管无食管引流管腔，必要时，可另插一管进行抽吸。床旁置备弯盆、纸巾，供患者及时清除鼻腔、口腔分泌物，并嘱患者勿咽下唾液等分泌物。

（五）心理护理

突然大量的呕血，常使患者及其家属极度恐惧不安。反复长期消化道出血，则容易使患者产生悲观、绝望的心理反应，对疾病的治疗失去信心。而患者的消极情绪，又可加重病情，不利于疾病的康复。应关心、安慰患者。抢救工作应迅速而不忙乱，以减轻患者的紧张情绪。经常巡视，大出血时，陪伴患者，使其有安全感。呕血或解黑便后及时清除血迹、污物，以减少对患者的不良刺激。解释各项检查、治疗措施，听取并解答患者或家属的提问，以减轻他们的疑虑。

（六）健康指导

1. 饮食指导 注意饮食卫生和规律，进食营养丰富、易消化的食物，避免过饥或暴饮暴食，避免粗糙、刺激性食物或过冷、过热、产气多的食物、饮料等，合理饮食是避免诱发上消化道出血的重要环节。

2. 生活指导 生活起居要有规律，劳逸结合，保持乐观情绪，保证身心休息。应戒烟、戒酒，在医师指导下用药。慢性病者应定期门诊随访。

3. 疾病知识指导 上消化道出血的临床过程及预后因引起出血的病因而异，应帮助患者和家属掌握有关疾病的病因和诱因、预防、治疗和护理知识，以减少再度出血的危险。

4. 指导识别出血征象及应急 指导患者及家属学会早期识别出血征象及应急措施，若出现呕血、黑便或头晕、心悸等不适，立即卧床休息，保持安静，减少身体活动；呕吐时，取侧卧位以免误吸。立即送医院治疗。

九、护理评价

患者出血停止，生命体征恢复正常。休息和睡眠充足，活动耐力增加或恢复至出血前的水平；患者活动时，无晕厥、跌倒等意外发生；无窒息或误吸，食管胃底黏膜无糜烂、坏死。

（刘贵琴）

第七章

泌尿系统疾病护理

第一节　泌尿系统疾病常见症状体征的护理

泌尿系统由肾脏、输尿管、膀胱、尿道及有关的血管和神经等组成。主要功能是生成和排泄尿液，并以此排泄人体的代谢废物，调节水、电解质和酸碱平衡，维持机体内环境的稳定。此外，肾脏还具有重要的内分泌功能，可分泌多种激素如肾素、前列腺素、促红细胞生成素、1α-羟化酶等，主要作用是调节血压、红细胞生成和骨骼生长等。引起泌尿系统疾病的原因很多，如免疫机制异常、感染、肾血管病变、药物、毒素、创伤、结石、肿瘤等因素。

近几十年来，慢性肾脏疾病的发病率逐年增长。目前全球肾脏疾病患者已超过 5 亿，成为继心脑血管疾病、恶性肿瘤、糖尿病之后又一个威胁人类健康的重要疾病。我国人群中慢性肾脏疾病的患病率为 $11.8\% \sim 13.0\%$，患者数超过 1 亿。疾病多呈久治不愈的慢性病程，持续发展可致肾功能衰竭，晚期肾功能衰竭患者必须进行肾脏替代治疗。因此，泌尿系统疾病的防治和护理十分重要。

泌尿系统疾病的常见症状体征有肾源性水肿、肾性高血压、尿异常和尿路刺激征等。

一、肾源性水肿

肾源性水肿（renal edema）是指肾脏病变引起人体组织间隙有过多的液体积聚而导致的组织肿胀。可见于各型肾炎和肾病的患者，是肾小球疾病最常见的症状。按发生机制可分为两类：①肾炎性水肿：如急、慢性肾小球肾炎引起的水肿，主要是由于肾小球滤过功能下降，而肾小管重吸收功能相对正常，导致水钠潴留而产生水肿。②肾病性水肿：如肾病综合征引起的水肿，主要是由于长期大量蛋白尿导致低蛋白血症，血浆胶体渗透压降低，液体从血管内进入组织间隙，产生水肿。

【护理评估】

（一）健康史

询问患者有无急性肾小球肾炎、慢性肾小球肾炎、肾病综合征、肾功能衰竭等肾脏疾病；既往有无心脏、肝脏疾病及内分泌系统疾病等；有无感染、摄取钠盐过多等诱发因素。

（二）身体状况

1. 水肿的特点　肾炎性水肿多从眼睑、颜面部开始，重者波及全身，指压凹陷不明显。肾病性水肿一般较严重，多从下肢部位开始，水肿常呈全身性、体位性，指压凹陷明显。

2. 伴随症状　肾炎性水肿常伴血尿、蛋白尿、管型尿及血压升高，重者可发生心力衰竭。肾病性水肿常伴蛋白尿、血尿、管型尿，重者可出现胸腔、腹腔和心包积液。

（三）心理-社会状况

水肿带来的生活不便和身体不适易使患者产生紧张和焦虑；当水肿加重尤其是出现胸腔或腹腔积液时，患者会因呼吸困难、腹胀等出现烦躁、抑郁、悲观甚至恐惧心理。

（四）辅助检查

尿液检查、肾功能及其他生化检查、影像学检查等可判断水肿的类型及原因。

【常见护理诊断/问题】

1. 体液过多　与肾小球滤过功能下降致水钠潴留、大量蛋白尿致血浆清蛋白浓度下降有关。

2. 有皮肤完整性受损的危险　与皮肤水肿、营养不良有关。

【护理目标】

患者的水肿减轻或完全消退；无皮肤破损或感染发生。

【护理措施】

（一）体液过多

1. 休息与体位　严重水肿的患者应卧床休息，以增加肾血流量和尿量，减轻水肿。眼睑、面部水肿者，头部应稍抬高；下肢水肿者，休息时抬高下肢；阴囊水肿者，用吊带托起阴囊；胸腔积液者，宜取半卧位。水肿减轻后，患者可起床活动，但应避免劳累。

2. 饮食护理

（1）限制钠盐摄入：低盐饮食，每日以 2~3g 为宜。避免进食含钠丰富的食物如腌制食品、罐头食品、啤酒、汽水、味精、面包等；蔬菜如海带、紫菜、菠菜、芹菜等；药物如碳酸氢钠等。指导患者用糖、醋和柠檬等增进食欲。

（2）限制液体摄入：轻度水肿，每日尿量超过 1 000ml 者，一般不需严格限水。严重水肿或每日尿量小于 500ml 者，需限制水的摄入，每日液体入量不超过前一日的尿量加上 500ml。

（3）调节蛋白质的摄入：低蛋白血症所致水肿者，若无氮质潴留，可给予 0.8~1.0g/（kg·d）的正常量的优质蛋白。有氮质血症的水肿患者，应限制蛋白质的摄入，一般给予 0.6~0.8g/（kg·d）的优质蛋白。

（4）补充足够热量及维生素：低蛋白饮食的患者，摄入的热量不应低于 126kj/（kg·d）[30kcal/（kg·d）]，以免引起负氮平衡，同时注意补充各种维生素。

3. 病情观察　监测患者尿量变化，准确记录24h出入液量；定期测量患者体重，观察水肿的消长情况；观察有无急性心力衰竭和高血压脑病的表现。

4. 用药护理　长期使用利尿剂应观察有无低钾血症、低钠血症、低氯性碱中毒等表现。利尿不能过快过猛，以免引起有效血容量不足，出现恶心、直立性眩晕、口干、心悸等症状。此外，呋塞米可引起耳鸣、眩晕以及听力丧失，应避免同时使用具有耳毒性的氨基糖苷类抗生素。

（二）有皮肤完整性受损的危险

观察皮肤有无红肿、破损和化脓等，加强皮肤护理，以免发生压疮。

【护理评价】

患者水肿是否减轻或消失；皮肤是否保持完整，有无压疮发生。

二、肾性高血压

肾脏疾病常伴有高血压，称为肾性高血压（renal hyperten，sion）。按病因可分为肾实质性高血压和肾血管性高血压，前者多见；按发病机制可分为容量依赖型高血压和肾素依赖型高血压。

【护理评估】

（一）健康史

询问患者有无急性肾小球肾炎、慢性肾小球肾炎、慢性肾功能衰竭等肾实质性疾病；有无肾动脉狭窄等肾血管疾病；既往有无原发性高血压史。

（二）身体状况

肾性高血压的程度与原发病的性质有关。急性肾小球肾炎患者，多为一过性轻、中度高血压；慢性肾小球肾炎患者，多有轻重不等的高血压，部分患者血压（特别是舒张压）持续中等以上程度升高；个别慢性肾功能衰竭患者可表现为恶性高血压；肾血管性高血压患者，高血压程度较重，容易进展为急进性高血压。

（三）心理 – 社会状况

患者可因头痛、头晕等症状而产生焦虑、情绪低落；出现心、脑血管等严重并发症时，容易出现恐惧心理；患者预感预后不良，对治疗失去信心，可出现抑郁。

（四）辅助检查

血常规检查、尿常规检查、肾功能检查及影像学检查等，有助于病因诊断。

【常见护理诊断/问题】

1. 疼痛：头痛　与血压增高有关。

2. 潜在并发症　高血压脑病。

【护理目标】

患者头痛减轻或消失，血压平稳；并发症得到有效防治。

【护理措施】

1. 心理护理　患者多表现有易激动、焦虑及抑郁等心理特点，而精神紧张、情绪激动、不良刺激等因素均与本病密切相关。因此，对待患者应耐心、亲切、和蔼、周到。根据患者特点，有针对性地进行心理疏导。同时，让患者了解控制血压的重要性，帮助患者训练自我控制的能力，参与自身治疗护理方案的制订和实施，指导患者坚持服药，定期复查。

2. 饮食护理　应选用低盐、低热能、低脂、低胆固醇的清淡易消化饮食。鼓励患者多食水果和含有多种维生素的蔬菜，有一定的降脂作用，具有抗动脉粥样硬化。戒烟、控制饮酒、咖啡、浓茶等刺激性饮料对降压以及心血管危险有明显效果。对服用排钾利尿剂的患者应注意补充含钾高的食物如蘑菇、香蕉、橘子等。高血压患者应避免摄取钠、胆固醇、酒精过高的食物，罐头、腌制品、蛋黄、动物内脏、动物性脂肪要避免摄食。可多摄取多元不饱和脂肪酸，如新鲜鱼肉，对血压控制及日后冠状动脉粥状硬化有帮助。

3. 增加用药的观察　高血压常用药，如利尿剂、β受体阻滞剂血管紧张素转氨酶抑制剂、钙拮抗剂和α受体阻滞剂。

（1）利尿剂：利尿剂已广泛应用于一线高血压治疗，但在特殊病号，如颅压增高者，大剂量时可产生各种代谢方面的不良反应，主要是低钾，糖耐量降低，室性异位搏动和阳痿。小剂量利尿剂，不仅对降低增高的血压，而且对减少心血管疾病的发病率和死亡率仍有效，利尿剂常与保钾药物或血管紧张素转氨酶抑制剂联合应用，可以防低血钾，密切观察水电解质情况，监测血压及心率、心律。

（2）钙拮抗剂：如心痛定（硝苯地平）、尼群地平。钙拮抗剂能安定有效地降压。不良反应包括心动过速、头痛和面色潮红、踝部水肿、便秘。临床观察发现晚服硝苯地平剂量增加时，可出现多尿、口渴、停药后自行缓解，根据药理作用，由于钙离子拮抗剂可引起肾血流量增多，使大部分水钠丢失。所以轻度高血压一般以早晚后服药，以减少夜尿增多，影响睡眠。

4. 健康教育

（1）增加体育活动：规律的锻炼对高血压的预防和治疗有益。根据病情与体质状况进行适量、有益的体育锻炼，运动内容以快步行走（80～100步/min）慢跑（110～130步/min）、太极拳、骑脚踏车、游泳、慢步或爬楼梯为主，应避免从事会使血压上升的等长收缩运动，如举重、划船。养成从事规律有氧运动的习惯，每周3～5次，每次30～45min，运动应采渐进方式进行，若有头晕、呼吸急促、胸闷情形应立即停止运动与医师联络。

（2）减轻体重：这样有助血压控制。血压增高与体重增加密切相关。肥胖容易发生高血压，肥胖者应限制热能摄入，控制体重在理想体重的15%以内。有些降压药可引起水钠潴留。因此，需每日测体重，准确记录出入量，观察水肿情况，注意保持出入量的平衡。

（3）戒烟戒酒：虽然吸烟饮酒与高血压没有关系，但它是一个主要的心血管的危险因素。吸烟饮酒的高血压患者脑卒中和冠心病的发病率是不吸烟饮酒者的 2 ~ 3 倍，戒烟戒酒能减少这种危象。

（4）定期测量血压，掌握血压变化规律：对血压持续增高的患者，应每日测量血压 2 次以晨测和傍晚测，并做好记录，必要时测立、坐、卧位血压，掌握血压变化规律。如血压波动过大，要警惕脑出血的发生。如在血压急剧增高的同时，出现头痛、视物模糊、恶心、呕吐、抽搐等症状，应考虑高血压脑病的发生（医学教育网整理）。如出现端坐呼吸、喘憋、发绀、咳粉红色泡沫痰等，应考虑急性左侧心力衰竭的发生。出现上述各种表现时均应立即报告医生进行紧急救治。坚持服药，不得随意停药，血压基本稳定者，应在医生指导下调整药量。同时，记录血压波动情况重度应根据病情以及医嘱执行监测血压、心律、心率、减少高血压对心血管的危险因素。高血压是心血管疾病死亡的主要危险因素之一，所以在日常护理中要做好以上几个要点，提高护理质量才能达到预期效果。

【护理评价】

患者头痛是否消失或减轻，血压是否平稳；并发症是否得到有效防治。

三、尿异常

尿异常包括少尿、无尿、多尿、蛋白尿、血尿、白细胞尿、脓尿、菌尿及管型尿。

1. 少尿、无尿和多尿　正常成年人每日尿量为 1 000 ~ 2 000ml。①少尿和无尿：每日尿量少于 400ml 称为少尿，少于 100ml 称为无尿。原因有肾前性因素（如血容量不足）、肾性因素（如各种肾小球肾炎、肾功能衰竭等）和肾后性因素（如尿路梗阻）。②多尿：每日尿量超过 2 500ml 称为多尿。多尿分为肾性和非肾性两类。前者见于各种原因所致的肾小管功能不全；后者多见于糖尿病、尿崩症和溶质性利尿（如应用甘露醇）等。③夜尿增多：指夜间尿量超过白天尿量或夜间尿量超过 750ml，提示肾小管浓缩功能减退。

2. 蛋白尿　每日尿蛋白含量持续超过 150mg，蛋白质定性试验呈阳性反应，称蛋白尿；若持续每日超过 3g，称大量蛋白尿。见于肾小球病变、肾小管病变、肾外疾病及功能性因素等，其中以肾小球病变引起的蛋白尿最常见。

3. 血尿　新鲜尿沉渣每高倍视野的红细胞计数超过 3 个或 1h 尿红细胞计数超过 10 万，称为镜下血尿；尿外观呈血样或洗肉水样，称为肉眼血尿。主要见于泌尿系统疾病，如肾小球肾炎、肾盂肾炎、泌尿系统结石、结核、肿瘤等；也可由全身性疾病，如血液病和风湿病等引起。

4. 白细胞尿、脓尿和菌尿　新鲜离心尿液每高倍镜视野的白细胞计数超过 5 个，或 1h 新鲜尿液白细胞计数超过 40 万，称为白细胞尿或脓尿。中段尿标本涂片镜检每高倍视野均可见细菌，或尿培养菌落计数超过 10^5/ml，称为菌尿。以上均见于泌尿系统感染。

5. 管型尿　管型是由蛋白质、细胞或其碎片在肾小管内凝集而成，正常人尿中偶见透明和颗粒管型。白细胞管型是活动性肾盂肾炎的特征，上皮细胞管型可见于急性肾小管坏死，红细胞管型见于急性肾小球肾炎，蜡样管型见于慢性肾功能衰竭。

【护理评估】

（一）健康史

询问患者有无肾前性因素导致的血容量不足；有无肾小球肾炎、尿路感染、肾功能衰竭、尿路梗阻等泌尿系统疾病；有无糖尿病、尿崩症等全身性疾病；是否使用溶质性利尿剂，如甘露醇等；有无剧烈运动、发热及饮酒等诱因。

（二）身体状况

1. 少尿、无尿和多尿　少尿和无尿患者可引起高钾血症、低钠血症及代谢性酸中毒等，常伴有水肿和高血压；多尿可引起低钾血症、高钠血症及脱水等；夜尿增多时，尿比重多数较低。

2. 蛋白尿和管型尿　可伴水肿、高血压、血尿、贫血及肾功能减退。

3. 血尿　肉眼血尿根据出血量多少而呈不同颜色。此外，肾脏出血时，尿与血混合均匀，呈暗红

— 175 —

色；膀胱或前列腺出血，尿呈鲜红色，有血凝块。

4. 白细胞尿、脓尿和菌尿　常伴有尿频、尿急及尿痛等尿路刺激症状。

（三）心理－社会状况

尿异常尤其是少尿、无尿、肉眼血尿及尿路刺激征等，常使患者产生焦虑不安、恐惧及悲观等心理。

（四）辅助检查

血常规、尿常规、肾功能、血清电解质及泌尿系统影像学检查等，有助于病因诊断。

【常见护理诊断/问题】

1. 体液过多　与肾小球滤过率下降和尿量减少有关。

2. 有体液不足的危险　与肾功能衰竭和尿量过多有关。

3. 焦虑　与血尿有关。

【护理目标】

患者水肿减轻或消失；无脱水和电解质紊乱发生；焦虑减轻或消失。

【护理措施】

（一）体液过多

除按常规护理外，应特别注意有无烦躁、四肢无力及呼吸困难等高血钾的征象。

（二）有体液不足的危险

1. 一般护理　严重者应卧床休息为主，改变体位时速度宜慢。对自理能力下降的患者，应协助其生活护理。

2. 病情观察　观察生命体征的变化，准确记录 24h 出入液量；观察有无脉压缩小、心率增快、面色苍白及出冷汗等休克的先兆表现；有无口渴、皮肤黏膜干燥、弹性减退及眼窝凹陷等脱水征象；有无血钾、血钠异常和代谢性酸中毒等征象。

3. 用药护理　原则上根据 24h 出入液量决定补液量，根据血钾、血钠测定的结果决定液体和饮食中钠、钾的补充量。如大量补液后患者尿量不增加，肢体凹陷性水肿，脉率增快，提示心功能或肾功能受损，应及时报告医生处理。

（三）焦虑

向患者解释血尿发生的原因、治疗和护理内容，做好心理护理，以减轻和消除患者的焦虑和不安，劝慰患者保持良好心态，积极配合治疗。

【护理评价】

患者水肿有无减轻或消失；有无脱水和电解质紊乱发生；焦虑是否减轻或消失。

四、尿路刺激征

尿路刺激征是指膀胱颈和膀胱三角区受炎症或机械刺激而引起的尿频、尿急及尿痛，可伴有排尿不尽感和下腹坠痛。尿频是指单位时间内排尿次数增多；尿急是指一有尿意即迫不及待需要排尿，难以控制；尿痛指排尿时伴有会阴或下腹部疼痛。常见原因为尿路感染、理化因素、肿瘤及异物等对膀胱黏膜的刺激。

【护理评估】

（一）健康史

询问患者有无尿路感染、前列腺增生、膀胱肿瘤、泌尿系统畸形、结石等疾病；有无留置导尿和尿路器械检查史；有无糖尿病、妊娠、妇科炎症等；发作是否与饮水过少、性生活等因素有关。

（二）身体状况

尿路感染时，可出现尿频、尿急及尿痛，伴发热、尿浑浊、排尿不尽和下腹坠痛感；膀胱结石时，可出现尿痛伴血尿、排尿困难或尿流突然中断；膀胱肿瘤时，可出现尿频、尿急、尿痛伴血尿；前列腺增生时，可出现尿频、尿急伴排尿困难；精神因素和排尿反射异常时，常表现为白天尿频而夜间排尿次数不增加，尿急不伴尿痛。

（三）心理－社会状况

起病急，临床表现明显，患者常感到紧张、焦虑和烦躁不安；涉及外阴、性生活等方面的询问时，患者常有害羞感和精神负担。

（四）辅助检查

血液检查、尿液检查、肾功能检查、尿细菌学检查及泌尿系影像学检查等，可明确病因。

【常见护理诊断/问题】

排尿障碍：尿频、尿急、尿痛　与尿路感染所致的膀胱激惹状态有关。

【护理目标】

患者的尿频、尿急、尿痛有所减轻或消失。

【护理措施】

1. 休息与活动　急性发作期尽量卧床休息，宜取屈曲位，尽量勿站立或坐直。指导患者从事感兴趣的活动，分散患者注意力，减轻焦虑，缓解尿路刺激征。

2. 饮食护理　给予清淡、易消化及营养丰富的饮食，禁食辛辣刺激性食物。鼓励患者多饮水、勤排尿，以冲洗尿路，促进细菌和炎性分泌物的排泄。摄水量每日不应低于2 000ml；保证每日尿量在1 500ml以上，且每2～3h排尿1次。避免睡前饮水量过多，以免影响休息。

3. 病情观察　观察体温变化、全身症状等；观察患者排尿的次数及尿急程度；观察尿痛的部位、性质和程度等；注意监测尿液的颜色、透明度、尿量等变化。

4. 对症护理　指导患者进行膀胱区热敷或按摩，以缓解局部肌肉痉挛，减轻疼痛。

5. 用药护理　嘱患者按疗程服用抗生素和碳酸氢钠。碳酸氢钠可碱化尿液，缓解尿路刺激征。尿路刺激征明显者，遵医嘱给予阿托品、丙胺太林（普鲁本辛）等抗胆碱能药物。

6. 皮肤护理　加强个人卫生，增加会阴清洗次数，减少肠道细菌侵入尿路而引起感染的机会。女患者月经期间尤需注意会阴部清洁。

【护理评价】

患者尿频、尿急、尿痛是否减轻或消失。

（胡光瑞）

第二节　慢性肾小球肾炎

慢性肾小球肾炎（chronic glomerulonephritis，CGN），简称慢性肾炎，是一组以蛋白尿、血尿、水肿、高血压为基本临床表现的肾小球疾病。本病病程长，起病初期常无明显症状，以后缓慢持续进行性发展，最终可导致慢性肾功能衰竭。本病可发生于任何年龄，以青、中年居多，男性多于女性。

本病仅有少数是由急性肾炎发展所致。慢性肾炎的病因和发病机制不尽相同，但起始因素多为免疫介导炎症。导致病程慢性化的机制除免疫因素外，非免疫非炎症性因素占重要作用。

一、护理评估

（一）健康史

询问患者发病前有无呼吸道感染、皮肤感染、风湿热、关节炎及急性肾炎等病史；有无感染、劳累、妊娠、应用肾毒性药物、预防接种以及高蛋白、高脂或高磷饮食等诱因；询问发病时间、起病急缓、既往有无类似病史、诊疗经过及用药情况等。

（二）身体状况

本病多数起病缓慢、隐匿，临床表现呈多样性，个体间差异较大，蛋白尿、血尿、水肿和高血压为基本表现。早期患者可无任何症状，或有乏力、疲倦、纳差、腰部疼痛；水肿时有时无，一般不严重；血压可正常或轻度升高；肾功能正常或轻度受损。病情时轻时重、迁延，肾功能逐渐恶化并出现相应的临床表现，最后进入终末期肾功能衰竭。部分患者血压（特别是舒张压）持续性中等以上程度升高，如血压控制不好，肾功能恶化较快，预后较差。

（三）心理 - 社会状况

患者常因病程迁延，长期服药，疗效不佳，药物不良反应较大，预后不良而产生焦虑、悲观和恐惧等心理。长期患病使患者的生活及工作能力下降，经济负担加重，进一步加重患者及家属思想负担。

（四）辅助检查

1. 尿常规检查　多数尿蛋白 + ~ + + + ，尿蛋白定量常为 1~3g/d；尿沉渣镜检可见红细胞和红细胞管型。

2. 血常规检查　早期多正常或有轻度贫血。晚期可有红细胞计数和血红蛋白下降。

3. 肾功能检查　早期肾功能正常或轻度受损，晚期内生肌酐清除率下降，血肌酐及血尿素氮增高。

4. 超声检查　晚期双肾缩小，皮质变薄。

（五）治疗要点

慢性肾炎治疗以防止或延缓肾功能进行性恶化，改善或缓解临床症状，防治严重并发症为主要目的，而不以消除尿红细胞或减轻尿蛋白为目标。

1. 控制高血压和减少尿蛋白　首选药物为血管紧张素转换酶抑制剂（ACEI）和血管紧张素 Ⅱ 受体拮抗剂（ARB）。此两种药物不仅具有降压作用，还有减少蛋白尿和延缓肾功能恶化的肾脏保护作用。

2. 限制食物中蛋白和磷的摄入　肾功能不全患者应采用优质低蛋白、低磷饮食。

3. 糖皮质激素和细胞毒药物　此类药物是否应用宜区别对待，一般不主张积极应用。

4. 避免加重肾脏损伤的因素　如感染、劳累、妊娠及肾毒性药物等。

二、常见护理诊断/问题

1. 体液过多　与肾小球滤过率下降导致水钠潴留等因素有关。

2. 有营养失调的危险：低于机体需要量　与低蛋白饮食，长期蛋白尿致蛋白丢失过多有关。

3. 焦虑　与疾病的反复发作、预后不良有关。

4. 潜在并发症　慢性肾功能衰竭。

三、护理目标

患者水肿减轻或消失；食欲改善，进食量增加，营养状况逐步好转；能保持乐观情绪，积极配合治疗；并发症得到有效防治。

四、护理措施

（一）一般护理

1. 休息与活动　保证充分的休息和睡眠，适度活动，可减轻肾脏负担，减少尿蛋白和水肿。

2. 饮食护理　肾功能减退者，应给优质低蛋白、低磷饮食，蛋白质为 0.6~0.8g/（kg·d），其中50% 以上为优质蛋白质，以减轻肾小球毛细血管高灌注、高压力和高滤过状态，延缓肾功能减退。低蛋白饮食时，适当增加碳水化合物和脂肪饮食在热量中的比例，避免发生负氮平衡。有明显水肿和高血压者，需要低盐饮食（2~3g/d）。同时注意补充多种维生素及锌元素，因锌有刺激食欲的作用。

3. 皮肤护理　观察皮肤有无红肿、破损和化脓等，防止压疮。

（二）病情观察

密切观察患者血压的变化；准确记录 24h 出入液量，监测尿量、体重和腹围，观察水肿的消长情况；注意患者有无胸闷、气急、腹胀等胸、腹腔积液的征象；监测患者尿量及肾功能变化，及时发现肾功能衰竭。

（三）用药护理

使用利尿剂时应注意患者有无电解质、酸碱平衡紊乱；遵医嘱服用降压药时，嘱患者起床后稍坐几分钟，然后缓慢站起，以防体位性低血压；应用血管紧张素转换酶抑制剂控制血压时，应监测电解质，防止高血钾，并观察患者有无持续性干咳。

（四）心理护理

注意观察患者心理活动，及时发现患者不良情绪。鼓励患者说出其内心感受，对患者提出的问题给予耐心解答。帮助患者调整心态，正确面对现实，积极配合治疗及护理。

（五）健康指导

1. 疾病知识指导　向患者及家属讲解慢性肾炎治疗的关键在于防止或延缓肾功能进行性减退。讲解影响病情进展的因素如感染、劳累、妊娠和应用肾毒性药物等，使患者理解并避免这些因素。

2. 饮食指导　向患者解释优质低蛋白、低磷、低盐、高热量饮食的重要性，指导患者根据自己的病情选择合适的食物和量。

3. 用药指导与病情监测　指导患者遵医嘱服药，介绍各类降压药的疗效、不良反应及使用时的注意事项。不使用对肾功能有害的药物，如氨基糖苷类抗生素。慢性肾炎病程长，需定期随访肾功能、血压、水肿等的变化。

五、护理评价

患者水肿是否减轻或消失；食欲有无改善，营养状况是否好转；能否保持正常心态和乐观情绪，积极配合治疗和护理；并发症是否得到有效防治。

（沈　娟）

第三节　肾病综合征

肾病综合征（nephrotic syndrome，NS）是以大量蛋白尿（尿蛋白超过 3.5g/d）、低蛋白血症（血浆清蛋白低于 30g/L）、水肿和高脂血症为临床表现的一组综合征，其中前两项为诊断的必备条件。

肾病综合征可分为原发性和继发性两大类。原发性肾病综合征指原发于肾脏本身的肾小球疾病，其发病机制为免疫介导性炎症所致的肾损害。继发性肾病综合征是指继发于全身性或其他系统的疾病。如系统性红斑狼疮、糖尿病、过敏性紫癜、多发性骨髓瘤、肾淀粉样变性等。本节仅讨论原发性肾病综合征。

一、护理评估

（一）健康史

询问患者有无原发性肾疾病病史；有无用过激素、细胞毒药物及其他免疫抑制剂；有无感染、劳累、妊娠等诱因。

（二）身体状况

1. 大量蛋白尿　是肾病综合征的起病根源。其发生机制是肾小球滤过屏障受损，肾小球对血浆蛋白（多以清蛋白为主）的通透性增加，尿蛋白增多，当超过肾小管的重吸收量时，形成大量蛋白尿。

2. 低蛋白血症　主要由大量蛋白自尿中丢失所致。此外，胃黏膜水肿致蛋白质吸收减少、肝代偿性合成清蛋白不足也是低蛋白血症的原因。

3. 水肿 是肾病综合征最突出的体征。其发生与低蛋白血症所致血浆胶体渗透压明显下降有关。严重水肿患者可出现胸腔、腹腔和心包积液。

4. 高脂血症 以高胆固醇血症最为常见，三酰甘油、低密度脂蛋白（LDL）、极低密度脂蛋白（VLDL）和脂蛋白（α）也常可增加，其发生与低清蛋白血症刺激肝脏代偿性地增加脂蛋白合成以及脂蛋白分解减少有关。

5. 并发症

（1）感染：是肾病综合征的常见并发症，是导致本病复发和疗效不佳的主要原因。其发生与蛋白质营养不良、免疫功能紊乱和应用糖皮质激素治疗有关，常见感染部位顺序为呼吸道、泌尿道及皮肤感染。

（2）血栓、栓塞：多数患者血液呈高凝状态，容易发生血栓和栓塞，其中以肾静脉血栓最常见。血栓、栓塞并发症是直接影响治疗效果和预后的重要原因。

（3）急性肾损伤：见于少数病例，尤以微小病变型肾病者居多，发生多无明显诱因，表现为少尿甚或无尿，扩容利尿无效。

（4）其他：长期高脂血症易引起动脉硬化、冠心病等心血管并发症；长期大量蛋白尿可导致严重的蛋白质营养不良；免疫球蛋白减少造成机体免疫力低下，易致感染；金属结合蛋白及维生素 D 结合蛋白丢失可致体内铁、锌、铜缺乏，以及钙磷代谢障碍。

（三）心理 – 社会状况

本病病程长、易复发、部分病理类型预后较差，患者和家属可出现焦虑、悲观、恐惧情绪。因全身水肿或长期服用糖皮质激素等药物，引起容貌及体形变化，患者会出现少言寡语、社交障碍，对事业和人生失去信心。

（四）辅助检查

1. 尿液检查 尿蛋白定性为 + + + ~ + + + + ，24h 尿蛋白定量超过 3.5g，尿中可有红细胞和颗粒管型等。

2. 血液检查 血浆清蛋白低于 30g/L，血中胆固醇、三酰甘油增高。

3. 肾功能检查 肾功能衰竭时，血尿素氮和血肌酐升高，内生肌酐清除率降低。

4. B 超检查 早期双侧肾脏的大小正常，晚期缩小。

5. 肾脏穿刺活组织病理检查 可明确肾小球病变的病理类型，指导治疗及判断预后。

（五）治疗要点

治疗原则以抑制免疫与炎症反应为主，同时防治并发症。

1. 抑制免疫与炎症反应 为肾病综合征的主要治疗方法。常用药物有糖皮质激素、细胞毒药物（如环磷酰胺、盐酸氮芥、苯丁酸氮芥等）、环孢素及麦考酚吗乙酯等。

2. 对症治疗 ①利尿消肿：常用噻嗪类利尿剂、保钾利尿剂、袢利尿剂、渗透性利尿剂及血浆或血浆清蛋白等。②减少尿蛋白：应用血管紧张素转换酶抑制剂和血管紧张素 Ⅱ 受体拮抗剂。③降脂治疗：常用药物有羟甲戊二酰辅酶 A 还原酶抑制剂（他汀类）、氯贝丁酯类。

3. 防治并发症 ①感染：一旦发生感染，应及时选用敏感、强效及无肾毒性的抗生素积极治疗。②血栓及栓塞：给予抗凝剂如低分子肝素，辅以抗血小板药物如双嘧达莫或阿司匹林等。③急性肾损伤：利尿无效且达到透析指征时，进行血液透析。

4. 中医中药治疗 如雷公藤总苷，有降低尿蛋白作用，可配合激素应用。

二、常见护理诊断/问题

1. 体液过多 与低蛋白血症致血浆胶体渗透压下降等有关。

2. 营养失调：低于机体需要量 与大量蛋白尿、摄入减少及吸收障碍有关。

3. 有感染的危险　与机体抵抗力下降、应用激素和/或免疫抑制剂有关。

4. 有皮肤完整性受损的危险　与水肿、营养不良有关。

三、护理目标

患者水肿程度减轻或消失；能正常进食，营养状况逐步改善；无感染发生，或能及时发现并控制感染；皮肤无损伤或发生感染。

四、护理措施

（一）一般护理

1. 休息与活动　需卧床休息至水肿消失，但长期卧床会导致血栓形成及压疮，故应保持适度的床上及床旁活动。病情缓解后，可逐步增加活动量，以不感到疲劳为宜。保持病室内环境的清洁，定期空气、物品消毒，防止呼吸道感染。

2. 饮食护理　①蛋白质：一般给予正常量的优质蛋白，即 0.8～1.0g/（kg·d），当肾功能不全时应根据肾小球滤过率调整蛋白质的摄入量。②供给足够的热量：不少于 126kJ/（kg·d）[30～35kcal/（kg·d）]。③脂肪：应少进食富含饱和脂肪酸的食物如动物油脂，多吃富含不饱和脂肪酸的食物（如植物油、鱼油等），增加富含可溶性纤维的食物（如燕麦、豆类等）。④限制水、钠摄入：予低盐饮食。轻度水肿，每日尿量超过 1 000ml 者，一般不需严格限水；严重水肿或每日尿量小于 500ml 者，需严格限制水的摄入。⑤补充各种维生素、微量元素如铁、锌等。

（二）病情观察

（1）密切观察患者的生命体征、体重、腹围、出入液量变化，观察水肿情况；定期测量血浆清蛋白、血红蛋白等指标，评估机体营养状态；监测血脂及血液黏稠度，判断有无高凝状态存在。

（2）并发症的观察：①密切观察患者有无咳嗽、咳痰、肺部湿啰音、尿路刺激征、皮肤破溃、体温升高等表现，以判断可能发生的呼吸道、泌尿道及皮肤感染。②观察患者有无腰痛、下肢疼痛、胸痛、头痛等，以判断是否发生血栓、栓塞等并发症。③监测患者有无少尿、无尿及血尿素氮、血肌酐升高等，以判断是否发生急性肾损伤。

（三）用药护理

1. 糖皮质激素　常用泼尼松和甲泼尼龙。长期使用可出现水钠潴留、高血压、糖尿病、精神兴奋性增高、消化道出血、骨质疏松、继发感染、满月脸及向心性肥胖等不良反应。使用原则是起始足量、缓慢减药、长期维持。

2. 免疫抑制剂　①环磷酰胺：使用过程中可出现恶心、呕吐、白细胞减少、肝功能损害、脱发、性腺抑制和出血性膀胱炎等不良反应。②环孢素：长期使用可出现肝肾毒性、多毛、牙龈增生、血压升高和高尿酸血症等。应用上述药物时，应定期进行血常规、尿常规、肝肾功能等检查。

3. 利尿剂　应用利尿剂时，以体重下降 0.5～1.0kg/d 为宜，不宜过快、过猛，以免引起有效循环血容量不足、加重血液高凝倾向，诱发血栓、栓塞。用药期间应准确记录 24h 出入液量，定期复查电解质。

4. 抗凝药物　抗凝药物一般应持续半年以上。观察有无出血倾向，监测血常规、出凝血时间等，出现异常立即停药。

5. 中医中药　如雷公藤总苷，主要不良反应是性腺抑制、肝功能损害、外周白细胞减少等，及时停药后常可恢复。

（四）心理护理

向患者说明治疗经过及康复后可进行正常工作、生活和学习，从而减轻悲观心理，树立战胜疾病的信心，积极配合治疗与护理。

（五）健康指导

1. 疾病知识指导　向患者及其家属介绍本病的特点，讲解常见的并发症以及预防方法。注意休息、避免劳累，同时应适当活动，以免发生肢体血栓等并发症。

2. 饮食指导　告诉患者优质蛋白、高热量、高膳食纤维、低脂和低盐饮食的重要性，指导患者根据病情选择合适的食物。

3. 用药指导与病情监测　介绍各类药物的使用方法、注意事项以及可能的不良反应；尤其使用激素时，勿自行减量或停药，以免引起反跳。指导患者自我监测水肿、尿蛋白和肾功能变化，定期随访。

五、护理评价

患者水肿是否减轻或消失；食欲有无改善，营养状况有无好转；有无感染发生；皮肤有无损伤或发生感染。

（李文静）

第四节　尿路感染

尿路感染（urinary tract infection，UTI）是指各种病原微生物在尿路中生长、繁殖而引起的炎症性疾病，多见于育龄期妇女、老年人、免疫力低下及尿路畸形者。根据感染发生部位可分为上尿路感染和下尿路感染。上尿路感染指肾盂肾炎，下尿路感染主要指膀胱炎。

尿路感染最常见的致病菌是革兰阴性杆菌，以大肠埃希菌最常见，约占85%；其次为克雷伯杆菌、变形杆菌、肠球菌及铜绿假单胞菌等。

感染途径主要有：①上行感染：最常见，约占尿路感染的95%，病原菌经由尿道上行至膀胱，甚至输尿管、肾盂，引起感染。②血行感染：病原菌通过血运到达肾脏和尿路其他部位引起的感染。③直接感染：泌尿系统周围器官、组织发生感染时病原菌直接侵入到泌尿系统所致。④淋巴道感染：盆腔和下腹部的器官感染时，病原菌可从淋巴道感染泌尿系统。

正常情况下，细菌可进入膀胱，但并不都能引起尿路感染的发生。这与正常机体具有多种防止尿路细菌感染发生的机制有关，如排尿的冲刷作用、尿道和膀胱黏膜的抗菌能力等。但是下列易感因素可促进尿路感染的发生：①尿路梗阻：可导致尿液积聚，细菌不易被冲洗清除，而在局部大量繁殖引起感染。②膀胱－输尿管反流：可使尿液从膀胱逆流至输尿管，甚至肾盂，发生感染。③机体抵抗力低下。④神经源性膀胱：支配膀胱的神经功能障碍。⑤女性：女性因尿道短而直，尿道口离肛门近而易被细菌污染，尤其在月经期、妊娠期和性生活后较易发生感染。⑥医源性因素：可损伤尿路黏膜，将细菌带入泌尿道。⑦泌尿系统结构异常。⑧遗传因素。

一、护理评估

（一）健康史

询问患者有无尿路结石、前列腺增生、狭窄、肿瘤等原因所致的尿路梗阻；有无膀胱－输尿管反流；有无长期使用免疫抑制剂、糖尿病、长期卧床、严重的慢性病和艾滋病等；有无脊髓损伤、多发性硬化等疾病；有无导尿或留置导尿管、膀胱镜和输尿管镜检查及尿道扩张等；有无肾发育不良、肾盂及输尿管畸形及多囊肾等；有无感染和外伤等。

（二）身体状况

1. 症状

（1）膀胱炎：占尿路感染的60%以上。一般无明显的全身感染症状，主要表现为尿频、尿急、尿痛、排尿不适、下腹部疼痛等，部分患者迅速出现排尿困难。一般无全身症状。约30%患者可出现血尿。

（2）急性肾盂肾炎：①全身症状：起病急，常有发热、寒战、头痛、全身酸痛、恶心及呕吐等，体温多在38℃以上，多为弛张热，也可呈稽留热或间歇热。②泌尿系统症状：尿频、尿急、尿痛、排尿困难、下腹部疼痛、腰痛等。急性肾盂肾炎反复发作，迁延不愈，病程超过半年就可转为慢性肾盂肾炎。

（3）无症状细菌尿：是指患者有真性细菌尿，而无尿路感染的症状。20～40岁女性无症状性细菌尿的发病率低于5%，而老年女性及男性发病率为40%～50%。

2. 体征　急性膀胱炎可有耻骨上膀胱区压痛。急性肾盂肾炎患者常有肋脊角、输尿管点压痛和/或肾区叩击痛。

3. 并发症　肾乳头坏死常发生于伴有糖尿病或尿路梗阻的肾盂肾炎，为其严重并发症。肾周脓肿为严重肾盂肾炎直接扩展而至。

（三）心理－社会状况

由于起病急，发热、疼痛，常引起患者烦躁、紧张及焦虑；涉及外阴及性生活等方面的询问时，患者有害羞感和精神负担；反复发作者，易产生焦虑和消极情绪。

（四）辅助检查

1. 尿常规　尿液常浑浊，可有异味。尿沉渣镜检白细胞>5个/HP称为白细胞尿，对尿路感染诊断意义较大；出现白细胞管型提示肾盂肾炎。部分患者有镜下血尿，少数可有肉眼血尿。尿蛋白常为阴性或微量。

2. 尿细菌学检查　新鲜清洁中段尿细菌定量培养≥10^5/ml，如临床上无尿路感染症状，则要求做两次中段尿细菌定量培养，细菌数均≥10^5/ml，且为同一菌种，称为真性菌尿，可确诊尿路感染；尿细菌定量培养10^4～10^5/ml，为可疑阳性，需复查；如<10^4/ml，可能为污染。耻骨上膀胱穿刺尿细菌定性培养有细菌生长，即为真性菌尿。

3. 影像学检查　如B超、X线腹平片、逆行性肾盂造影等，以了解尿路情况，及时发现有无尿路结石梗阻、反流、畸形等导致尿路感染反复发作的因素。尿路感染急性期不宜做静脉肾盂造影检查，可做B超检查。

4. 血常规　急性肾盂肾炎时血白细胞计数常升高，中性粒细胞增多，核左移。

（五）治疗要点

治疗措施为去除易患因素、一般治疗和抗感染治疗。用药原则是：①在没有药物敏感试验结果前，应选用对革兰阴性杆菌有效的抗生素，尤其是首发尿路感染。治疗3d无症状改善，应按药敏结果调整用药。②抗生素在尿和肾内的浓度要高。③选用肾毒性小，不良反应少的抗生素。④单一药物治疗失败、严重感染、混合感染、耐药菌株出现时应联合用药。⑤对不同类型的尿路感染给予不同治疗时间。常用喹诺酮类、半合成青霉素类、第三代头孢菌素类或磺胺类药物。氨基糖苷类抗生素肾毒性较大，应慎用。碳酸氢钠片可减轻尿路刺激症状。

急性膀胱炎初诊用药可用3d疗法，疗程完毕7d后复查。急性肾盂肾炎抗菌药物疗程通常为10～14d，其疗效评价的标准为：①治愈：症状消失，尿菌转阴，疗程结束后2周、6周复查尿菌仍阴性。②治疗失败：治疗后尿菌仍阳性，或治疗后尿菌阴性，但2周或6周复查尿菌转为阳性，且为同一一种菌株。

二、常见护理诊断/问题

1. 排尿障碍：尿频、尿急、尿痛　与尿路感染有关。
2. 体温过高　与急性肾盂肾炎有关。
3. 知识缺乏　缺乏预防尿路感染的知识。
4. 潜在并发症　肾乳头坏死、肾周脓肿。

三、护理目标

患者尿路刺激症状减轻或消失；体温恢复正常；了解预防尿路感染的相关知识；并发症得到有效防治。

四、护理措施

（一）一般护理

1. 休息与活动　增加休息和睡眠；尿频者提供床边小便用具；高热患者应卧床休息。体温超过39℃时可采用冰敷、乙醇擦浴等措施进行物理降温。

2. 饮食护理　给予高蛋白、高维生素和易消化的清淡饮食。鼓励患者多饮水，每日饮水量不少于2 000ml，且每2～3h排尿1次，以增加尿量，冲洗膀胱和尿道，促进细菌和炎性分泌物排出。

（二）病情观察

密切观察体温的变化；观察尿路刺激征、腰痛的情况；若高热持续不退或体温升高、伴腰痛加剧等，常提示肾周脓肿或肾乳头坏死等并发症，应及时报告医生并协助处理。

（三）用药护理

遵医嘱用药，向患者解释药物的作用、剂量、疗程及注意事项，注意观察药物疗效及不良反应。①喹诺酮类可引起轻度消化道反应、皮肤瘙痒等，儿童及孕妇忌用。②口服复方磺胺甲噁唑易引起胃肠道反应，宜饭后服药。服药期间嘱患者多饮水，同时服用碳酸氢钠。碳酸氢钠片可碱化尿液、减轻尿路刺激症状，并可增强磺胺类抗菌药物的疗效。③氨基糖苷类抗生素，对肾和听神经有损害，引起耳鸣、听力下降，甚至耳聋，肾功能减退者不宜使用。

（四）尿细菌学检查的护理

向患者解释检查的意义和方法。做尿细菌定量培养，留取尿标本时需注意：①在应用抗生素之前或停用抗生素5d后留取尿标本。②取清晨第一次（尿液在膀胱内停留6～8h）清洁、新鲜的中段尿送检。③留取尿标本时，应执行无菌操作，充分清洗外阴或包皮，消毒尿道口，用无菌试管留取中段尿，并在1h内做细菌培养，否则需冷藏保存。④尿标本中勿混入消毒药液，女性患者留尿时，注意避开月经期，防止阴道分泌物及经血混入。

（五）心理护理

向患者解释本病的特点及规律，说明紧张情绪不利于尿路刺激征的缓解，指导患者消除紧张情绪及恐惧心理。对反复发作、迁延不愈的患者，应与患者分析其原因，克服急躁情绪，树立战胜疾病的信心。

（六）健康指导

1. 疾病预防指导　①保持规律生活，避免劳累，坚持体育运动，增加机体免疫力。②多饮水、勤排尿是预防尿路感染最简便而有效的措施。每日应摄入足够水分，以保证足够的尿量和排尿次数。③注意个人卫生，禁止盆浴。尤其是女性，要注意会阴部及肛周皮肤的清洁，特别是在月经期、妊娠期、产褥期。学会正确清洁外阴部的方法。④与性生活有关的反复发作者，应注意性生活后立即排尿。⑤膀胱－输尿管反流者，需要"二次排尿"，即每次排尿后数分钟再排尿一次。

2. 疾病知识指导　告知患者尿路感染的病因、疾病特点和治愈标准，使其理解多饮水、勤排尿以及注意会阴部清洁的重要性，确保其出院后仍能严格遵守。教会患者识别尿路感染的临床表现，一旦发生尽快诊治。

3. 用药指导　嘱患者按时、按量及按疗程服药，勿随意停药或减量。遵医嘱定期随访，以达到彻底治愈目的，避免因治疗不彻底而演变为慢性肾盂肾炎。

五、护理评价

患者尿路刺激症状是否减轻或消失；体温是否恢复正常；是否知道预防尿路感染的知识；并发症是否得到有效防治。

（詹鸿静）

第五节　急性肾损伤

急性肾损伤（acute kidney injury，AKI）以往称为急性肾功能衰竭（acute renal failure，ARF），是指由多种病因引起的肾功能快速下降而出现的临床综合征。本病主要表现为血肌酐和尿素氮升高，水、电解质和酸碱平衡失调及全身各系统并发症。

AKI病因多样，根据病因发生的解剖部位不同可分为三大类：肾前性、肾性和肾后性。肾前性AKI常见病因包括血容量减少（如各种原因引起的液体丢失和出血）、有效动脉血容量减少和肾内血流动力学改变等。肾后性AKI源于急性尿路梗阻，梗阻可发生在尿路从肾盂到尿道的任一水平。肾性AKI有肾实质损伤，包括肾小管、肾间质、肾血管和肾小球性疾病导致的损伤。肾小管性AKI的常见病因是肾缺血或肾毒性物质损伤肾小管上皮细胞，可引起急性肾小管坏死（acute tubular mecrosis，ATN）。本节主要以ATN为代表进行阐述。

一、护理评估

（一）健康史

询问患者有无大出血、大面积烧伤、严重脱水、休克等肾前性因素；有无输尿管结石、肿瘤、前列腺增生、腹膜后肿瘤压迫等肾后性因素；有无肾毒性物质如生物毒素、化学毒素、抗生素、造影剂等接触史；有无急性间质性肾炎、肾小球或肾微血管疾病、肾大血管疾病等因素。

（二）身体状况

急性肾小管坏死是急性肾损伤最常见的类型，占75%～80%。典型病程可分为三期：

1. 起始期　此期尚未发生明显的肾实质损伤，经及时治疗可避免急性肾损伤的发生。此期历时约数小时至1～2d。但随着肾小管上皮发生明显损伤，肾小球滤过率突然下降，肾损伤的表现变得明显，则进入维持期。

2. 维持期　又称少尿期。典型者持续7～14d，也可短至几天，有时可长至4～6周。患者常出现少尿或无尿；也可尿量正常，称非少尿型急性肾损伤，其病情大多较轻，预后较好。临床上可逐渐出现一系列尿毒症表现。

（1）急性肾损伤的全身表现：①消化系统症状：常为首发症状，可有食欲减退、恶心、呕吐、腹胀和腹泻等，严重者可发生消化道出血。②呼吸系统症状：主要为容量过多导致的急性肺水肿和肺部感染，可出现呼吸困难、咳嗽、胸痛等症状。③循环系统症状：可出现高血压、心力衰竭、肺水肿、心律失常等表现。④神经系统症状：出现意识障碍、躁动、谵妄、抽搐及昏迷等尿毒症脑病症状。⑤血液系统症状：可有出血倾向及轻度贫血现象。⑥其他：常并发感染，是少尿期常见而严重的并发症，也是急性肾损伤的主要死亡原因之一。急性肾损伤还可并发多功能脏器衰竭，死亡率可高达70%以上。

（2）水、电解质和酸碱平衡紊乱：表现为代谢性酸中毒、高钾血症、低钠血症，此外还可有低钙和高磷血症等。以高钾血症和代谢性酸中毒最常见。高钾血症可导致四肢麻木、心率减慢，重者出现心室颤动或心脏骤停，是本病最严重的并发症之一，也是少尿期的首位死因。

3. 恢复期　是肾小管细胞再生、修复的过程。少尿型患者开始出现利尿，可有多尿表现，每日尿量可达3 000～5 000ml，通常持续1～3周后逐渐恢复正常。部分患者最终遗留不同程度的肾脏结构和功能损伤。

（三）心理－社会状况

因起病急，病情危重，会使患者产生恐惧心理；昂贵的医疗费用又会进一步加重患者及家属的心理负担，产生抑郁和悲观，甚至绝望的心理。

（四）辅助检查

1. 血液检查　可有轻度贫血、血肌酐和尿素氮进行性升高，血清钾浓度常高于 5.5mmol/L，血 pH 值常低于 7.35，可有低钠、低钙及高磷血症。

2. 尿液检查　尿液外观多浑浊，尿色深。尿蛋白多为 + ～ + +，可见上皮细胞管型、颗粒管型、少许红细胞和白细胞等。尿比重降低且固定，多在 1.015 以下；尿渗透浓度低于 350mmol/L，尿与血渗透浓度之比低于 1.1；尿钠增高，多在 20 ～ 60mmol/L。

3. 影像学检查　首选尿路 B 超检查，对排除尿路梗阻和慢性肾功能衰竭很有帮助。腹部 X 线平片有助于发现肾、输尿管和膀胱部位的结石。CT 检查对评估尿路梗阻更具优势。

4. 肾活组织检查　是重要的诊断手段。肾性的急性肾损伤，找不到明确致病原因的，如无禁忌证，都应尽早行肾活组织检查。

（五）治疗要点

急性肾损伤应尽早明确诊断，及时纠正可逆的病因是恢复肾功能的关键；维持水、电解质和酸碱平衡，特别注意防治高钾血症、纠正代谢性酸中毒；供给足够营养；选用对肾脏无毒或毒性较低的药物防治感染；防治尿毒症脑病、心力衰竭等各种并发症。重症患者倾向于早期进行透析治疗，可选择血液透析、腹膜透析。

二、常见护理诊断/问题

1. 营养失调：低于机体需要量　与患者食欲减退、限制蛋白质摄入、透析和原发疾病等因素有关。
2. 有感染的危险　与机体抵抗力降低及侵入性操作等有关。
3. 恐惧　与肾功能急剧恶化、病情危重有关。
4. 有皮肤完整性受损的危险　与体液过多、抵抗力下降有关。
5. 潜在并发症　水、电解质、酸碱平衡失调、高血压脑病、心力衰竭、心律失常、多脏器功能衰竭。

三、护理目标

患者食欲改善，有足够的营养物质摄入，营养状况好转；无感染发生；恐惧心理得到有效缓解；水肿减轻或消退，无皮肤破损；并发症得到有效防治。

四、护理措施

（一）一般护理

1. 休息与活动　维持期患者卧床休息，以减轻肾脏的负担。下肢水肿患者抬高下肢。当尿量增加、病情好转时，可逐渐增加活动量，以患者不感觉劳累为度。

2. 饮食护理

（1）蛋白质及热量：①蛋白质：非透析患者给予优质蛋白质，蛋白质摄入量以 0.8g/（kg·d）为宜。行透析治疗的患者，因透析中会丢失部分氨基酸及小分子蛋白质，蛋白质摄入量可适当放宽。血液透析患者的蛋白质摄入量为 1.0 ～ 1.2g/（kg·d），腹膜透析患者的蛋白质摄入量为 1.2 ～ 1.3g（kg·d）。②热量：给予高碳水化合物、高脂肪饮食，保证热量供给不低于 147kJ/（kg·d）[35kcal/（kg·d）]，保持机体的正氮平衡。

（2）电解质：尽可能减少钾、钠、氯的摄入量。避免摄取含钾量高的食物，如榨菜、紫菜、菠菜、香蕉、香菇、薯类、山药、坚果等。

（3）液体：少尿期患者严格记录24h出入液量，坚持"量出为入"的原则补充液体入量。恢复期患者应多饮水或遵医嘱及时补液和补充钾、钠等，防止脱水、低钾和低钠血症的发生。

3. 皮肤及口腔护理　注意个人卫生，保持皮肤清洁，卧床患者应定时翻身，防止压疮和肺部感染。加强口腔护理。

（二）病情观察

密切观察患者有无四肢麻木、心率减慢、心电图改变等高钾血症的表现；有无深长呼吸、恶心、呕吐、疲乏及嗜睡等酸中毒的表现；有无水肿、乏力疲倦、意识障碍等水潴留和低钠血症的表现。监测患者生命体征、尿量、肾功能及血电解质的变化，发现异常，及时报告医生。

（三）高钾血症的治疗配合

高钾血症是临床危急表现，应密切监测血钾的浓度。当血钾超过6.5mmol/L，心电图表现为T波高尖等明显变化时，应紧急协助医生处理：①10%葡萄糖酸钙1.0~20.0ml稀释后静脉缓慢注射（不少于5min），以拮抗钾离子对心肌的毒性作用。②5%碳酸氢钠100~200ml静脉滴注，以纠正酸中毒并促使钾离子向细胞内转移。③50%葡萄糖溶液50ml加胰岛素10IU静脉注射，以促进糖原合成，使钾离子向细胞内转移。④以上措施无效时，透析治疗是最有效的治疗，应尽早进行。钠型离子交换（降钾）树脂每次15~30g口服，每日3次，但起效慢，不能作为高钾血症的急救措施。此外，高钾血症患者限制摄入含钾高的食物，禁用库存血，停用含钾药物（如钾盐青霉素）。

（四）心理护理

在精神上给予患者安慰和支持，通过介绍治疗进展信息，解除患者恐惧心理。争取社会的经济支持，解除患者的经济忧患。加强护理，使患者具有安全感、信赖感和良好的心理状态。

（五）健康指导

1. 疾病预防指导　慎用氨基糖苷类抗生素等肾毒性药物；尽量避免需用大剂量造影剂的影像学检查；加强劳动防护，避免接触重金属、工业毒物等；误服毒物时，应立即进行洗胃或导泻，并采用有效解毒剂。

2. 疾病知识指导　恢复期患者应加强营养，增强体质，适当锻炼；避免妊娠、手术、外伤。叮嘱患者定期随访，强调监测肾功能、尿量的重要性，并教会其测量和记录尿量的方法。

五、护理评价

患者是否有足够的营养物质摄入，营养是否均衡；有无感染发生；恐惧心理是否得到有效缓解；水肿是否消退、皮肤是否保持完整；并发症是否得到有效防治。

（王庆林）

第六节　慢性肾功能衰竭

慢性肾功能衰竭（chronic renal failure，CRF）是指各种慢性肾脏病进行性进展引起GFR下降和肾功能损害，导致以代谢产物潴留，水、电解质及酸碱平衡紊乱和全身各系统症状为表现的一种临床综合征。根据肾损害的程度，我国将慢性肾功能衰竭分为肾功能代偿期、肾功能失代偿期、肾功能衰竭期和尿毒症期。

任何能破坏肾脏正常结构和功能的泌尿系统疾病发展到一定程度，均可引起慢性肾功能衰竭。我国常见的慢性肾功能衰竭病因依次是原发性肾小球肾炎、糖尿病肾病、高血压肾小动脉硬化、狼疮性肾炎、多囊肾及梗阻性肾病等，国外常见的病因依次是糖尿病肾病、高血压肾小动脉硬化、原发性肾小球肾炎和多囊肾等。有些患者由于起病隐匿，到肾功能衰竭的晚期才来就诊，此时双肾已固缩，往往不能确定病因。尿毒症各种症状的发生与水、电解质和酸碱平衡失调、尿毒症毒素、肾脏的内分泌功能障碍等有关。

一、护理评估

（一）健康史

询问患者有无原发性肾脏疾病病史，如慢性肾小球肾炎、慢性肾盂肾炎、多囊肾、泌尿系统结石或肿瘤等引起的梗阻性肾病；有无其他全身性疾病引起的肾脏损害，如高血压肾小动脉硬化、糖尿病肾病、狼疮性肾炎及多发性骨髓瘤等；有无感染、血容量不足、肾毒性物质、心力衰竭、高蛋白饮食等诱因。

（二）身体状况

慢性肾功能衰竭起病隐匿，早期常无明显临床症状或症状不典型，当发展至失代偿期时才出现明显症状，达尿毒症期时出现全身多个系统的功能紊乱。

1. 水、电解质和酸碱平衡失调　可出现高钾或低钾血症、高钠或低钠血症、水肿或脱水、低钙血症、高磷血症、高镁血症和代谢性酸中毒等。其中以代谢性酸中毒和水钠平衡紊乱最为常见。

2. 糖类、脂类、蛋白质代谢紊乱　可表现为糖耐量减低、低血糖症、高三酰甘油血症、高胆固醇血症和血浆清蛋白水平降低等。

3. 各系统表现

（1）胃肠道表现：食欲减退是最常见、最早期的表现，此外恶心、呕吐、腹胀及腹泻也很常见。尿毒症晚期，由于唾液中的尿素被分解成氨，呼气常有尿味。晚期患者多由于胃黏膜糜烂或消化性溃疡，而发生上消化道出血。

（2）心血管系统表现：心血管病变是慢性肾功能衰竭患者的常见并发症和最主要死因。①高血压和左心室肥大：多数患者存在不同程度的高血压，高血压可引起左心室肥厚、心力衰竭、动脉硬化并加重肾损害。②心力衰竭：是尿毒症患者最常见的死亡原因，其原因主要与水钠潴留、高血压有关。③心包炎：其表现同一般心包炎，但心包积液多为血性，可能与毛细血管破裂有关。④动脉粥样硬化：与高血压、脂质代谢紊乱有关，动脉粥样硬化发展迅速，也是主要的致死因素。

（3）血液系统表现：①贫血：几乎所有患者均有轻至中度贫血，且多为正常细胞、正常色素性贫血。主要原因为肾脏产生促红细胞生成素减少，故称为肾性贫血，引起贫血的其他原因包括铁摄入不足、营养不良、慢性失血、叶酸缺乏、红细胞寿命缩短等。②出血倾向：可表现为皮下瘀斑、鼻出血及月经过多等，与血小板功能障碍、凝血因子减少等有关。

（4）呼吸系统表现：常表现为气促，若发生代谢性酸中毒，可表现为深而长的呼吸。心力衰竭时可发生肺水肿，部分患者发生尿毒症性胸膜炎或胸腔积液。

（5）神经、肌肉系统表现：神经系统异常包括中枢和周围神经病变。中枢神经系统异常称为尿毒症脑病，早期常有疲乏、失眠、注意力不集中等，后期出现性格改变、抑郁、记忆力下降、谵妄、幻觉及昏迷等。晚期患者常有周围神经病变，出现肢体麻木、疼痛、深反射消失。尿毒症时可出现肌肉震颤、痉挛、肌无力和肌肉萎缩等。

（6）皮肤表现：尿素随汗液在皮肤排出，可形成尿素霜，刺激皮肤引起瘙痒，有时难以忍受。皮肤瘙痒是慢性肾功能衰竭最常见症状之一，与继发性甲状旁腺功能亢进有关。尿毒症患者因贫血出现面色苍白或色素沉着异常呈黄褐色，为尿毒症患者特征性的面容。

（7）肾性骨营养不良症：简称肾性骨病，可出现纤维囊性骨炎、骨软化症、骨质疏松症和骨硬化症等，较少引起骨痛、行走不便等。其发生与活性维生素 D_3 不足、继发性甲状腺旁腺功能亢进等有关。

（8）内分泌失调：小儿性成熟延迟。成年女性患者性欲减退、闭经、不孕，男性患者性欲缺乏和阳痿。

（9）感染：感染是慢性肾功能衰竭主要死因之一，与机体免疫功能低下和白细胞功能异常等有关，以肺部、尿路和皮肤感染常见。

（三）心理－社会状况

慢性肾功能衰竭患者因病程漫长、预后不佳、治疗费用昂贵，尤其当需要进行长期透析或做肾移植手术时，患者及家属心理压力大，可出现抑郁、恐惧、悲观和绝望等心理。

（四）辅助检查

1. 血常规检查　红细胞计数下降，血红蛋白浓度降低，白细胞计数升高或降低，血小板正常或减少。

2. 尿液检查　夜尿增多，尿比重降低，严重者尿比重固定在 1.010～1.012。尿液中可有蛋白、红细胞、颗粒管型及蜡样管型等。蜡样管型对本病有诊断意义。

3. 血生化检查　血肌酐及血尿素氮增高，内生肌酐清除率降低。血浆清蛋白降低；血钙降低、血磷增高，血钠和血钾增高或降低；可有代谢性酸中毒等。

4. 影像学检查　B 超、X 线平片、CT 等可见双肾缩小。

（五）治疗要点

治疗原则是按照慢性肾功能衰竭的不同阶段（肾功能衰竭分期），选择不同的防治策略。具体措施包括：

1. 早期防治　治疗原发疾病，消除引起慢性肾功能衰竭恶化的可逆因素，如使用肾毒性药物、尿路梗阻、感染、心力衰竭等。

2. 营养治疗　给予低蛋白、低磷、热量充足的饮食，适当加用必需氨基酸，可避免负氮平衡。

3. 药物治疗　①控制高血压和肾小球内高压力：ACEI、ARB、钙通道阻滞剂、β 受体拮抗剂等均可选用。②纠正贫血：应用重组人促红细胞生成素（EPO）治疗肾性贫血。治疗期间，同时补充铁剂、叶酸和 B 族维生素。③纠正酸中毒和水、电解质失调：如碳酸氢钠纠正代谢性酸中毒，碳酸钙补钙、降低血磷，骨化三醇治疗肾性骨病等。④其他对症治疗：口服氧化淀粉、活性炭制剂或大黄制剂促进肠道清除尿毒症毒素。

4. 替代治疗　尿毒症患者经药物治疗无效时，应及早行透析治疗，必要时行肾移植。

二、常见护理诊断/问题

1. 营养失调：低于机体需要量　与食欲减退、消化吸收功能紊乱、长期限制蛋白质摄入等因素有关。

2. 活动无耐力　与并发高血压、心力衰竭、贫血、水、电解质和酸碱平衡紊乱等因素有关。

3. 有皮肤完整性受损的危险　与皮肤水肿、瘙痒、凝血机制异常、机体抵抗力下降有关。

4. 有感染的危险　与机体免疫功能低下、白细胞功能异常、透析等有关。

5. 潜在并发症　水、电解质、酸碱平衡失调。

三、护理目标

患者能保持足够的营养物质的摄入，身体营养状况有所改善；活动耐力增强；水肿减轻或消退，瘙痒缓解，皮肤清洁完整；住院期间未发生感染；并发症得到有效防治。

四、护理措施

（一）一般护理

1. 休息与活动　以休息为主，避免过度劳累。①症状不明显者，可适量活动，以不出现疲乏、心慌、气喘及头晕为度。②症状明显，应卧床休息，协助患者做好各项生活护理。③对长期卧床者，应指导或帮助其进行适当的床上活动，防止压疮。

2. 饮食护理　饮食治疗在慢性肾功能衰竭的治疗中具有重要意义。饮食原则是给予优质低蛋白质、高热量、高维生素、低磷、高钙及易消化饮食，尽量少摄入植物蛋白，主食最好采用麦淀粉。

（1）蛋白质：慢性肾功能衰竭患者应限制蛋白质的摄入，且饮食中 50% 以上的蛋白质应为优质蛋白，如鸡蛋、牛奶、瘦肉等。由于植物蛋白中含非必需氨基酸多，因此应尽量减少摄入，如花生、豆类及其制品。米、面中所含的植物蛋白也要设法去除，可部分采用麦淀粉做主食。非透析患者，蛋白质的具体摄入量应根据患者的肾小球滤过率（GFR）来调整，一般为 0.4～0.8g/（kg·d）。血液透析患者的蛋白质摄入量为 1.0～1.2g/（kg·d）。因腹膜透析会造成大量蛋白质丢失，故腹膜透析的患者蛋白质摄入量为 1.2～1.3g（kg·d）。

（2）热量及维生素：供给患者充足的热量，减少体内蛋白质消耗，主要由碳水化合物和脂肪供给。非透析患者供应的热量，每日为 126～147kJ/kg（30～35kcal/kg）；透析患者供应的热量，每日为 147kJ/kg（35kcal/kg）。可选用热量高、蛋白质含量低的食物，如麦淀粉、藕粉、粉丝、薯类（甜薯、芋头、马铃薯）等。食物应富含 B 族维生素、维生素 C 和叶酸。

（3）钙和磷：患者钙的摄入量应达到 2 000mg/d，除膳食中的钙以外，一般要补充钙制剂（如碳酸钙）和活性维生素 D30 磷的摄入量应控制在 600～800mg/d，避免含磷高的食物，如全麦面包、动物内脏、干豆类、坚果类、奶粉、乳酪、蛋黄、巧克力等。烹调前先将食物浸泡、过沸水后捞出，可去除食物中的部分磷和钾。

3. 皮肤及口腔护理　指导患者勤换内衣、勤剪指（趾）甲，保护好水肿部位的皮肤。皮肤瘙痒时遵医嘱应用止痒剂，嘱患者切勿用力搔抓，以免被抓破或擦伤而引起皮肤感染。尿毒症患者口中常有尿素臭味，每日早晚用 3% 过氧化氢溶液冲洗口腔；进食后必须漱口，防止口腔及咽喉感染。

（二）病情观察

监测患者的生命体征、意识状态；准确记录 24h 出入液量，每日定时测量体重，观察有无液体量过多的表现；有无各系统症状，如高血压脑病、心力衰竭等；有无电解质代谢紊乱和代谢性酸中毒表现；有无感染的征象，如体温升高、咳嗽、咳脓性痰、尿路刺激征及血白细胞计数增高等。

（三）治疗配合

1. 用药护理　遵医嘱用药，观察药物疗效及不良反应。

（1）降压药物：ACEI 和 ARB 可使血钾升高，并一过性升高血肌酐。若血肌酐大于 264μmol/L 时谨慎使用，并严密观察血钾和血肌酐水平的变化。

（2）纠正贫血：应用重组人促红细胞生成素皮下注射时，要定期更换注射部位，注意观察患者有无头痛、高血压及癫痫发作等不良反应，每月定期监测血红蛋白。蔗糖铁属于静脉应用的铁剂，只能加入 0.9% 生理盐水静滴，第一次开始静滴时先给小剂量，备好心肺复苏设备。输血宜用新鲜血液，禁止输库存血。

（3）治疗肾性骨病：使用骨化三醇时，要随时监测血钙、赢磷的浓度，防止内脏、皮下、关节、血管钙化和肾功能恶化。

（4）必需氨基酸疗法：必需氨基酸有口服制剂和静滴制剂。常用复方 α－酮酸片口服。若需静脉输入必需氨基酸，应注意控制输液速度。输液过程中若有恶心、呕吐应给予止吐剂，同时减慢输液速度。切勿在氨基酸液内加入其他药物，以免引起不良反应。

（5）抗生素：若患者并发感染，遵医嘱使用对肾无毒性或毒性低的抗生素。

2. 透析疗法　包括血液透析和腹膜透析。

（四）心理护理

护理人员应与患者及家属建立有效的沟通，鼓励家属理解并接受患者的改变，介绍本病的治疗进展。使他们能正确对待疾病，保持乐观情绪，积极配合治疗和护理。

（五）健康指导

1. 疾病预防指导　已有肾脏基础病变者，注意避免加速肾功能减退的各种因素，如血容量不足、肾毒性药物的使用、劳累、感染、尿路梗阻等。

2. 疾病知识指导　向患者及家属讲解慢性肾功能衰竭的基本知识，使其理解本病虽然预后较差，但只要坚持积极治疗，可以延缓病情进展，提高生存质量。

3. 饮食指导　教会患者在保证足够热量供给、限制蛋白质摄入的前提下，选择适合自己病情的食物品种及数量。限制水钠摄入和含钾量高的食物。

4. 病情监测指导　指导患者准确记录每日的尿量和体重；每天定时测量血压；定期复查血常规、肾功能、血清电解质等；如出现气促加剧、严重水肿等，需及时就诊。

5. 治疗指导　避免使用肾毒性药物；行血液透析者，应接种乙肝疫苗，并保护好动－静脉瘘管或中心静脉留置导管；行腹膜透析者保护好腹膜透析管道。

五、护理评价

患者的身体营养状况是否改善；活动耐力是否增强；水肿是否减轻或消退，瘙痒是否缓解，皮肤是否清洁完整；住院期间是否发生感染；并发症是否得到有效防治。

（田欢欢）

第七节　泌尿系统常用诊疗技术及护理

一、血液透析

血液透析（hemodialysis，HD）简称血透，是最常用的血液净化方法之一。血透是将患者血液与含一定化学成分的透析液分别引入透析器内半透膜的两侧，利用半透膜原理，通过溶质交换清除血液内的代谢废物、维持电解质和酸碱平衡，同时清除过多的液体。透析器又称为"人工肾"，是血液透析溶质交换的场所。血液透析一般每周3次，每次4~6h。血液透析时血液经血管通路（动脉端）进入体外循环，在血泵的推动下进入透析器（内含透析膜），与透析液发生溶质交换后再经血管通路（静脉端）回到体内。

（一）适应证

1. 急性肾损伤　出现以下情况应尽快进行血液透析：心包炎、肺水肿、严重脑病、高钾血症、严重代谢性酸中毒、容量负荷过重且对利尿治疗无效者。

2. 慢性肾功能衰竭　非糖尿病肾病 GFR < 10ml/min，糖尿病肾病 C.FR < 15ml/min。如出现严重并发症，药物治疗未能有效控制者（如急性左侧心力衰竭、顽固性高血压等），可提前开始透析。

3. 急性药物或毒物中毒　如巴比妥类、砷、汞、有机磷、四氯化碳等中毒。

4. 其他疾病　如严重的水、电解质及酸碱平衡紊乱，常规治疗难以纠正者。

（二）禁忌证

血液透析无绝对禁忌证。相对禁忌证有：颅内出血或颅内压升高、严重休克、心力衰竭、严重心律失常、活动性出血、极度衰弱患者以及精神病不合作者。

（三）血管通路的准备

血管通路又称血液通路，即血液从人体内引出至透析器，进行透析后再返回到体内的通路。它是进行血液透析的必备条件，也是维持性血透患者的生命线。血管通路可分为临时性和永久性两类。临时性血管通路主要为中心静脉留置导管，永久性血管通路主要指自体动－静脉内瘘，少部分自体血管条件不好的患者，需要行移植血管内瘘。

1. 中心静脉留置导管　血液透析用的中心静脉导管有两个腔，动脉腔用于将血液引至透析器，静脉腔用于回血至患者体内。置管部位常选择颈内静脉、股静脉。血液透析患者中心静脉留置导管的护理：①保持局部皮肤清洁干燥，沐浴时避免导管出口处局部皮肤淋湿。②注意观察有无感染征象，如发热、置管部位红、肿、热、痛。③避免剧烈活动、牵拉等致导管脱出。④此静脉导管供透析专用，不可用于输液、输血、抽血等。

2. 自体动－静脉内瘘　是维持性血液透析患者最常用、最理想的血管通路。动－静脉内瘘成形术是指经外科手术将表浅毗邻的动脉和静脉（常用前臂的桡动脉和头静脉）做直接吻合，使静脉血管的血流量增加、管壁动脉化，形成皮下动静脉内瘘。内瘘成熟至少需要 1 个月，最好在术后 2～3 个月开始使用。自体动静脉内瘘的护理如下：

（1）内瘘成形术前护理：慢性肾功能衰竭的患者在保守治疗期间，就应有意识地保护一侧上肢（多选择非惯用侧上肢）的静脉，避免静脉穿刺和输液，以备日后制作动静脉内瘘。

（2）内瘘成形术后护理：抬高术侧的上肢至 30°以上，以促进静脉回流，减轻肢体肿胀。术后 72h 内密切观察内瘘处是否有震颤、手术部位有无出血或血肿、吻合口远端的循环情况。每 3d 换药 1 次，10～14d 拆线。

（3）内瘘成形术后早期功能锻炼：目的是促进内瘘早日成熟。具体方法：内瘘术后第 7d 开始，每天做握拳运动或手握橡皮握力圈，每天 3～4 次，每次 10～15min。

（4）内瘘的保护：禁止在内瘘测的肢体测量血压、抽血、静脉注射、输血或输液。避免内瘘侧肢体受压、负重、戴手表，勿穿紧袖的衣服。每天用手触摸内瘘的静脉端，若触及震颤，则提示内瘘通畅；若未触及震颤，需及时就诊。

3. 移植血管内瘘　适于患者血管条件差或已多次动静脉造瘘失败时使用，移植血管内瘘的护理参见自体动.静脉内瘘的护理。

（三）操作前准备

1. 患者准备

（1）评估：测量体重、生命体征，检查出凝血时间、肾功能和电解质，选择合适的血管通路（如动-静脉内瘘或中心静脉留置导管）。

（2）解释：对初次透析治疗的患者，向患者及家属解释血液透析的必要性，使其了解透析的目的、原理、过程、效果和可能出现的情况，以取得患者配合。

（3）患者签署知情同意书。

（4）患者指导：告知患者透析取仰卧位，而且患者动-静脉内瘘侧的肢体不能随意活动，以免穿刺针脱落。

（5）术前用药：常用肝素，首次肝素剂量为 0.3～0.5mg/kg，于透析前 10min 从瘘管的静脉端注入；或者透析开始时给予低分子肝素 60～80IU/kg 一次性静脉注射。

2. 环境准备　透析室的环境必须达到国家相关规定要求，并保持安静、光线充足。

3. 用物准备　①设备：如血液透析机、透析器、透析管路、穿刺针、体重秤、注射器、穿刺包、氧气瓶等。②药物：如透析液、肝素、急救药品和器械。

（四）操作过程与护理配合

1. 操作过程　①穿刺动-静脉内瘘或将中心静脉留置导管打开，接上透析器，将血液和透析液分别引入透析器中由半透膜隔开的血液区和透析液区。②透析开始时血液速度由慢到快，需 15min 左右才能使血流量达到 200ml/min 以上。③血流量稳定后设定好各种报警阈值。

2. 透析中的护理　①调整体位：因一次透析约需 4h，应定时帮助患者翻身，或将床头摇高或摇低，以增加舒适度。②透析液温度：维持在 38～40℃。③肝素用量：透析过程中，持续用肝素泵每小时追加 5～10mg，同时监测部分凝血活酶时间（APTT），以调整肝素用量。透析结束前 30～60min 停用肝素。若使用低分子肝素，透析过程中则无需追加剂量。④压力与流速：控制跨膜压（静脉压和透析液压的差值）不超过 300mmHg（39.90kPa），透析液流速 500～600ml/min，血液流速 100～300ml/min。

3. 术中配合与护理　严密观察患者的意识状态及生命体征，密切观察血流量、静脉压及透析液颜色等。如友生分层、凝血，提示肝素用量不足，一般加大肝素剂量即可；透析液颜色变红说明发生了破膜，应立即停止透析并更换装置。准确记录透析时间、脱水量、肝素用量等。

（五）操作后护理

1. 一般护理　透析结束后，对中心静脉留置导管或动-静脉内瘘进行消毒并包裹。透析结束后按压内瘘穿刺部位 10min 以上，以彻底止血，也可用弹力绷带加压包扎止血。对透析器进行清洁。测量生命体征、体重，并与透析前比较。留取血标本，查肾功能和电解质，了解透析效果。

2. 饮食护理　血液透析患者的营养问题直接影响患者的长期存活及生活质量的改善。蛋白质的摄入量为 1.0~1.2g/（kg·d），50% 以上为优质蛋白；能量的供给一般为 147kJ/（kg·d）［35kcal/（kg·d）］，其中脂肪供能占 35%~40%，其余由碳水化合物供给；限制钠、钾、磷的摄入，钠盐的摄入量一般控制在 2~3g/d；注意锌及多种维生素的补充。控制液体的摄入，两次透析之间，体重增长以不超过 5% 或者每日体重增加不超过 1kg 为宜。

3. 并发症的观察与护理

（1）症状性低血压：是常见并发症之一。表现为恶心、呕吐、胸闷、面色苍白、出汗、意识障碍等。可能与脱水过多过快、心源性休克、过敏反应等有关。应立即减慢血流速度，通过透析管道补充生理盐水、清蛋白或血浆。对醋酸盐溶液不能耐受者改为碳酸氢盐透析液。

（2）失衡综合征：可发生在透析结束前或透析后。表现为头痛、恶心、呕吐、血压升高、抽搐、昏迷等。应注意最初几次透析时间适当缩短，控制在 2~3h。发生失衡综合征时遵医嘱静注高渗糖、高渗盐水，必要时终止透析、静滴甘露醇等。

（3）透析器反应：又称为首次使用综合征。常于第一次透析后 1h 左右发生，患者畏寒不适、发热、头晕、头痛、恶心、呕吐，是内毒素进入体内所致。预防及处理措施：①严格无菌操作，做好透析前后器械及透析器的消毒。②出现透析器反应时，立即停止透析，并遵医嘱应用异丙嗪、地塞米松等。

（4）出血：与应用肝素、血小板功能不良及高血压等有关。一旦发生，应立即协助医生处理。

二、腹膜透析

腹膜透析（peritoneal dialysis，PD）简称腹透，是利用人体内的腹膜作为自然半透膜，将适量透析液引入腹腔并停留一段时间，使腹膜毛细血管内的血液和透析液之间进行水和溶质交换，以清除体内代谢废物，纠正水、电解质和酸碱平衡紊乱。腹膜透析的方法较多，目前以双连袋可弃式"Y"形管道系统的持续性非卧床性腹膜透析（CAPD）在临床应用最广泛，适用于绝大多数患者。下面重点介绍CAPD。

（一）适应证

同血液透析。如有下列情况更适合腹膜透析：老年人、儿童、心血管功能不稳定、反复动静脉造瘘失败、凝血功能障碍及明显出血倾向。

（二）禁忌证

腹膜炎、腹膜广泛粘连、腹部大手术不足 3d、全身性血管疾病、腹腔巨大肿瘤、妊娠晚期、肠梗阻、肠麻痹及不合作者。

（三）腹透通路的准备

腹腔插管的切口选择在旁正中线上，耻骨联合上 11~12cm 处，长 2~4cm。局部麻醉，切开皮肤，分离腹直肌到达腹膜，将壁腹膜切开；将透析用硅胶管的一端放入腹腔最低处的膀胱直肠凹陷内，缝合壁腹膜，另一端通过皮下隧道引出，接好钛接头和短管，用纱布和胶布固定好导管，腹带包扎腹部。

（四）操作前准备

1. 患者准备　①评估：评估患者的健康状况、腹膜透析通路的情况。②解释：向患者说明腹膜透析的方法、目的、意义及注意事项，取得患者的合作。③患者签署知情同意书。④告知患者腹透时取仰卧位。⑤术前用药：必要时腹腔内给肝素或抗生素。

2. 环境准备　做好保护性隔离，透析前房间以紫外线照射 30min，每日 3 次；用 0.1% 含氯制剂擦拭患者的床、桌等用物、地面；注意房间通风换气。

3. 用物准备　透析液（每袋 2 000ml）、蓝夹子、碘附帽、专用秤、量杯、急救药品和器械。透析液要用干燥恒温箱干加热至 37℃。

（五）操作过程与护理配合

1. 操作过程　打开透析管的包扎，乙醇消毒后与透析袋连接，抬高透析袋，使透析液在 10min 内流入腹腔，然后用蓝夹子夹紧管口。4～6h 后将透析袋放在低于腹腔的位置，将腹腔内交换后的透析液引流入透析袋，更换透析袋。一般白天交换 3～4 次，夜间交换 1 次，夜间留腹 10～12h。

2. 透析护理　①连接各种管道前要严格消毒和无菌操作。②监测并记录患者的生命体征、体重及透析液每一次进出腹腔的时间、出入液量和颜色。③定期查肾功能、电解质及血糖，若出现异常，及时报告医生处理。

（六）操作后护理

1. 一般护理　透析完毕，封闭透析管，以无菌敷料覆盖，每周更换 2 次。给予易消化、高热量、高维生素饮食。因腹膜透析会造成大量蛋白质丢失，故蛋白质摄入控制在 1.2～1.3g/（kg·d）为宜，其中 50% 以上为优质蛋白质。保护透析管及伤口不发生牵拉、扭曲、挤压、碰撞。

2. 并发症观察与护理

（1）引流不畅：为常见并发症。主要为单向阻滞，即液体可进入，但流出不畅。处理方法：①鼓励患者走动，变换体位。②腹部按摩，使用泻药增强肠蠕动。③腹膜透析管内注入用生理盐水稀释的肝素或尿激酶，溶解堵塞的纤维块。④调整透析管的位置或重新置管。

（2）腹膜炎：是腹膜透析的主要并发症，多由于在操作时接触污染、腹透管出口处或皮下隧道的感染引起，临床表现为发热、腹痛、透出液浑浊等。处理方法：①及时留取透出液送常规检查和细菌、真菌培养。②用 2 000ml 透析液连续腹腔冲洗 3～4 次。③腹膜透析液内加入抗生素及肝素，必要时全身应用抗生素。④若治疗后感染仍无法控制，应考虑拔除透析管。

（3）腹痛：与透析液灌注或排出过快、透析管位置不合适、高渗透析液、温度过低、腹膜炎等有关。处理方法：应尽量去除上述诱因，在透析液中加入 1%～2% 的利多卡因 3～5ml，无效时减少透析次数或缩短留置时间。

（4）其他并发症：如脱水、低血压、腹腔出血、肠粘连等，遵医嘱给予相应处理。

（梁　爽）

第八章

血液系统疾病护理

第一节　血液系统疾病患者常见症状体征的护理

血液系统由血液和造血器官及组织所组成。血液由血浆及悬浮在其中的血细胞（红细胞、白细胞和血小板）组成。造血器官及组织包括骨髓、胸腺、肝脏、脾脏及淋巴结等。其中骨髓是人出生后主要的造血器官，由造血干细胞和造血微环境构成。造血干细胞是各种血细胞的起始细胞，具有不断自我更新、多向分化与增殖的能力。造血微环境对造血干细胞起调控、诱导和支持作用。成熟的红细胞具有结合与输送氧及二氧化碳的功能。白细胞具有变形、趋化、游走与吞噬等生理特性，是机体防御系统的重要组成部分。血小板则参与机体的止血与凝血过程，保持毛细血管内皮的完整性。血浆中含有多种物质如多种蛋白质、凝血因子、抗凝血因子、补体、抗体、酶、电解质、各种激素及营养物质。血液系统疾病（简称血液病）种类较多，包括红细胞疾病、白细胞疾病、出血性及血栓性疾病等。其共同特点多表现为外周血中的细胞和血浆成分的病理性改变，机体免疫功能低下，出、凝血机制的功能紊乱及骨髓、脾及淋巴结等造血组织和器官的结构和功能异常。

近年来，血液病在发病机制的阐明、诊断的确立、治疗策略的选择与制订、病情的监测、药物疗效的观察与评价以及治疗手段上达到更新的水平。在配合新技术及新疗法的实施过程中，血液病的专科护理水平也发展迅速，如饮食指导、心理护理、预防和控制感染、出血的护理、成分输血的护理、各种化疗药物的配制与应用等。护理水平的提高对控制疾病发展、减少患者痛苦、降低死亡率、延长生存期及改善生存质量发挥了重要作用。

血液系统疾病常见症状和体征有贫血、出血或出血倾向和发热。

一、贫血

贫血（anemia）是指单位容积外周血中血红蛋白（Hb）浓度、红细胞（RBC）计数和/或血细胞比容（HCT）低于相同年龄、性别和地区正常范围下限的一种常见临床症状。其中以血红蛋白浓度降低最为重要。我国血液病专家认为在海平面地区，成年男性 Hb 低于 120g/L，成年女性（非妊娠）Hb 低于 110g/L，孕妇 Hb 低于 100g/L 就可诊断为贫血。

贫血按原因与发病机制可分为红细胞生成减少性贫血、红细胞破坏过多性贫血和失血性贫血；根据血红蛋白浓度分为轻、中、重及极重度贫血；根据红细胞形态特点分为大细胞性贫血、正常细胞性贫血及小细胞低色素性贫血；根据骨髓红系增生情况分为骨髓增生不良性贫血和骨髓增生性贫血。

【护理评估】

（一）健康史

询问患者有无下列贫血的常见病因：①红细胞生成减少：常见于缺铁性贫血、巨幼细胞贫血、再生障碍性贫血及白血病等疾病。②红细胞破坏过多：常见于各种溶血性贫血，如遗传性球形红细胞增多症、红细胞葡萄糖-6-磷酸脱氢酶缺乏症、自身免疫性溶血性贫血及脾功能亢进症等疾病。③急、慢性失血：常见于消化性溃疡出血、痔出血、功能性子宫出血等疾病。

（二）身体状况

贫血患者由于血红蛋白含量减少，血液携氧能力降低，引起全身各器官和组织缺氧与功能障碍，其临床表现与贫血发生发展的速度、贫血的严重程度、个体的代偿能力及其对缺氧的耐受性有关。

1. 一般表现　疲乏、困倦和软弱无力是贫血最常见和最早出现的症状；皮肤黏膜苍白是贫血最突出的体征，常为患者就诊的主要原因。一般以睑结膜、口唇、舌质、甲床及手掌等部位较明显。

2. 神经系统　因脑组织对缺氧很敏感，患者常出现头晕、头痛、耳鸣、眼花、失眠、多梦、记忆力减退及注意力不集中等症状，严重者可出现晕厥。

3. 呼吸系统　多见于中度以上贫血的患者，主要表现为呼吸加快以及不同程度的呼吸困难。

4. 循环系统　心悸、气短，活动后加重，是贫血患者心血管系统的主要表现。严重或长期贫血者，由于心脏超负荷工作而供血不足，会导致贫血性心脏病，表现为心率变化、心律失常、心脏扩大，甚至全心力衰竭。

5. 消化系统　贫血时导致消化功能降低，出现食欲减退、腹胀、大便规律和性状的改变等。

6. 泌尿生殖系统　可出现血红蛋白尿、少尿、无尿、急性肾损伤等。女性可有月经失调或闭经，男性可表现为男性特征的减弱。

（三）心理 – 社会状况

由于缺血、缺氧引起的不适和乏力，影响学习和工作及社交活动，患者可产生烦躁、易怒等心理；原发于骨髓造血功能障碍所致的贫血，由于治疗难度大、费用高及预后不良，给患者及家属常带来严重的精神和经济负担。

（四）辅助检查

1. 血常规检查　血红蛋白及红细胞计数可以确定有无贫血及严重程度；血涂片检查可判断贫血的性质与类型；网织红细胞计数可反映骨髓红系增生情况和判断贫血的疗效。

2. 骨髓检查　是判断贫血病因的必要检查项目，可反映骨髓细胞的增生程度、细胞成分和形态变化等。包括骨髓细胞涂片分类和骨髓活检。

【常见护理诊断/问题】

1. 活动无耐力　与贫血导致机体组织缺氧有关。

2. 营养失调：低于机体需要量　与各种原因导致的造血物质摄入不足、消耗增加或丢失过多有关。

【护理目标】

患者的缺氧症状减轻或消失，日常活动耐力恢复正常；造血物质的缺乏得到纠正。

【护理措施】

（一）活动无耐力

1. 休息与活动　根据贫血的程度、发生的速度及原发疾病等情况，与患者共同制订休息与活动计划。轻度贫血者，应注意休息，避免过度劳累；中度贫血者，增加卧床休息时间，若病情允许，应鼓励患者生活自理，活动量以不加重症状为度。若脉搏≥100 次/min 或出现明显心悸、气促时，应停止活动；重度贫血者，需卧床休息，采取舒适体位（如半坐卧位），做好生活护理，减少不必要的活动，以减轻心脏负荷及氧的消耗。改变体位时宜缓慢，避免体位性低血压致头晕或摔伤。

2. 给氧　严重贫血患者应予氧气吸入，以改善组织缺氧。

（二）营养失调：低于机体需要量

1. 饮食护理　给予高蛋白、高热量、丰富维生素及易消化食物。有造血原料缺乏者应做相应补充，以保证全面营养。

2. 输血或成分输血的护理　遵医嘱输全血或输浓缩红细胞，以缓解机体缺氧和减轻贫血症状。输血前，必须做好配型及查对工作；输血过程中应注意加强监测，控制输血速度，严重贫血者，输入速度应低于 1ml/（kg·h），以防止心脏负荷过重而诱发心力衰竭；及时发现和处理输血反应。

【护理评价】

患者的缺氧症状是否减轻或消失，日常活动耐力是否恢复正常；造血营养素的缺乏是否得到纠正。

二、出血或出血倾向

出血（bleeding，haemorrhage）或出血倾向（bleeding tendency）是指机体止血和凝血功能障碍引起的自发性出血或轻微创伤后出血不止的一种症状。血小板数目减少及其功能异常、毛细血管脆性或通透性增加、血浆中凝血因子缺乏以及循环血液中抗凝物质增加，均可导致出血。常见原因有：①血液系统疾病。②非血液系统疾病或某些急性传染病。③凝血功能障碍。

【护理评估】

（一）健康史

询问患者有无下列出血或出血倾向的常见原因：①血小板数量和/或质量异常：如特发性血小板减少性紫癜、白血病、再生障碍性贫血、血小板无力症等。②血管壁异常：如遗传性出血性毛细血管扩张症、过敏性紫癜等。③凝血功能障碍：如血友病、严重肝病等。④某些传染病：如流行性脑脊髓膜炎、钩端螺旋体病、登革热以及肾综合征出血热等。⑤非血液系统疾病：如重症肝病、尿毒症等。⑥其他：如蛇毒咬伤、抗凝药或溶栓药过量、接触放射性物质和化学毒物等。

（二）身体状况

1. 出血部位　皮肤黏膜瘀点、紫癜及瘀斑，多见于血管性疾病及血小板异常；关节腔出血、软组织血肿和内脏出血等，多见于凝血机制异常；颅内出血最严重，多危及患者生命。

2. 出血程度　内脏出血量低于 500ml 为轻度出血，无明显症状；出血量达 500～1000ml 为中度出血，收缩压低于 90mmHg（11.97kPa）；出血量超过 1 000ml 为重度出血，收缩压低于 60mmHg（7.98kPa），心率每分钟 120 次以上。

3. 伴随症状　伴口腔黏膜血疱，提示血小板明显减少，是严重出血的征兆；伴呕血和黑粪者，提示消化道出血；突然出现视物模糊、呼吸急促、喷射性呕吐、颈项强直，甚至昏迷，提示颅内出血；伴贫血、肝脾淋巴结肿大及骨骼疼痛者，提示血液系统恶性肿瘤；伴头昏、乏力、心悸、心动过速、血压下降及大汗淋漓者，提示失血性休克。

（三）心理－社会状况

反复出血，尤其是大出血，患者可出现焦虑及恐惧等不良心理反应。慢性出血患者，因不易根治，易产生抑郁、悲观等不良心理反应。

（四）辅助检查

出血时间测定、凝血时间测定、血小板计数及束臂试验等检查有助于病因诊断。

【常见护理诊断/问题】

1. 有受伤的危险：出血　与止血、凝血机制障碍导致皮肤黏膜出血有关。

2. 恐惧　与反复出血尤其是大出血有关。

3. 潜在并发症　颅内出血。

【护理目标】

患者不发生出血或出血能被及时发现，并得到及时而有效的处理；患者恐惧程度减轻或消失，情绪稳定；并发症得到有效防治。

【护理措施】

（一）有受伤的危险：出血

1. 休息与活动　合理安排休息与活动，避免增加出血的危险或加重出血。若出血局限于皮肤黏膜且较轻微者，无需严格限制；若血小板计数低于 5×10^{10}/L，应减少活动，增加卧床休息时间；严重出血或血小板计数低于 2×10^{10}/L 者，必须绝对卧床休息，协助患者做好各种生活护理。

2. 饮食护理　鼓励患者进食高蛋白、高维生素、易消化的软食或半流质，禁食过硬、粗糙及辛辣等刺激性食物。保持大便通畅，避免用力排便腹压骤增而诱发内脏出血，尤其颅内出血。便秘时可使用开塞露或缓泻剂。避免灌肠和测肛温等操作，以防刺破肠黏膜而引起出血。

3. 出血的预防及护理　重点在于避免人为的损伤而导致或加重出血。保持床单位平整，被褥衣着轻软；避免肢体的碰撞或外伤；勤剪指甲，避免搔抓皮肤；保持皮肤清洁，避免水温过高和用力擦洗皮肤；用软毛牙刷刷牙，忌用牙签剔牙，以防牙龈损伤；若牙龈出血时，可用凝血酶或 0.1% 肾上腺素棉球、明胶海绵贴敷牙龈或局部压迫止血；忌用手挖鼻痂，用液状石蜡滴鼻软化鼻痂，以防鼻出血；若鼻出血时，可用 0.1% 肾上腺素或凝血酶棉球填塞鼻腔并局部冷敷，后鼻腔出血不止时可用凡士林油纱条行后鼻腔填塞术。各项护理操作动作轻柔；尽可能减少注射次数；静脉输液时，避免用力拍打及揉擦局部，压脉带结扎不宜过紧、过久，选用小针头，拔针后适当延长按压时间，防止皮下出血。高热患者禁用乙醇或温水拭浴降温。

（二）恐惧

加强与患者和家属的沟通，及时了解其需求与忧虑，给予必要的解释与疏导。向患者介绍治疗成功的病例，增强战胜疾病的信心，减轻恐惧感。当患者出血突然加重时，护士应保持镇静，迅速报告医生并配合做好止血、救治工作。及时清除血迹，安抚患者，避免引起紧张。

（三）潜在并发症：颅内出血

密切观察病情变化，发现颅内出血征兆时，如头痛、视物模糊等，应立即报告医生，做好抢救配合。立即去枕平卧，头偏向一侧；保持呼吸道通畅，吸氧；体温 39℃ 以上时，头部置冰袋或戴冰帽；迅速建立 2 条静脉通道，遵医嘱给予脱水剂如 20% 甘露醇或 50% 葡萄糖等降低颅内压，同时进行成分输血；观察并记录生命体征、意识状态、瞳孔、尿量等变化。

【护理评价】

患者各部位的出血是否能被及时发现并得到处理，出血逐渐得到控制；患者恐惧感是否减轻或消失，情绪是否稳定；并发症是否得到有效防治。

三、发热

发热是指血液病患者由于成熟白细胞减少、白细胞功能缺陷、免疫抑制剂的应用以及贫血或营养不良等，使机体抵抗力下降，继发各种感染而发生的症状。具有持续时间长、热型不定、一般抗生素治疗效果不理想的特点。感染一般不易控制，是血液病患者常见的死亡原因之一。

【护理评估】

（一）健康史

询问患者有无白血病、再生障碍性贫血、淋巴瘤及粒细胞缺乏症等病史；有无长期使用糖皮质激素及免疫抑制剂等药物；有无过度疲劳、受凉、进食不洁饮食、皮肤黏膜损伤、肛裂、感染性疾病接触史（如感冒等）、各种治疗与护理导管的放置（如导尿管、留置针）等诱发因素。

（二）身体状况

1. 感染的部位及症状　发热是感染最常见的症状。感染部位以口腔、牙龈、咽峡最常见，其次是肺部感染、肛周炎及肛旁脓肿、皮肤或皮下软组织化脓性感染等，尿路感染以女性居多，严重时可发生败血症。

2. 伴随症状/体征　发热伴口腔黏膜溃疡或糜烂者，提示口腔炎；伴咽部充血、扁桃体肿大者提示细菌性咽 - 扁桃体炎；伴咳嗽、咳痰，肺部干湿啰音提示呼吸道感染；伴尿频、尿急和尿痛提示泌尿系感染；伴寒战、高热者多提示菌血症、败血症；伴肝、脾及淋巴结肿大者多提示白血病。

（三）心理 - 社会状况

反复发热及治疗效果不佳，常使患者产生忧郁和焦虑心理。

（四）辅助检查

外周血常规检查及骨髓象检查有助于血液病病因的诊断。不同感染部位分泌物、渗出物或排泄物培养加药敏试验有助于明确致病菌。

【常见护理诊断/问题】

体温过高与感染有关。

【护理目标】

患者体温恢复正常。

【护理措施】

1. 休息　卧床休息，协助患者采取舒适的体位，减少机体的消耗，必要时可吸氧。

2. 饮食护理　鼓励患者进食高蛋白、高热量、丰富维生素及易消化的食物，以补充机体的需要，增强机体抵抗力。鼓励患者多饮水，每日至少 2 000ml。必要时遵医嘱静脉输液，维持水和电解质平衡。对重症贫血和慢性心力衰竭患者，需限制液体输入量，并严格控制输液速度。

3. 降温　高热患者给予物理降温，有出血倾向者禁用乙醇擦浴，以免局部血管扩张而进一步加重出血。必要时遵医嘱应用药物降温，慎用解热镇痛药，因其可影响血小板数量及功能，诱发出血。

4. 口腔护理　餐前、餐后、睡前及晨起时，可用生理盐水、1% 过氧化氢、3% 碳酸氢钠或复方硼酸溶液交替漱口，口腔黏膜溃疡于漱口后可涂擦冰硼散或锡类散等；真菌感染时，可用 2.5% 制霉菌素液含漱或涂擦克霉唑甘油。

5. 皮肤护理　患者宜穿着透气的棉质内衣，勤洗澡勤换内衣。高热患者应及时擦洗和更换汗湿的衣裤及被褥，保持皮肤清洁。长期卧床者，应每日温水擦浴，按摩受压部位，协助其翻身，预防压疮。勤剪指甲，以免抓伤皮肤。

6. 肛周皮肤及会阴部护理　睡前及便后应洗净肛周皮肤，用 1：5 000 高锰酸钾溶液坐浴，每次 15min 以上，以防局部感染；女性患者每日清洗会阴 2 次，经期要增加清洗次数。

7. 预防感染　保持室温在 20 ~ 24℃，湿度 55% ~ 60%，经常通风换气，定期进行空气消毒，用消毒液擦拭家具和地面。谢绝探视，以防止交叉感染。外出时应根据气候变化及时调整衣着，预防呼吸道感染。若患者白细胞数低于 1×10^9/L，中性粒细胞低于 5×10^8/L 时，应实行保护性隔离。

【护理评价】

患者体温是否下降或恢复正常。

（守　丹）

第二节　贫血

一、缺铁性贫血

缺铁性贫血（iron deficiency anemia，IDA）是体内贮存铁缺乏，使血红蛋白合成减少，导致红细胞生成障碍所引起的一种小细胞、低色素性贫血。缺铁性贫血是最常见的贫血，生长发育期的儿童和育龄妇女发病率较高。

缺铁性贫血的常见病因有：①需铁量增加而铁摄入不足：多见于婴幼儿、青少年、妊娠和哺乳期妇女，是妇女儿童缺铁性贫血的主要原因。②铁吸收障碍：常见于胃大部切除术后、慢性胃肠道疾病等。③铁丢失过多：慢性失血是成人缺铁性贫血最常见和最重要的病因。

【铁的代谢】

1. 铁的分布　正常成人男性体内含铁量在 50 ~ 55mg/kg，女性在 35 ~ 40mg/kg，其中血红蛋白铁约占 67%，贮存铁 29%（包括铁蛋白和含铁血黄素），其余 4% 为组织铁，存在于肌红蛋白、转铁蛋白及细胞内某些酶类中。

2. 铁的来源和吸收　正常成人每天造血需 20 ~ 25mg 铁，主要来自体内衰老红细胞破坏后释放的铁，每天还需从食物中摄取铁 1~2mg。食物中的铁以三价铁为主，在胃酸及还原剂（如维生素 C）的作用下还原成二价铁才易被吸收。铁的主要吸收部位在十二指肠及空肠上段。

3. 铁的转运和利用　经肠黏膜吸收入血的二价铁被铜蓝蛋白氧化成三价铁，与转铁蛋白结合成为血清铁，血清铁还原成二价铁参与血红蛋白的生成。

4. 铁的贮存及排泄　多余的铁以铁蛋白和含铁血黄素形式贮存于肝、脾、骨髓等器官的单核巨噬细胞系统。正常人每日排铁不超过 1mg，主要由粪便排泄。育龄妇女还会通过月经、妊娠、哺乳而丢失。

【护理评估】

（一）健康史

询问患者有无慢性失血，如消化性溃疡出血、胃肠道肿瘤出血、痔出血、月经过多等病史；有无慢性胃肠道疾病，如长期不明原因腹泻、慢性肠炎、Crohn 病等和胃肠手术病史；有无铁的需要量增加而摄入不足的情况，对儿童、育龄妇女等尚需了解其饮食习惯及饮食状况。

（二）身体状况

1. 一般贫血共有的表现　如皮肤黏膜苍白、乏力、易倦、头晕、头痛、耳鸣、眼花、心悸、气短等。

2. 缺铁性贫血的特殊表现

（1）组织缺铁表现：皮肤干燥、角化、萎缩、无光泽、毛发干枯易脱落，指（趾）甲变平、不光整及脆薄易裂，甚至凹下呈勺状（匙状甲）；黏膜损害表现为口角炎、舌炎、舌乳头萎缩，可有食欲减退、腹胀及恶心，严重者发生吞咽困难。

（2）神经、精神系统异常：儿童较为明显，如烦躁、好动、易激惹、注意力不易集中、发育迟缓、体力下降等。少数患者可有异食癖，有喜吃生米、泥土、石子等表现。约 1/3 患者可发生末梢神经炎或神经痛，严重者可出现智能发育障碍等。

3. 缺铁原发病的表现　如消化性溃疡、慢性胃炎、胃肠道肿瘤、痔疮及功能性子宫出血等疾病相应的临床表现。

（三）心理－社会状况

由于缺铁、缺氧引起的不适和活动无耐力，致使患者自觉工作能力和生活能力降低而忧虑不安，容易出现激动、焦虑和烦躁等不良心理反应。

（四）辅助检查

1. 血常规　呈小细胞低色素性贫血。血红蛋白减少较红细胞减少更为明显。血涂片中可见成熟红细胞体积小，中央淡染区扩大。网织红细胞计数正常或轻度升高。白细胞和血小板计数多正常。

2. 骨髓象　红系增生活跃或明显活跃，以中、晚幼红细胞为主，其体积小、核染色质致密、胞质少、有血红蛋白形成不良的表现，即"核老浆幼"现象。

3. 铁代谢的生化检查　血清铁低于 8.95μmol/L；血清总铁结合力大于 64.44μmol/L。血清铁蛋白低于 12μg/L，是早期诊断贮存铁缺乏的一个常用指标。骨髓铁染色反映单核－吞噬细胞系统中的贮存铁，可作为诊断缺铁的金指标。血清可溶性转铁蛋白受体（sTfR）测定是迄今反映缺铁性红细胞生成的最佳指标。

（五）治疗要点

1. 病因治疗　是根治缺铁性贫血的关键。包括积极治疗原发病，改变不合理的饮食结构与方式，预防性增加含铁丰富的食物或铁强化食物。

2. 补铁治疗　首选口服铁剂，常用药物有硫酸亚铁、右旋糖酐铁及富马酸亚铁等。多糖铁复合物（力蜚能）和琥珀酸亚铁（速力菲）为新型口服铁剂，目前临床上应用日趋普遍。有下列情况者可用注射铁剂治疗：①口服铁剂后，胃肠道反应严重而无法耐受者。②消化道疾病导致铁吸收障碍者。③病情要求迅速纠正贫血（如妊娠后期、急性大出血）者。右旋糖酐铁是最常用的注射铁剂。

【常见护理诊断/问题】

1. 营养失调：低于机体需要量　与铁摄入不足、吸收不良、需要量增加或丢失过多有关。

2. 活动无耐力　与贫血导致组织缺氧有关。

3. 口腔黏膜受损　与贫血导致营养素缺乏有关。

4. 知识缺乏　缺乏缺铁性贫血有关防治方面的知识。

5. 潜在并发症　贫血性心脏病。

【护理目标】

患者缺铁状况得到纠正，营养失调改善；患者的日常活动耐力恢复正常；黏膜损害得到修复；能描述引起缺铁的原因和预防措施；并发症得到有效防治。

【护理措施】

除按贫血的一般护理外，还应注意以下护理措施：

（一）饮食护理

指导患者保持均衡饮食，避免偏食和挑食；鼓励患者多吃含铁丰富且吸收率较高的食物，如瘦肉、动物血、肝脏、蛋黄、海带、黑木耳等；增加富含维生素 C 的蔬菜和水果，促进铁的吸收。

（二）病情观察

评估原发病及贫血的症状和体征；了解饮食疗法、药物应用的状况及不良反应；定期监测红细胞计数、血红蛋白浓度、网织红细胞计数及铁代谢有关指标的变化。

（三）用药护理

1. 口服铁剂　①最常见的不良反应是恶心、呕吐、胃部不适和黑粪等胃肠道反应，故应嘱患者餐后或餐中服用。②避免与牛奶、浓茶及咖啡等同服，因茶中鞣酸与铁结合成不易吸收的物质，牛奶含磷较高，影响铁的吸收；避免同时服用抗酸药（碳酸钙和硫酸镁）及 H_2 受体拮抗剂。③为促进铁的吸收，可服用维生素 C、乳酸或稀盐酸等酸性药物或食物。④口服液体铁剂时要用吸管，避免牙染黑。⑤服铁剂期间，粪便颜色会变黑，此为铁与肠内硫化氢作用而生成黑色硫化铁所致，应做好解释。⑥铁剂治疗有效者，于用药后 1 周左右，网织红细胞数开始上升；2 周左右，血红蛋白开始升高，一般 2 个月左右恢复正常。为进一步补足体内贮存铁，在血红蛋白恢复正常后，仍需继续服用铁剂至少 4 个月。

2. 注射铁剂　①注射铁剂的不良反应有：注射局部肿痛、硬结形成、皮肤发黑和过敏反应。过敏反应常表现为面色潮红、头痛、肌肉关节痛和荨麻疹，严重者可出现过敏性休克。②首次给药须用 0.5ml 的试验剂量进行深部肌内注射，同时备肾上腺素，做好急救准备。若 1h 后无过敏反应，即可遵医嘱给予常规剂量治疗。③避免局部疼痛和硬结形成，应采取深部肌内注射，并经常更换注射部位。④为避免药液溢出而引起皮肤染色，不要在皮肤暴露部位注射；抽取药液后，更换注射针头；可采用"Z"形注射法或留空气注射法。

（四）心理护理

向患者及家属介绍本病的有关知识，解释缺铁性贫血是完全可以治愈的，且治愈后对身体无不良影响，说明缺铁性贫血可能出现的一些神经系统症状，并且这些症状是暂时的，在消除病因积极治疗后，会很快消失，以解除患者的心理压力。

（五）健康指导

1. 疾病知识指导　介绍缺铁性贫血的相关知识，特别是对易患人群进行预防缺铁的卫生知识教育。提高患者和家属对疾病的认识，从而积极配合治疗与护理；积极防治原发病，如消化性溃疡、月经过多及钩虫病等慢性失血性疾病。

2. 饮食指导　提倡均衡饮食，荤素结合，保证足够的热量、蛋白质、维生素及相关营养素的摄入。指导患者及家属选择含铁丰富的食物，改变不良的饮食习惯，做到不偏食，不挑食。生长发育期的青少年、月经期、妊娠期与哺乳期的女性，应增加含铁食物的补充，必要时可考虑预防性补充铁剂。

3. 病情监测指导　监测内容包括原发病的症状、贫血的一般症状及缺铁性贫血的特殊表现，静息状态下呼吸与心率变化、能否平卧、有无水肿及尿量变化等。一旦出现病情加重，应及时就医。

【护理评价】

患者缺铁状况是否得到纠正，营养失调改善；患者的日常活动耐力有无恢复正常；黏膜损害是否得到修复；能否描述引起缺铁的原因和预防措施；并发症是否得到有效防治。

二、再生障碍性贫血

再生障碍性贫血（aplastic anemia，AA）简称再障，是一种可能由不同病因和机制引起的骨髓造血功能衰竭症。主要表现为骨髓造血功能低下、全血细胞减少和贫血、出血、感染综合征。在我国再障的年发病率为 0.74/10 万人，可发生于各年龄段，老年人发病率较高，男、女发病率无明显差别。根据患者的病情、血常规、骨髓象及预后，通常将该病分为重型再生障碍性贫血（SAA）和非重型再生障碍性贫血（NSAA）。

再障的病因不明确，可能与病毒感染、化学因素、物理因素及遗传因素等有关。再障发病机制尚未完全阐明，包括原发和继发性造血干祖细胞的缺陷（"种子"学说）、造血微环境异常（"土壤"学说）及免疫异常（"虫子"学说）三种学说。

【护理评估】

（一）健康史

询问患者近期有无感染病毒性疾病，特别是各型肝炎；是否使用过对骨髓有明显抑制作用的药物，如氯霉素、抗肿瘤药物、磺胺类药物等；详细了解患者的职业、居住和工作环境，是否长期接触苯及其衍生物（如油漆、塑料、染料等）；是否长期接触 X 射线及放射性核素等。

（二）身体状况

再障主要临床表现为进行性贫血、出血及感染，肝、脾及淋巴结多无肿大。

1. 重型再生障碍性贫血　起病急，进展快，病情重。早期即可出现出血和感染，贫血多呈进行性加重。常见口腔、牙龈、鼻腔黏膜及皮肤广泛出血；内脏出血以呼吸道及消化道出血常见，重者可发生颅内出血，常危及患者生命。感染以呼吸道感染最常见，致病菌以革兰阴性杆菌、金黄色葡萄球菌和真菌为主，常并发败血症。如不经治疗，多在 6~12 个月内死亡。

2. 非重型再生障碍性贫血　起病和进展较缓慢，以进行性贫血为主要表现。出血和感染较轻，常为皮肤、黏膜出血和呼吸道感染，内脏出血和严重感染者少见。经治疗多数可长期存活，少数患者可演变为重型再障，预后极差。

（三）心理–社会状况

重型再障因起病急、病情重及预后差，常使患者产生恐惧、紧张、情绪低落，甚至绝望等；女性患者由于使用雄激素引起男性化而烦恼。骨髓移植所需的高额医疗费用，使患者和家属产生巨大经济负担。

（四）辅助检查

1. 血常规　呈全血细胞减少，属于正细胞正色素性贫血。网织红细胞绝对值降低。

2. 骨髓象　为确诊再障的主要依据。重型再障多部位骨髓增生重度减低，红系、粒系及巨核细胞显著减少，淋巴细胞和非造血细胞比例明显增高；非重型再障多部位骨髓增生减低，可见较多脂肪滴，粒、红系及巨核细胞减少，淋巴细胞、浆细胞及网状细胞比例增高。

（五）治疗要点

再障治疗原则是支持、对症治疗和针对不同发病机制的治疗。

1. 支持和对症治疗　①保护措施：杜绝接触各类可能导致骨髓损伤或抑制的危险因素，禁用对骨髓有抑制的药物；注意饮食及环境卫生，重型再障需要保护性隔离，以预防感染；防止外伤及剧烈活动，避免出血。②纠正贫血：通常认为血红蛋白低于 60g/L 伴明显缺氧症状者，可输注浓缩红细胞，但需防止输注过多。③控制出血：根据患者出血情况选用不同的止血方法或药物。出血严重可输浓缩血小板或新鲜冷冻血浆。④控制感染：发生感染时，应早期使用强力抗生素，以防止感染扩散，必要时可输注白细胞混悬液。

2. 针对不同发病机制的治疗　①免疫抑制疗法：包括抗胸腺细胞球蛋白或抗淋巴细胞球蛋白和环孢素，其中抗胸腺细胞球蛋白联合环孢素是目前治疗重型再障的一线方案。②促进骨髓造血：雄激素为目前治疗非重型再障的常用药；造血生长因子主要用于重型再障。③造血干细胞移植：主要用于重型再障，最佳移植对象是年龄 40 岁以下、无感染及其他并发症。

【常见护理诊断/问题】

1. 活动无耐力　与红细胞减少导致组织缺氧有关。

2. 有感染的危险　与粒细胞减少有关。

3. 有受伤的危险　出血与血小板减少有关。

4. 悲伤　与疗效差、反复住院及经济负担重有关。

5. 知识缺乏　缺乏有关再障治疗及预防感染和出血的知识。

【护理目标】

患者的活动耐力恢复正常；无感染发生，或感染能够得到有效的控制；出血减轻或缓解；悲伤感减轻或消失，情绪稳定；能描述再障治疗及预防感染和出血的知识。

【护理措施】

（一）一般护理

贫血、出血及发热的护理，详见本章第一节"血液系统疾病患者常见症状体征的护理"。

（二）病情观察

监测体温，若体温升高多提示有感染存在，应仔细寻找感染灶；正确采集血、尿、痰等标本做细菌培养及药敏试验，找出致病菌。观察患者面色、呼吸、脉搏、心率及心律的变化，以判断贫血的严重程度；观察患者皮肤黏膜有无新增出血点及内脏出血的表现，一旦发生意识障碍、瞳孔改变等颅内出血征象，应立即报告医生并配合抢救。

（三）用药护理

1. 免疫抑制剂　①抗胸腺细胞球蛋白和抗淋巴细胞球蛋白：用药前需做过敏试验；用药过程中用糖皮质激素防治过敏反应；静脉输入抗胸腺细胞球蛋白时不宜过快，每日剂量应维持静脉滴注 12～16h；密切观察治疗过程中有无超敏反应、出血加重、血清病（如猩红热样皮疹、发热、关节痛）及继发感染等。②环孢素：配合医生监测患者的血常规、骨髓象及 T 细胞免疫等恢复情况，血药浓度及药物不良反应（如肝、肾功能损害、牙龈增生及消化道反应）等，以调整用药剂量和疗程。

2. 雄激素　①常见不良反应有男性化作用，如痤疮、毛发增多、女患者停经或男性化等，用药前应向患者说明，以消除顾虑；长期应用可损害肝脏，用药期间应定期检查肝功能。②丙酸睾酮为油剂，不易吸收，注射局部常可形成硬块，甚至发生无菌性坏死。故注射时取长针头做深部缓慢分层肌内注射，经常更换注射部位。若发现局部硬结，应及时处理，如局部理疗。

药物治疗有效者，于 1 个月左右，网织红细胞开始上升，随之血红蛋白升高，经 3 个月后红细胞开始上升，而血小板上升需要较长时间。因此定期监测血常规，以了解血红蛋白、红细胞计数、网织红细胞计数的变化。

（四）心理护理

关心和尊重患者，与患者及其家属建立相互信任的良好关系，注意观察患者的情绪反应及行为表现，鼓励其表达内心感受并给予有效的心理疏导。耐心解释病情，认真而坦诚地回答患者的询问，解释雄激素类药物应用的目的及主要不良反应，说明随药物剂量减少，不良反应会逐渐消失，以消除患者顾虑。介绍治疗成功的案例，使患者树立治疗信心，帮助患者认识到心境平和、精神乐观，有助于病情的好转。若病情允许，可适当进行户外活动，增强适应外界的能力。鼓励患者与亲人、病友多交谈，争取社会支持系统的帮助，以减少孤独感，增强康复的信心，积极配合治疗。

（五）健康指导

1. 疾病知识指导　向患者及家属介绍再障的病因、表现及目前主要的诊疗方法，增强患者及家属信心，积极主动地配合治疗和护理。要提高防护意识，避免或减少接触与再障发病相关的药物和理化物质。加强锻炼，增强体质，预防感染。

2. 生活指导　向患者说明充足休息、睡眠以及合理膳食对疾病康复的重要意义。养成良好的卫生习惯，加强个人防护，避免感染和加重出血。

3. 心理指导　告知患者恐惧、紧张、抑郁、甚至绝望等负性情绪可影响治疗效果及预后。要学会自我调整，学会倾诉。家属要理解和支持患者，必要时请专业人士给予帮助。

4. 用药与随访指导　嘱患者在医生指导下按时、按量、按疗程用药，不可自行更改或停止用药。定期复查血常规，以便了解病情变化及疗效。

【护理评价】

患者的活动耐力是否恢复正常；有无感染发生，或感染是否得到有效的控制；出血有无减轻或缓解；悲伤感是否减轻或消失，情绪稳定；能否描述再障治疗及预防感染和出血的知识。

（郑黎明）

第三节　出血性疾病

一、特发性血小板减少性紫癜

特发性血小板减少性紫癜（idiopathic thrombocytopenic purpua，ITP），又称原发性免疫性血小板减少症（immune thrombocytopenia，ITP），是一种复杂的多种机制共同参与的获得性自身免疫性疾病。因血小板受到免疫性破坏和血小板生成受抑制，出现血小板减少，伴或不伴皮肤黏膜出血。ITP 的发病率为（5~10）/10 万，其中半数以上是儿童，男女发病率相近，育龄期女性发病率高于同年龄段男性。本病病因未明，目前认为与感染、免疫因素、肝、脾与骨髓作用及雌激素水平增高等有关。

【护理评估】

（一）健康史

询问患者起病前 1~2 周有无呼吸道感染史；有无应用对血小板有影响的药物；女性患者的月经情况等。

（二）身体状况

主要表现为出血倾向。成人 ITP 一般起病隐匿，多数出血较轻且局限，但易反复发生。常表现为皮肤、黏膜出血，如瘀点、紫癜、瘀斑及外伤后出血不止等，严重内脏出血较少见。但女患者月经过多较常见，甚至是部分患者唯一的临床症状，长期月经过多可出现失血性贫血。病情恶化时，可出现广泛、严重的皮肤黏膜及内脏出血。

（三）心理 - 社会状况

反复广泛出血或出血不止，患者易出现紧张、恐惧心理；随着病情迁延，患者常出现烦躁易怒、悲观、抑郁等心理状态。

（四）辅助检查

1. 血常规　血小板计数减少、平均体积偏大，血小板的功能一般正常。

2. 骨髓象　骨髓巨核细胞正常或增加，但有血小板形成的巨核细胞显著减少，巨核细胞发育成熟障碍。

（五）治疗要点

治疗原则为控制出血，减少血小板破坏及提高血小板数量。药物治疗首选糖皮质激素，必要时行脾脏切除术或免疫抑制剂治疗。危重患者可输注血小板悬液、丙种球蛋白和大剂量甲泼尼龙。

【常见护理诊断/问题】

1. 有受伤的危险：出血　与血小板减少有关。

2. 有感染的危险　与糖皮质激素及免疫抑制剂治疗有关。

3. 恐惧　与血小板过低，随时有出血的危险有关。

4. 潜在并发症　颅内出血。

【护理措施】

（一）一般护理

血小板计数 $>5 \times 10^{10}$/L 时，可适当活动，避免外伤；血小板计数 $<5 \times 10^{10}$/L 时，应减少活动，增加卧床休息时间；血小板计数 $<2 \times 10^{10}$/L 时，应卧床休息。选用清淡、少刺激、易消化的流质、半流质或普食。

（二）病情观察

观察出血部位、范围和出血量，及时发现新的出血病灶或内脏出血征象。监测血小板计数变化，一旦血小板计数 $<1 \times 10^{10}$/L，出血严重而广泛，疑有或已发生颅内出血者，要及时通知医生并协助处理。

（三）用药护理

长期使用糖皮质激素会引起身体外形的变化、胃肠道反应或出血、诱发感染、骨质疏松及高血压等，嘱患者餐后服药、自我监测粪便颜色、预防各种感染、监测骨密度及血压等。长春新碱可引起骨髓造血功能抑制、末梢神经炎，环磷酰胺可致出血性膀胱炎，用药期间应注意观察。使用免疫抑制剂、大剂量丙种球蛋白时，易出现恶心、头痛、寒战及发热等，应减慢滴速，保护局部血管，预防和及时处理静脉炎。

（四）心理护理

安慰患者静心休养，稳定情绪。加强与患者和家属有效沟通。告知患者因药物的不良反应所带来的身体不适，可随着停药逐渐消失，消除患者顾虑，缓解其心理压力，树立战胜疾病的信心，积极配合治疗与护理。

（五）健康指导

1. 疾病知识指导　向患者介绍本病的有关知识，指导患者避免人为损伤而诱发或加重出血；教会患者和家属识别出血征象，一旦发现严重的皮肤黏膜出血或内脏出血，应及时就诊。

2. 用药指导　告知患者遵医嘱按时、按量、按疗程服药，不可自行减量或停药，用药期间注意监测血压、尿糖、血常规等。嘱患者避免服用阿司匹林等影响血小板功能的药物。

3. 生活指导　注意保暖，避免感冒。缓解期，积极锻炼身体，增强机体抵抗力。告知患者睡眠充足、情绪稳定和大小便通畅，是预防颅内出血的有效措施。

二、过敏性紫癜

过敏性紫癜（allergic purpura）是一种常见的血管变态反应性疾病。因机体对某些致敏物质产生变态反应，导致毛细血管脆性及通透性增加，血液外渗，引起皮肤、黏膜及某些器官出血。主要表现为皮肤紫癜、腹痛、便血、关节痛、血尿、荨麻疹等，多为自限性。本病多见于青少年，春秋季多发。目前认为本病是免疫因素介导的一种全身血管炎症，与感染、食物和药物等致敏因素有关。

【护理评估】

（一）健康史

询问患者起病前有无细菌、病毒和寄生虫感染史；有无食物，如鱼、虾、蟹、蛋、鸡、牛奶等食物；有无服用青霉素、头孢菌素类抗生素、解热镇痛药及磺胺类药物等；有无花粉、尘埃、疫苗接种及寒冷刺激等因素。

（二）身体状况

多数患者起病前1～3周有全身不适、低热、乏力及上呼吸道感染等前驱症状，之后出现典型临床表现。

1. 单纯型（紫癜型）最常见的临床类型　主要表现为皮肤紫癜，局限于四肢，尤其是下肢及臀部。紫癜呈对称分布、分批出现、大小不等，初呈深红色，压之不褪色，数日内渐变成黄褐色、淡黄色，经1～2周逐渐消退。

2. 腹型　最具潜在危险和最易误诊的临床类型。除皮肤紫癜外，腹痛是最常见的症状，呈阵发性绞痛，多位于脐周、下腹或全腹，伴恶心、呕吐、呕血、腹泻、便血，肠鸣音亢进等。腹部症状、体征多与皮肤紫癜同时出现，偶可发生于紫癜之前。

3. 关节型　除皮肤紫癜外，可累及关节部位的血管，出现关节肿胀、疼痛、压痛及功能障碍等，多见于膝、踝、肘、腕等大关节，呈游走性、反复发作性，经数日而愈，不遗留关节畸形。

4. 肾型　最严重且预后相对较差的临床类型。在皮肤紫癜的基础上出现血尿、蛋白尿及管型尿。多数患者在3～4周内恢复，少数发展为慢性肾炎或肾病综合征。

5. 混合型　皮肤紫癜并发上述两种以上临床类型。

（三）心理－社会状况

患者反复出血，易出现焦虑、恐惧等心理反应；腹型、肾型因病情严重复杂，患者易产生悲观、抑郁等心理状态。

（四）辅助检查

本病缺乏特异性实验室检查。血小板计数、出血时间测定及各项凝血试验均正常，半数以上患者束臂试验阳性。肾型或混合型可有血尿、蛋白尿及管型尿，肾穿刺活组织检查有助于肾型的临床诊断、病情和预后的判断及指导治疗。

（五）治疗要点

1. 病因防治　寻找并去除各种致病因素，如消除感染病灶，避免再次接触可能引起过敏的药物及食物。

2. 药物治疗　遵医嘱应用抗组织胺类药物（如异丙嗪、氯苯那敏）、改善血管通透性药物（维生素C、曲克芦丁、卡巴克络等）、糖皮质激素、免疫抑制剂等。

【常见护理诊断/问题】

1. 有受伤的危险　出血与血管壁的通透性和脆性增加有关。

2. 疼痛　腹痛、关节痛与局部过敏性血管炎性病变有关。

3. 知识缺乏　缺乏有关过敏性紫癜病因预防的知识。

4. 潜在并发症　慢性肾炎、肾病综合征。

【护理措施】

（一）一般护理

1. 休息与活动　对发作期各型过敏性紫癜患者，均应增加卧床休息时间，有助于症状的缓解，避免过早或过多的行走活动。腹痛者宜取屈膝平卧位，关节肿痛者注意局部关节的制动与保暖。

2. 饮食护理　避免摄入易引起过敏的食物，如鱼、虾、蟹等，多吃蔬菜、水果，选择清淡、少刺激、易消化的半流食、软食、普食。有消化道出血，避免过热饮食，必要时禁食。

（二）病情观察

观察皮肤紫癜的分布、范围、有无增多或消退，及时发现新的出血病灶。有腹痛患者，注意评估疼痛的部位、性质、严重程度及持续时间；评估腹部有无压痛、反跳痛、腹壁紧张度及肠鸣音的变化等；注意粪便的颜色和性状。有关节痛的患者，评估受累关节的部位、数目、局部有无肿胀、压痛与功能障碍等。观察尿液的颜色变化，注意尿常规检查结果。

（三）用药护理

遵医嘱正确、规律给药。应用糖皮质激素时，向患者或家属说明可能出现的不良反应，并加强护理，预防感染。嘱应用环磷酰胺的患者多饮水，并注意观察尿量及色泽的改变。

（四）健康指导

1. 疾病知识指导　向患者介绍本病的有关知识，指导患者避免接触与发病有关的食物和药物，是预防过敏性紫癜的重要措施。花粉季节，过敏体质者宜减少外出，或外出时应戴口罩。对患者食用后曾发生过敏的食物，如鸡蛋、牛奶、鱼、虾、蟹及其他海产品等应绝对禁忌，过敏体质者应避免食用。指导患者参加体育锻炼，增强体质，避免上呼吸道感染。

2. 病情监测指导　教会患者加强出血情况、伴随症状或体征的自我监测。发现新的出血病灶、明显腹痛、便血、关节疼痛、血尿等，多提示病情复发或加重，应及时就诊。

三、血友病

血友病（hernophilia）是一组因遗传性凝血活酶生成障碍引起的出血性疾病。分为：①血友病 A，又称 FⅧ缺乏症，是临床上最常见的遗传性出血性疾病。②血友病 B，又称遗传性 FⅨ缺乏症。血友病以阳性家族史、幼年发病、自发或轻度外伤后出血不止、血肿形成及关节出血为特征。血友病 A 和 B 均属 X 连锁隐性遗传性疾病。

【护理评估】

（一）健康史

询问患者起病年龄、性别特征、是否符合 X 连锁隐性遗传性疾病家族史；对有家族史的患者，询问是否做过婚前或产前检查。

（二）身体状况

血友病的主要表现为出血和局部血肿形成所致的压迫症状与体征，其严重程度取决于血友病的类型及相关凝血因子缺乏的程度。

1. 出血　是本病最主要的表现，血友病 A 较血友病 B 出血严重。多为自发性出血或轻微外伤、小手术（如拔牙）后出血不止，且具备以下特征：①与生俱来，伴随终身。②常表现为软组织或深部肌肉内血肿。③负重关节，如膝、踝关节等反复出血甚为突出，最终可导致关节肿胀、僵硬、畸形，可伴骨质疏松、关节骨化及肌肉萎缩。

2. 血肿压迫症状及体征　血肿压迫周围神经可致局部疼痛、麻木；口腔底部、咽后壁、喉及颈部出血可致呼吸困难甚至窒息。

（三）心理 - 社会状况

负重关节反复出血，影响学习、活动，患者易产生烦躁、易怒等心理反应。本病尚无法根治，且替代治疗的费用高，给患者及家属带来严重的精神和经济负担。

（四）辅助检查

1. 筛选试验　出血时间、凝血酶原时间和血小板计数正常。部分凝血活酶时间（APTT）延长。

2. 确诊试验　FⅧ活性测定辅以 FⅧ：Ag 测定和 FⅨ活性测定辅以 FⅨ：Ag 测定可以确诊血友病 A 和血友病 B。

（五）治疗要点

治疗原则是以替代治疗为主的综合治疗：①加强自我保护，预防损伤出血极为重要。②尽早有效地处理患者出血，避免并发症的发生和发展。③禁用非甾体类抗炎药及其他可能干扰血小板集聚的药物。④家庭治疗及综合性血友病诊治中心的定期随访。⑤出血严重患者提倡预防治疗。其中，补充缺失的凝血因子的替代疗法是防治血友病出血最重要的措施。

【常见护理诊断/问题】

1. 有受伤的危险：出血　与缺乏凝血因子有关。
2. 有失用综合征的危险　与反复多次关节腔出血有关。
3. 恐惧　与害怕出血不止、危及生命有关。
4. 潜在并发症　颅内出血。

【护理措施】

（一）一般护理

平日可适量活动，行走、慢跑时间不可过长，避免关节过度负重或进行剧烈的接触性运动（足球、篮球、穿硬底鞋或赤脚走路）。不食带骨、刺及油炸食物，避免刺伤消化道黏膜。

（二）病情观察

定期监测生命体征，观察肌肉、关节出血的严重情况。及时发现内脏出血尤其是颅内出血的征象，如有无呕血、咯血、头痛、呕吐、瞳孔不对称，甚至昏迷等，一旦发现，及时通知医生。

（三）出血的护理

预防出血，避免外伤。尽量避免肌肉、静脉注射及深部组织穿刺，必须穿刺时，须选小针头，拔针后延长按压时间（不少于 5min），直至出血停止；禁止使用静脉留置套管针，以免针刺点出血。尽量避免手术，必须手术时，应根据手术大小调节补充凝血因子的用量。早期关节出血者宜卧床休息，并用弹力绷带加压包扎，局部冷敷，抬高患肢、制动并保持其功能位，出血停止后可做适当体疗以防关节畸形。

（四）用药护理

出血较重的患者遵医嘱尽快输注凝血因子，凝血因子取回后立即输注；输注冷冻血浆或冷沉淀物时，应在 37℃ 温水中解冻、融化，并尽快输入。输注过程中密切观察有无输血反应。禁忌使用阿司匹林、双嘧达莫等抑制血小板聚集或使血小板减少的药物，以免加重出血。

（五）健康指导

重视遗传咨询、婚前检查和产前诊断，是减少血友病发病率的重要举措。指导患者日常、适度的运动是有益的，如游泳、散步、骑自行车等，但应避免剧烈的接触性运动。注意口腔卫生，防龋齿，防止因拔牙而引起出血。教会患者及家属出血的急救处理方法，一旦发生出血，常规处理效果不好或出血严重者，应及时就医。

四、弥散性血管内凝血

弥散性血管内凝血（disseminated intravascular coagulation，DIC）是由多种致病因素激活机体的凝血及纤溶系统，导致全身微血管血栓形成，凝血因子大量消耗并继发纤溶亢进，引起全身出血及微循环衰竭的临床综合征。本病起病急，进展快、死亡率高，是临床急重症之一。

许多疾病可导致 DIC 的发生。其中严重感染最多见，包括革兰阴性菌、革兰阳性菌、病毒、立克次体等感染。恶性肿瘤诱发的 DIC 近年来有上升趋势，病理产科，手术及创伤、输血反应、移植排斥也可导致 DIC。

【护理评估】

（一）健康史

询问患者及家属起病前有无脑膜炎球菌、大肠埃希菌、金黄色葡萄球菌等严重细菌感染；有无流行性出血热、重症肝炎、斑疹伤寒、脑型疟疾、钩端螺旋体病等病史；有无恶性肿瘤，如急性白血病、淋巴瘤、肝癌等；有无羊水栓塞、感染性流产、死胎滞留、重度妊娠期高血压疾病等病理产科；有无手术及创伤；有无毒蛇咬伤、输血反应、移植排斥等病史；有无恶性高血压、急性胰腺炎、糖尿病酮症酸中毒、系统性红斑狼疮等病史。

（二）身体状况

除原发病的症状体征外，DIC 常见的临床表现有出血、休克、栓塞与溶血，具体表现因原发病、DIC 类型、分期不同而有较大差异。

1. 出血　发生率为 84% ～95%。特点为自发性、多发性出血，可遍及全身，多见于皮肤、黏膜、伤口及注射部位；其次为某些内脏出血，如呕血、便血、咯血、阴道出血及血尿，严重者可发生颅内出血。

2. 低血压、休克或微循环障碍　轻症多表现为一过性或持续性血压下降，重症则出现休克或微循环障碍，早期即出现肾、肺、大脑等器官功能不全，表现为四肢皮肤湿冷、发绀、少尿或无尿、呼吸困难及神志改变等。休克程度与出血量不成比例。顽固性休克是 DIC 病情严重、预后不良的征兆。

3. 微血管栓塞　与全身微血管血栓形成有关。浅层的皮肤、消化道黏膜栓塞可使浅表组织缺血，但较少出现局部坏死和溃疡；内脏栓塞常见于肾、肺、脑等，可引起肾功能衰竭、呼吸衰竭、颅内高压等。

4. 微血管病性溶血　溶血一般较轻，早期不易察觉。可表现为进行性贫血，贫血程度与出血量不成比例，偶见皮肤、巩膜黄染。

（三）心理－社会状况

突然发生的多发性出血，患者易出现焦虑、恐惧等心理反应；患者出现休克、肾功能衰竭、呼吸衰竭、颅内高压等表现预示病情严重而复杂，易产生悲观、绝望等心理状态。

（四）辅助检查

1. 消耗性凝血障碍方面的检测　血小板计数减少；血浆纤维蛋白原含量下降；凝血酶原时间（PT）延长；部分凝血活酶时间（APTT）延长。

2. 继发性纤溶亢进方面的检测　血浆鱼精蛋白副凝试验（3P 试验）阳性；纤维蛋白（原）降解产物（FDP）明显增多；D－二聚体水平升高或定性阳性。

（五）治疗要点

DIC 治疗原则是序贯性、及时性、个体性及动态性。主要治疗措施是：

1. 治疗基础疾病及消除诱因　如控制感染，治疗肿瘤，治疗羊水栓塞、感染性流产、死胎滞留、重度妊娠期高血压疾病等病理产科及外伤；纠正缺氧、缺血及酸中毒等。是终止 DIC 病理过程的最为关键和根本的治疗措施。

2. 抗凝治疗　是终止 DIC 病理过程，减轻器官损伤，重建凝血，抗凝平衡的重要措施。临床常用的抗凝药物为肝素，主要包括普通肝素和低分子量肝素。

3. 替代治疗　包括新鲜冷冻血浆等血液制品、血小板悬液、纤维蛋白原等。

4. 其他　如纤溶抑制药物、溶栓疗法、糖皮质激素等。

【常见护理诊断/问题】

1. 有受伤的危险：出血　与凝血因子被消耗、继发性纤溶亢进、肝素应用等有关。

2. 潜在并发症　休克、多发性微血管栓塞、呼吸衰竭、急性肾损伤。

【护理措施】

（一）一般护理

卧床休息，根据病情选择合适的体位，如休克患者取中凹位，呼吸困难者取坐位或半卧位；加强皮肤护理，预防压疮；协助排便，必要时留置导尿。遵医嘱进食流质或半流质，必要时禁食。遵医嘱吸氧。

（二）病情观察

严密观察病情变化，监测生命体征、神志和尿量的变化，记24h出入液量；观察皮肤的颜色、温度与湿度，及时发现休克或重要器官功能衰竭。注意出血部位、范围及出血量的观察，持续、多部位的出血或渗血，尤其是伤口、穿刺点和注射部位，是DIC的特征。正确采集、及时送检各类标本，监测各项实验室指标，及时报告医生。

（三）抢救配合与护理

迅速建立两条静脉通道，维持静脉通路的通畅，及时补充液体。熟悉常用药物的名称、给药方法、主要不良反应及其预防和处理，遵医嘱正确配制和应用有关的药物，如肝素。肝素的主要不良反应是出血。在治疗过程中注意观察患者的出血状况；监测凝血功能有关的实验室指标，其中部分凝血活酶时间（APTT）为肝素应用最常见的临床监测指标，使其较正常参考值延长60%～100%为最佳剂量。若肝素过量而致出血，可用鱼精蛋白静注中和肝素。

（四）健康指导

向患者尤其是家属介绍本病的成因、主要表现、诊断及治疗情况、预后等。解释反复进行实验室检查的重要性和必要性，特殊治疗的目的、意义和不良反应。建议家属多关心、鼓励、支持患者，以缓解患者焦虑、悲观、绝望等负性情绪，提高战胜疾病的信心，并能主动配合治疗。保证充足的休息与睡眠，加强营养，循序渐进地增加运动，促进身体的康复。

（余　玲）

第四节　白血病

白血病（leukemia）是一类造血干祖细胞的恶性克隆性疾病，其克隆中的白血病细胞增殖失控、分化障碍及凋亡受阻，而停滞在细胞发育的不同阶段。在骨髓和其他造血组织中白血病细胞大量增生累积，并浸润其他器官和组织，而正常造血受抑制。临床主要表现为进行性贫血、持续发热或反复感染、出血和组织器官浸润等，外周血中出现幼稚细胞为其特征。在我国白血病的发病率为（3~4）/10万，以急性白血病多见，男性发病率略高于女性，各年龄组均可发病。在恶性肿瘤所致的死亡率中，白血病居第六位（男性）和第七位（女性），但在儿童及35岁以下成人中则居第一位。

根据白血病组胞的分化成熟程度和自然病程，白血病分为急性白血病和慢性白血病两大类。根据主要受累的细胞系列，急性白血病分为急性淋巴细胞白血病和急性髓系白血病；慢性白血病分为慢性髓系白血病、慢性淋巴细胞白血病及少见类型的白血病。

白血病的病因尚不完全清楚，认为与病毒感染（如人类T淋巴细胞病毒I型）、电离辐射（如X射线、γ射线）、化学因素（如苯、乙双吗啉等）、遗传因素及其他血液病等有关。白血病的发生目前认为至少两类分子事件共同参与发病，即"二次打击"学说，其一为基因突变，其二为遗传学改变。

一、护理评估

（一）健康史

详细询问患者有无反复的病毒感染史；是否接触过放射性物质或化学毒物，如苯、油漆、橡胶、染料或亚硝胺类物质；是否用过易诱发本病的药物，如氯霉素、保泰松、乙双吗啉及抗肿瘤药物等；了解患者的职业、工作环境及家族史，是否患有其他血液系统疾病。

（二）身体状况

1. 急性白血病　起病急缓不一。急性者可以突然高热，类似"感冒"，也可以是严重出血；缓慢者常面色苍白、皮肤紫癜、月经过多，或拔牙后出血不止就医时而被发现。

（1）贫血：部分患者因病程短，可无贫血。半数患者就诊时已有重度贫血，常为首发症状。其主要原因是骨髓中白血病细胞极度增生与干扰，造成正常红细胞生成减少。

（2）发热：半数患者以发热为早期表现，伴有畏寒、出汗等。虽然白血病本身可以发热，但高热往往提示有继发感染。感染可以发生在机体的任何部位，以口腔炎、牙龈炎及咽峡炎最常见，肺部感染及肛周皮肤感染亦常见，严重时可导致败血症。最常见的致病菌为革兰阴性杆菌，近年来革兰阳性杆菌的发病率有所上升，长期应用抗生素者也可出现真菌感染。

（3）出血：以出血为早期表现者近40%。出血可发生于全身任何部位，以皮肤瘀点、瘀斑、鼻出血、牙龈出血及女性患者月经过多较常见。眼底出血可致视力障碍，严重者发生颅内出血而致死亡。出血主要原因有血小板减少、凝血异常、白血病细胞浸润、感染细菌毒素对血管的损伤。

（4）器官和组织浸润的表现：①肝、脾和淋巴结：急性白血病有轻、中度肝、脾大，淋巴结肿大多见于急性淋巴细胞白血病。②骨骼和关节：常有胸骨下段局部压痛，可出现骨骼和关节疼痛，尤以儿童多见。③眼部：急性髓系白血病患者可在眼眶等部位形成绿色瘤。④口腔和皮肤：可有牙龈增生、肿胀；皮肤可出现蓝灰色斑丘疹、局部皮肤隆起、变硬，呈蓝紫色结节。⑤中枢神经系统白血病（CNSL）：以急性淋巴细胞白血病最常见，多见于儿童。可发生在疾病的各个时期，尤其是治疗后缓解期，这是由于化疗药物难以通过血脑屏障，隐藏在中枢神经系统的白血病细胞不能被有效杀灭，因而引起中枢神经系统白血病，是白血病髓外复发的主要根源。临床上轻者表现为头痛及头晕，重者可有呕吐、颈项强直、抽搐及昏迷等。⑥睾丸：出现无痛性肿大，多为一侧性。是仅次于CNSL的白血病髓外复发的根源。

2. 慢性白血病

（1）慢性髓系白血病（简称慢粒）：①慢性期：起病缓慢，早期常无自觉症状，随病情发展可出现乏力、低热、多汗或盗汗及体重减轻等代谢亢进的表现。多数患者可有胸骨中下段压痛。巨脾为最突出的体征，半数患者肝脏中度肿大，浅表淋巴结多无肿大。此期可持续1~4年。②加速期：出现原因不明的高热、虚弱、体重下降，骨骼疼痛，逐渐出现贫血及出血；脾持续或进行性肿大；原来治疗有效的药物无效，此期维持数月至数年。③急变期：表现与急性白血病类似，多数为急粒变，少数为急淋变或急单变。急性变预后极差，往往在几个月内死亡。

（2）慢性淋巴细胞白血病：多见于50岁以上患者，起病缓慢，多无自觉症状，淋巴结肿大常为就诊的首发表现，半数以上患者有肝、脾轻至中度肿大。晚期易发生出血、贫血、感染，尤其是呼吸道感染。

（三）心理–社会状况

患者在明确诊断后会感到异常恐惧，难以接受；治疗效果不佳时，易出现忧心忡忡、悲观、愤怒和绝望；病房限制探视，使患者常感孤独；化疗药物不良反应引起的身体极度不适常使患者拒绝或惧怕治疗；沉重的精神和经济负担，对患者及家属均可造成严重的影响。

（四）辅助检查

1. 血常规　多数急性白血病患者白细胞计数增多，超过$1×10^{10}$/L者，可称为白细胞增多性白血病；少数白细胞计数正常或减少，低者可低于$1.0×10^9$/L，称为白细胞不增多性白血病。血涂片分类检查可见数量不等的原始和/或幼稚细胞（白细胞不增多型除外）；患者有不同程度的贫血，血小板减少。慢性白血病白细胞数显著增加，常超过$2×10^{10}$/L，可高达$1×10^{11}$/L，可见各阶段的幼稚细胞，以接近成熟的白细胞为主，原始细胞不超过10%。晚期红细胞和血小板减少。

2. 骨髓象　是诊断急性白血病的主要依据和必做检查，对临床分型、指导治疗和疗效判断、预后估计等有重要意义。急性白血病增生极度或明显活跃，细胞分类以原始细胞为主；慢性白血病骨髓增生明显活跃，细胞分类与血常规相似，成熟程度较血常规幼稚。

3. 其他　细胞化学、免疫学、染色体和分子生物学等，有助于确定白血病的类型；95%以上的慢性髓系白血病细胞中出现 Ph 染色体。中枢神经系统白血病时，脑脊液检查可发现大量白血病细胞。

（五）治疗要点

1. 急性白血病

（1）一般治疗：包括紧急处理高白细胞血症、防治感染、成分输血支持、防治高尿酸血症肾病、维持营养等。

（2）抗白血病治疗：抗白血病治疗可分为两个阶段，第一阶段是诱导缓解治疗，主要方法是联合化疗，目标是使患者迅速获得完全缓解，即患者的症状和体征消失，血常规和骨髓象基本恢复正常，无髓外白血病；目前长春新碱（VCR）和泼尼松（P）组成的 VP 方案是急性淋巴细胞白血病的基础用药。急性髓系白血病最常用的是去·甲氧柔红霉素（IDA）、阿糖胞苷（A）组成的 IA 方案和柔红霉素（DNR）、阿糖胞苷（A）组成的 DA 方案。第二阶段是缓解后治疗，主要方法为化疗和造血干细胞移植。白血病病情复杂，应依据患者具体情况制订化疗方案。

2. 慢性白血病　慢粒明确诊断后，首选伊马替尼治疗，伊马替尼需终身服用，治疗目标为 18 个月内获得完全细胞遗传学反应（至少检查 20 个有丝分裂中期相，见不到 Ph 染色体）；异基因造血干细胞移植是唯一可治愈慢粒的方法。氟达拉滨和苯丁酸氮芥是慢性淋巴细胞白血病常用的化疗药物。

二、常见护理诊断/问题

1. 有受伤的危险：出血　与血小板减少和白血病细胞浸润等有关。
2. 活动无耐力　与贫血、发热及化疗有关。
3. 悲伤　与急性白血病治疗效果差，死亡率高有关。
4. 有感染的危险　与正常粒细胞减少及化疗有关。
5. 潜在并发症　化疗药物不良反应。

三、护理目标

患者能采取有效的措施，减少或避免出血；日常活动耐力逐渐恢复；能正确对待疾病，悲观情绪减轻或消除；未发生感染，或感染得到有效控制；化疗药物不良反应得到有效防治。

四、护理措施

（一）一般护理

1. 休息与活动　病情轻或缓解期患者可适当休息；化疗及病情较重者，应绝对卧床休息；对实施保护性隔离的患者，加强生活照顾。

2. .饮食护理　给予高热量、高蛋白质、富含维生素、适量纤维素、清淡及易消化饮食，以半流质为主，少量多餐。尽可能满足患者的饮食习惯或对食物的要求，以增加食欲。避免进食高糖、高脂、产气过多和辛辣的食物；避免化疗前后 2h 内进食；避免饭后立即平卧。

（二）病情观察

密切观察患者的生命体征，有无口腔、咽喉、肺部感染和贫血加重及颅内出血征象。观察慢粒患者有无脾栓塞或脾破裂征象。监测白细胞计数及分类、尿量、血尿酸及骨髓象等变化，发现异常，及时报告医生并协助处理。

（三）对症护理

白血病患者易发生感染。当粒细胞绝对值 $\leq 5 \times 10^8/L$ 时，实行保护性隔离，置患者于单人病房或无菌层流室。谢绝亲友探视。严格执行消毒隔离制度和无菌技术操作。一旦有感染，采集血液、尿液、粪便或伤口分泌物等标本做培养及药物敏感试验，遵医嘱应用有效抗生素。

1. 静脉炎及组织坏死的预防与护理　多数化疗药物对组织刺激大，多次注射会引起静脉炎及周围组织炎症，表现为局部血管出现条索状红斑、触之温度较高、有硬结或压痛，严重者可致局部血管闭塞。若注射时药液渗漏，还会引起局部组织坏死。因此，化疗时应注意：①选择有弹性且粗直的静脉，最好采用中心静脉置管（如外周穿刺中心静脉导管、植入式静脉输液港）。②输注化疗药物前，先用生理盐水冲管，确定输液顺利无渗漏后，再给予化疗药物；输注化疗药过程中，推注速度要慢，边推边抽回血，确保针头在血管内；输注完毕再用生理盐水冲洗后拔针，按压数分钟。③一旦药物外渗，立即停止输注，边回抽边退针；局部用生理盐水加地塞米松皮下注射或遵医嘱给予利多卡因局部封闭治疗，也可冷敷。④发生静脉炎的局部血管禁止静脉注射，患处勿受压，尽量避免患侧卧位；可用多磺酸黏多糖乳膏（喜疗妥）等药物外敷，鼓励患者多做肢体运动，以促进血液循环。

2. 骨髓抑制的预防与护理　定期检查血常规，每次疗程结束后要复查骨髓象，了解化疗效果和骨髓抑制程度。出现骨髓抑制，需加强贫血、感染和出血的预防、观察和护理，协助医生正确用药。

4. 消化道反应的预防与护理　减慢化疗药物输液速度；为患者提供良好的进餐环境，避免不良刺激；饮食宜清淡可口，少量多餐。当出现恶心及呕吐时，应暂缓或停止进食，及时清除呕吐物，保持口腔清洁；必要时，遵医嘱给予止吐药物；若症状严重，无法正常进食者，遵医嘱静脉补充高营养。

5. 口腔溃疡的护理　原则是减少溃疡面感染的概率，促进溃疡愈合。嘱患者不食用对口腔黏膜有刺激或可能引起创伤的食物，如辛辣带刺的食物。对已发生口腔溃疡者，应加强口腔护理，每日2次，并教会患者学会漱口液的含漱及局部溃疡用药的方法。

6. 心脏毒性的护理　柔红霉素、多柔比星和高三尖杉酯碱类药物可引起心肌及心脏传导损害，用药前后监测患者心率、心律及血压，必要时做心电图检查；输液速度要缓慢，每分钟不超过40滴。出现毒性反应，应立即报告医生并协助处理。

7. 高尿酸血症肾病的护理　化疗期间多饮水，每日饮水量3 000ml以上，以利于尿酸和化疗药物降解产物的稀释和排泄。遵医嘱口服别嘌醇，抑制尿酸形成；口服碳酸氢钠，碱化尿液。

（四）心理护理

护士应耐心倾听患者的诉说，鼓励患者表达内心的悲伤情感，给予同情、理解和安慰；向患者说明长期情绪低落、焦虑及抑郁等可致内环境失调，引起食欲减退、失眠及免疫功能下降使病情加重，帮助患者进行自我心理调节，如采用娱乐疗法、放松疗法及转移注意力等，使患者保持积极稳定的情绪状态；向患者及家属说明白血病虽然难治，但目前治疗方法发展快、效果好，应树立信心，同时向患者介绍已缓解的病例或组织病友进行沟通与交流；寻求患者家属、亲友及社会的支持，为患者创造一个安全、安静、舒适和愉悦宽松的环境，有利于疾病的康复。

（五）健康指导

1. 疾病知识指导　指导患者避免接触对造血系统有损害的理化因素，如电离辐射，染发剂、油漆、氯霉素等；向患者和家属介绍有关白血病的基本知识，特别是目前有效的治疗方法，争取早期达到完全缓解；嘱患者定期复查血常规和骨髓象，密切观察病情变化。向患者说明遵医嘱用药和坚持治疗的重要性，以延长疾病的缓解期和患者的生存期，说明药物的不良反应，指导患者减轻恶心、呕吐的方法。

2. 生活指导　保证充足的休息和睡眠，适当锻炼身体，以提高机体的抵抗力；加强营养，多饮水，多食蔬菜和水果，以保持排便通畅；剪短指甲，避免因搔抓而损伤皮肤；沐浴时水温以37～40℃为宜，以防水温过高引起血管扩张，加重皮下出血；向患者介绍预防感染和出血的措施，如注意保暖，避免受凉，尽量少去公共场所，学会自测体温；空气干燥时用薄荷油滴鼻腔；勿用牙签剔牙，勿用手挖鼻孔、避免创伤等。

五、护理评价

患者能否采取有效措施，减少或避免出血；日常活动耐力是否逐渐恢复；能否正确对待疾病，悲观情绪是否减轻或消除；有无发生感染，或感染是否得到有效控制；化疗药物不良反应能否得到有效防治。

（周志敏）

参考文献

［1］ 郑修霞. 妇产科护理学［M］. 5 版. 北京：人民卫生出版社，2012.

［2］ 王爱平. 现代临床护理学［M］. 北京：人民卫生出版社，2015.

［3］ 谢幸，苟文丽. 妇产科学［M］. 8 版. 北京：人民卫生出版社，2013.

［4］ 丰有吉，沈铿. 妇产科学［M］. 2 版. 北京：人民卫生出版社，2010.

［5］ 李淑迦，应岚. 临床护理常规［M］. 北京：中国医药科技出版社，2013.

［6］ 何仲. 妇产科护理学［M］. 北京：北京大学医学出版社，2011.

［7］ 李小寒，尚少梅. 基础护理学［M］. 5 版. 北京：人民卫生出版社，2012.

［8］ 王桂云，徐琬梨. 儿科护理学［M］. 北京：北京理工大学出版社，2014.

［9］ 李乐之，路潜. 外科护理学［M］. 5 版. 北京：人民卫生出版社，2012.

［10］ 申文江，朱广迎. 临床医疗护理常规［M］. 北京：中国医药科技出版社，2013.

［11］ 李建民，孙玉倩. 外科护理学［M］. 2 版. 北京：清华大学出版社，2013.

［12］ 陈月琴. 外科护理学［M］. 北京：人民军医出版社，2012.

［13］ 郭爱敏. 成人护理［M］. 北京：人民卫生出版社，2012.

［14］ 司丽云，张忠霞，王作艳，等. 实用临床医学护理学［M］. 北京：知识产权出版社，2013.

［15］ 屈红，秦爱玲，杜明娟. 专科护理常规［M］. 北京：科学出版社，2016.

［16］ 郑显兰. 儿科危重症护理学［M］. 北京：人民卫生出版社，2015.

［17］ 张学红，何方方. 辅助生殖护理技术［M］. 北京：人民卫生出版社，2015.

［18］ 陈朔晖，徐红贞. 儿科护理技术操作及风险防范［M］. 杭州：浙江大学出版社，2014.

［19］ 史良俊，朱鹏云. 儿科护理学［M］. 2 版. 西安：第四军医大学出版社，2012.

［20］ 王卫平. 儿科学［M］. 8 版. 北京：人民卫生出版社，2013.

［21］ 黄素梅，张燕京. 外科护理学［M］. 北京：中国医药科技出版社，2013.

［22］ 孔庆亮，寇新华. 妇产科护理学［M］. 北京：军事医学科学出版社，2011.

［23］ 王彩霞，朱梦照，陈芬. 妇产科护理［M］. 武汉：华中科技大学出版社，2013.

［24］ 谭文绮，马梅，陈芬. 妇产科护理技术［M］. 武汉：华中科技大学出版社，2011.

［25］ 党世民. 外科护理学［M］. 北京：人民卫生出版社，2011.

［26］ 钟华，江乙. 内科护理［M］. 3 版. 北京：科学出版社，2015.